Thomas Brandt
Marianne Dieterich
Michael Strupp

Vertigo – Leitsymptom Schwindel

2. Auflage

Mit 107 Abbildungen

Mit DVD

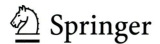

Prof. Dr. Thomas Brandt
Inst. Klinische Neurowissenschaften
und Deutsches Schwindelzentrum
Campus Großhadern
Klinikum der Universität München

Prof. Dr. Marianne Dieterich
Prof. Dr. Michael Strupp
Klinik und Poliklinik für Neurologie
und Deutsches Schwindelzentrum
Campus Großhadern
Klinikum der Universität München

ISBN-13 978-3-642-24962-4   ISBN 978-3-642-24963-1 (eBook)
DOI 10.1007/978-3-642-24963-1

Die Deutsche Nationalbibliothek verzeichnet diese Publikation in der Deutschen Nationalbibliografie; detaillierte bibliografische Daten sind im Internet über http://dnb.d-nb.de abrufbar.

Die 1. Auflage erschien 2004 unter dem Titel »Vertigo. Leitsymptom Schwindel« im Steinkopff Verlag, Darmstadt.

Springer Medizin
© Springer-Verlag Berlin Heidelberg 2004, 2013

Dieses Werk ist urheberrechtlich geschützt. Die dadurch begründeten Rechte, insbesondere die der Übersetzung, des Nachdrucks, des Vortrags, der Entnahme von Abbildungen und Tabellen, der Funksendung, der Mikroverfilmung oder der Vervielfältigung auf anderen Wegen und der Speicherung in Datenverarbeitungsanlagen, bleiben, auch bei nur auszugsweiser Verwertung, vorbehalten. Eine Vervielfältigung dieses Werkes oder von Teilen dieses Werkes ist auch im Einzelfall nur in den Grenzen der gesetzlichen Bestimmungen des Urheberrechtsgesetzes der Bundesrepublik Deutschland vom 9. September 1965 in der jeweils geltenden Fassung zulässig. Sie ist grundsätzlich vergütungspflichtig. Zuwiderhandlungen unterliegen den Strafbestimmungen des Urheberrechtsgesetzes.

Produkthaftung: Für Angaben über Dosierungsanweisungen und Applikationsformen kann vom Verlag keine Gewähr übernommen werden. Derartige Angaben müssen vom jeweiligen Anwender im Einzelfall anhand anderer Literaturstellen auf ihre Richtigkeit überprüft werden.

Die Wiedergabe von Gebrauchsnamen, Warenbezeichnungen usw. in diesem Werk berechtigt auch ohne besondere Kennzeichnung nicht zu der Annahme, dass solche Namen im Sinne der Warenzeichen- und Markenschutzgesetzgebung als frei zu betrachten wären und daher von jedermann benutzt werden dürfen.

Planung: Dr. Christine Lerche
Projektmanagement: Claudia Bauer
Lektorat: Maria Schreier, Laumersheim
Projektkoordination: Michael Barton
Umschlaggestaltung: deblik Berlin
Fotonachweis Coverbild (links): Klinikum der Universität München, Campus Großhadern; Coverbild (rechts): © shutterstock.com/niranjancre
Satz und Reproduktion der Abbildungen: Fotosatz-Service Köhler GmbH – Reinhold Schöberl, Würzburg

Gedruckt auf säurefreiem und chlorfrei gebleichtem Papier

Springer Medizin ist Teil der Fachverlagsgruppe Springer Science+Business Media
www.springer.com

Vorwort zur 2. Auflage

Seit der Erstauflage 2003 gab es erfreulich viele neue Erkenntnisse zur Epidemiologie, Diagnostik, Pathophysiologie und – besonders wichtig – zum Verlauf und zur Therapie der verschiedenen Erkrankungen mit dem Leitsymptom »Schwindel«. Dies macht eine vollständig überarbeitete Neuauflage des als praktisches Kompendium konzipierten Buchs zur Behandlung von Schwindel und Gleichgewichtsstörungen notwendig. Einige der wichtigsten Neuerungen seien hier kurz genannt.

Es liegen inzwischen valide epidemiologische Studien zur Prävalenz der verschiedenen Schwindelerkrankungen vor. Bei dem benignen peripheren paroxysmalen Lagerungsschwindel, der Neuritis vestibularis, der bilateralen Vestibulopathie, der Vestibularisparoxysmie und dem phobischen Schwankschwindel wurde der Langzeitverlauf über einen Zeitraum von mehr als 10 Jahren untersucht. Die klinische Bedeutung der vestibulären Migräne, der bilateralen Vestibulopathie, der Vestibularisparoxysmie und der knöchernen Dehiszenz des anterioren Bogengangs wird zunehmend auch von auf diesem Fachgebiet nicht spezialisierten Ärzten erkannt. Die diagnostischen Kriterien wurden durch klinische Studien geschärft. Es gibt eine Fülle neuer Befunde zur Pathophysiologie und Kompensation peripherer und zentraler vestibulärer Funktionsstörungen, z.B. zu plastischen Veränderungen der Hirnaktivität im fMRT und PET, zu Raumorientierungsstörungen und Hippocampusatrophie bei bilateraler Vestibulopathie sowie zu neu entdeckten vestibulären Strukturen und Funktionen. Diese werden in dem für die Praxis notwendigen Umfang dargestellt.

Im Bereich der Therapiemöglichkeiten sind die folgenden vier Erkenntnisse von besonderer praktischer Bedeutung:

- Ein wichtiges, neues medikamentöses Therapieprinzip ist der erfolgreiche Einsatz von Aminopyridinen zur Behandlung des Downbeat-Nystagmus, der episodischen Ataxie Typ 2 und zerebellärer Gangstörungen.
- Kortikosteroide verbessern bei der akuten Neuritis vestibularis signifikant die Erholung der peripheren Labyrinthfunktion.
- Die wirksamste medikamentöse Therapie des Morbus Menière ist offenbar eine Hochdosislangzeittherapie mit Betahistin.
- Carbamazepin und Oxcarbazepin reduzieren auch im Langzeitverlauf signifikant die Attackenfrequenz der Vestibularisparoxysmie.

Die eigene Erfahrung der Autoren erwuchs aus der langjährigen Tätigkeit in der überregionalen Münchner Schwindelambulanz. Diese wird seit 2010 vom Bundesministerium für Bildung und Forschung (BMBF) als »Integriertes Forschungs- und Behandlungszentrum für Schwindel, Gleichgewichts- und Okulomotorikstörungen« (IFB[LMU]), jetzt »Deutsches Schwindelzentrum« genannt, gefördert. Das IFB[LMU] ist ein internationales Referenzzentrum mit interdisziplinärer Ambulanz, eigenem Studienzentrum und einem strukturierten Ausbildungsgang für internationale klinische Wissenschaftler der Otoneurologie und Neuroophthalmologie.

Unser Dank gilt auch bei der 2. Auflage insbesondere den ärztlichen und nicht-ärztlichen Mitarbeitern der Schwindelambulanz sowie Frau Esser und Frau Appendino für die Organisation des jährlichen Münchner Schwindelseminars »Vertigo«. Den Neuroorthoptistinnen Miriam Glaser, Nicole Rettinger, Claudia Frenzel und Cornelia Karch sind wir für die sorgfältige Untersuchung der Patienten, die Dokumentation und die Zusammenstellung der Videos dankbar. Frau Sabine Esser möchten wir für ihre graphischen Arbeiten, Frau Jenny Linn für ihre sehr kompetenten Beiträge zur Bildgebung und Herrn Erich Schneider für seine Arbeiten und Entwicklungen der Videookulographie danken. Schließlich gilt unser Dank auch Frau Christine Lerche, Maria Schreier und Claudia Bauer von Springer Medizin für die angenehme, bewährte und geduldige Zusammenarbeit.

Thomas Brandt
Marianne Dieterich
Michael Strupp
München im Sommer 2012

Vorwort zur 1. Auflage

Es gibt drei überzeugende Argumente, sich fächerübergreifend mit Schwindel zu beschäftigen:
- Schwindel ist nach Kopfschmerz das zweithäufigste Leitsymptom, nicht nur in der Neurologie und HNO-Heilkunde.
- Die meisten Schwindelsyndrome lassen sich nach sorgfältiger Anamnese und körperlicher Untersuchung auch ohne apparative Zusatzuntersuchungen diagnostisch korrekt einordnen.
- Die meisten Schwindelsyndrome haben eine gutartige Ursache, einen günstigen Verlauf und lassen sich erfolgreich therapieren.

Schwindel ist keine Krankheitseinheit, sondern ein unspezifisches Syndrom verschiedener Erkrankungen unterschiedlicher Ätiologien. Deshalb wendet sich dieses klinisch orientierte Buch an Ärzte der verschiedenen Fachrichtungen, die Patienten mit Schwindel versorgen, und an Studenten. Um die praktische Arbeit mit diesem Buch zu erleichtern, ist es unser Ziel, die wichtigsten Schwindelsyndrome in übersichtlicher Darstellung klinisch zu beschreiben und zu illustrieren. Das Buch enthält die gemeinsamen Erfahrungen aus einer langjährigen Tätigkeit in einer überregionalen Schwindelambulanz.

In einem allgemeinen Teil werden die Funktionsweise des vestibulären Systems und dessen Störungen, die pathophysiologischen Mechanismen, die diagnostischen Merkmale, der Untersuchungsgang, die apparative Diagnostik und die therapeutischen Prinzipien beschrieben. Die Darstellung der wichtigsten Krankheitsbilder erfolgt in jedem Kapitel nach einem einheitlichen Schema: Anamnese, Klinik und Verlauf, Pathophysiologie und therapeutische Prinzipien, pragmatische Therapie, Wirksamkeit, Differenzialdiagnosen und klinische Probleme. Besonderer Wert wird auf die Therapiemöglichkeiten (medikamentös, physikalisch, operativ oder psychotherapeutisch) gelegt. Viele Textbausteine, Tabellen und Abbildungen wurden der wesentlich ausführlicheren, klinisch-wissenschaftlichen Monographie von T. Brandt: Vertigo, its Multisensory Syndromes, 2nd edition, Springer London, 1999 entnommen. Das begleitende DVD-Video enthält typische Anamnesen und Untersuchungsbefunde zu den einzelnen Krankheitsbildern. Der Bereich »Schwindel, Gleichgewichts- und Augenbewegungsstörungen«, der zwischen den Fächern angesiedelt ist und wegen seiner Vielfalt als sehr schwierig angesehen wird, soll durch klare anatomische Ordnungen und klinische Klassifizierungen verständlicher gemacht werden. Wir hoffen, dass dieses praktisch ausgerichtete Buch durch rasch auffindbare Informationen auch für den ärztlichen Alltag hilfreich ist.

Unser besonderer Dank gilt den Neuroorthoptistinnen Miriam Glaser, Cornelia Karch und Nicole Rettinger für die Zusammenstellung der Videos und die Erstellung des Sachregisters. Frau Sabine Esser danken wir für ihre graphischen Arbeiten, Frau Dr. Maria Magdalene Nabbe vom Steinkopff Verlag für die angenehme und effiziente Zusammenarbeit.

Thomas Brandt
Marianne Dieterich
Michael Strupp
München und Mainz, im Sommer 2003

Inhaltsverzeichnis

1	**Schwindel: Ein häufiges Leitsymptom und multisensorisches Syndrom**	1
1.1	Anamnese	5
1.2	Neuroophthalmologische und neurootologische Untersuchung	8
1.2.1	Untersuchungsgang	10
1.3	Apparative Untersuchungsmethoden	22
1.3.1	Videookulographie	24
1.3.2	Elektronystagmographie (ENG)	25
1.3.3	Neuroorthoptische und psychophysische Verfahren	25
1.3.4	Vestibulär evozierte myogene Potenziale (VEMPs)	26
1.3.5	Audiometrie und akustisch evozierte Potenziale	28
1.3.6	Posturographie und Ganganalyse	29
1.3.7	Weitere apparative Zusatzuntersuchungen	29
1.4	Allgemeine Therapieprinzipien	31
	Literatur	34
2	**Periphere vestibuläre Schwindelformen**	37
2.1	Benigner peripherer paroxysmaler Lagerungsschwindel (BPPV)	38
2.1.1	BPPV des horizontalen Bogengangs (hBPPV)	45
2.1.2	BPPV des anterioren Bogengangs (aBPPV)	46
2.1.3	Zentraler Lageschwindel und Lagenystagmus	47
2.2	Neuritis vestibularis (akuter einseitiger partieller Vestibularisausfall)	49
2.3	Morbus Menière	54
2.4	Vestibularisparoxysmie	60
2.5	Bilaterale Vestibulopathie	63
2.6	Perilymphfistel	67
2.6.1	Innere Perilymphfistel des anterioren Bogengangs (Dehiscence of the Superior Semicircular Canal)	68
	Literatur	72
	Literatur zu Kap. 2.1	72
	Literatur zu Kap. 2.2	73
	Literatur zu Kap. 2.3	75
	Literatur zu Kap. 2.4	76
	Literatur zu Kap. 2.5	76
	Literatur zu Kap. 2.6	77
3	**Zentrale Schwindelsyndrome**	79
3.1	Zentrale vestibuläre Syndrome	80
3.2	Vestibuläre Migräne und Migräne vom Basilaristyp	93
	Literatur	97
	Literatur zu Kap. 3.1	97
	Literatur zu Kap. 3.2	99

4	**Traumatische Schwindelsyndrome**	101
4.1	Traumatische periphere vestibuläre Schwindelformen	102
4.2	Traumatische zentrale vestibuläre Schwindelformen	105
4.3	Traumatischer zervikogener Schwindel	105
4.4	Somatoformer Schwindel nach Trauma	105
	Literatur	106

5	**Somatoforme Schwindelsyndrome**	109
5.1	Somatoformer Schwindel	110
5.2	Phobischer Schwankschwindel	112
	Literatur	117

6	**Verschiedene Schwindelsyndrome**	119
6.1	Schwindel im Kindesalter und hereditäre Schwindelsyndrome	120
6.1.1	Benigner paroxysmaler Schwindel der Kindheit	124
6.1.2	Episodische Ataxien	124
6.1.3	Bewegungskrankheit	125
6.2	Pharmakogener Schwindel	125
6.3	Zervikogener Schwindel	126
6.4	Bewegungskrankheit	126
6.5	Höhenschwindel und Akrophobie	130
	Literatur	133
	Literatur zu Kap. 6.1	133
	Literatur zu Kap. 6.2	134
	Literatur zu Kap. 6.3	134
	Literatur zu Kap. 6.4	134
	Literatur zu Kap. 6.5	135

Stichwortverzeichnis ... 137

DVD: Verzeichnis der Videos ... 141

Anamnesen ... 142
Untersuchungen/Symptome ... 142
Krankheitsbilder/Syndrome ... 142
Apparative Diagnostik ... 142
Therapie ... 143

Schwindel:
Ein häufiges Leitsymptom und multisensorisches Syndrom

1.1 Anamnese – 5

1.2 Neuroophthalmologische und neurootologische Untersuchung – 8

1.3 Apparative Untersuchungsmethoden – 22

1.4 Allgemeine Therapieprinzipien – 31

Literatur – 34

- **Physiologischer und pathologischer Schwindel**

Schwindel ist keine Krankheitseinheit, sondern ein Symptom, das multisensorische und sensomotorische Syndrome unterschiedlicher Ätiologie und Pathogenese umfasst. Schwindel ist neben Kopfschmerz eines der häufigsten Leitsymptome, nicht nur in der Neurologie. Die Lebenszeitprävalenz von Dreh- und Schwankschwindel liegt bei ca. 30% (Neuhauser 2007), und die jährliche Inzidenz steigt mit dem Lebensalter (Davis u. Moorjani 2003).

Physiologischer Reizschwindel (z.B. Drehschwindel beim Karussellfahren, Bewegungskrankheit oder Höhenschwindel) und pathologischer Läsionsschwindel (z.B. akuter einseitiger Labyrinthausfall oder einseitige Vestibulariskernläsion) sind trotz der unterschiedlichen Pathomechanismen durch eine ähnliche Symptomkombination – bestehend aus Schwindel, Nystagmus, Fallneigung und Übelkeit – charakterisiert (◘ Abb. 1.1). Diese Störungen im Bereich
— der Wahrnehmung (Schwindel),
— der Blickstabilisation (Nystagmus),
— der Haltungsregulation (Fallneigung) und
— des Vegetativums (Übelkeit)

entsprechen den Hauptfunktionen des vestibulären Systems und können unterschiedlichen Orten im Hirn zugeordnet werden (◘ Abb. 1.2).

- **Vestibuläres System**

Die wichtigste funktionelle Struktur des vestibulären Systems ist der vestibulookuläre Reflex (VOR). Der VOR hat drei Hauptarbeitsebenen,
— die horizontale Kopfrotation um die vertikale Z-Achse (»yaw«),
— die Kopfreklination und -beugung um die horizontale binaurale Y-Achse (»pitch«),
— die seitliche Kopfneigung um die horizontale Sehachse, X-Achse (»roll«).

Diese drei Ebenen repräsentieren den dreidimensionalen Raum für das vestibuläre und okulomotorische System zur räumlichen Orientierung, Eigenbewegungswahrnehmung, Blickstabilisation und Haltungsregulation. Das neuronale Netzwerk der horizontalen und vertikalen Bogengänge sowie der Otolithen basiert auf einer sensorischen Konvergenz innerhalb des VOR (◘ Abb. 1.2). Es verbindet die extraokulären Augenmuskeln entsprechend ihrer jeweiligen Hauptzugrichtung mit den horizontalen, anterioren und posterioren Bogengängen

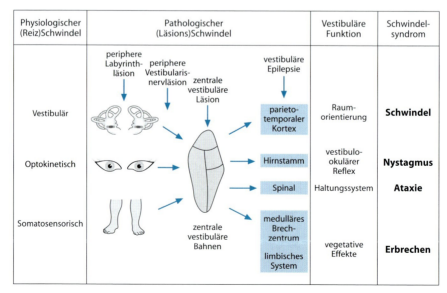

◘ **Abb. 1.1** Physiologischer (Reiz-) und pathologischer (Läsions- oder Reiz-)Schwindel sind durch ähnliche Symptome gekennzeichnet, die sich aus den Funktionen des multisensorischen vestibulären Systems ableiten (Brandt u. Daroff 1980; mit freundl. Genehmigung)

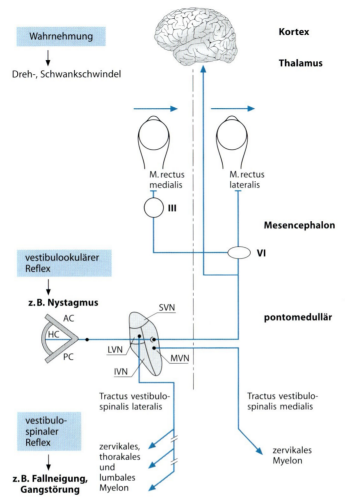

Abb. 1.2 Schematische Darstellung des horizontalen vestibulookulären Reflexes (VOR). Der VOR ist Teil eines ganzheitlichen sensomotorischen Systems für die Wahrnehmung von Lage und Bewegung (Verbindungen über den Thalamus zum parieto-temporalen vestibulären Kortex), Blickstabilisation (Drei-Neuronen-Reflexbogen zu den Augenmuskelkernen) sowie Kopf- und Haltungsregulation (vestibulospinale Reflexe). AC, HC, PC: anteriorer, horizontaler, posteriorer Bogengang; SVN, LVN, IVN, MVN: superiorer, lateraler, inferiorer und medialer Vestibulariskern; III, VI: Okulomotoriuskern, Abduzenskern

derselben Raumebene. Entsprechend der horizontalen und vertikalen Arbeitsebenen bilden die Bogengänge beider Labyrinthe Funktionspaare, d.h., die Kanäle werden paarig gereizt bzw. gehemmt:
- horizontal rechts und links,
- vertikal jeweils der anteriore Bogengang einer Seite und der posteriore der Gegenseite und vice versa.

Durch die Verschaltung der beiden diagonal zur Sagittalebene im Kopf gelegenen vertikalen Bogengänge werden die vertikalen Arbeitsebenen »pitch« und »roll« gebildet:
- Die Bogengangspaare fungieren als Drehbeschleunigungsmesser und reagieren auf Drehbewegungen des Kopfes in den entsprechenden Ebenen.
- Die Otolithen fungieren als Schwerkraft- und Linearbeschleunigungsmesser.

Periphere versus zentrale vestibuläre Schwindelformen

Die häufigsten peripheren vestibulären Schwindelformen sind
- der benigne periphere paroxysmale Lagerungsschwindel (BPPV),
- Morbus Menière und
- die Neuritis vestibularis;

seltener sind bilaterale Vestibulopathie, Vestibularisparoxysmie und Perilymphfistel. Akute periphere vestibuläre Störungen sind i.d.R. durch heftigen Drehschwindel und Spontannystagmus in eine Richtung, Fallneigung in die andere Richtung sowie Übelkeit und Erbrechen gekennzeichnet.

Zentrale vestibuläre Schwindelformen entstehen durch Läsionen der Verbindungen zwischen Vestibulariskernen und Vestibulozerebellum sowie zwischen Vestibulariskernen und den vestibulären/okulomotorischen Strukturen des Hirnstamms sowie Thalamus und vestibulärem Kortex:
- Einerseits handelt es sich um klar definierte Syndrome unterschiedlicher Ätiologie, wie Downbeat- oder Upbeat-Nystagmus (schnelle Phase des Nystagmus schlägt nach unten bzw. oben), deren typischer okulomotorischer Befund nur bei zentralen Hirnstamm- oder zerebellären Funktionsstörungen vorkommt und eine topische Zuordnung erlaubt.
- Andererseits kann zentraler vestibulärer Schwindel auch Teil eines komplexen infratentoriellen klinischen Syndroms sein, mit weiteren Symptomen oder supranukleären/nukleären Okulomotorikstörungen und/oder weiteren neurologischen Hirnstammausfällen (wie z.B. beim Wallenberg-Syndrom oder Mittelhirninfarkt).

Zentrale Schwindelformen können als Sekunden bis Minuten dauernde Attacken auftreten (paroxysmale Hirnstammattacken, vestibuläre Migräne), über Stunden bis Tage anhalten (vestibuläre Migräne, Hirnstamminfarkt, episodische Ataxie Typ 2) oder ein permanentes Syndrom sein (Downbeat-Nystagmus bei degenerativen zerebellären Erkrankungen).

Tab. 1.1 Relative Häufigkeit der verschiedenen Schwindelsyndrome in unserer interdisziplinären Spezialambulanz für Schwindel (n=14.689)

Schwindelsyndrome	Häufigkeit	
	n	%
Benigner peripherer paroxysmaler Lagerungsschwindel	2.618	17,8
Somatoformer phobischer Schwankschwindel	2.157	14,7
Zentral-vestibulärer Schwindel	1.798	12,2
Vestibuläre Migräne	1.662	11,3
Morbus Menière	1.490	10,1
Neuritis vestibularis	1.198	8,2
Bilaterale Vestibulopathie	1.067	7,3
Vestibularisparoxysmie	569	3,9
Psychogener Schwindel (andere)	453	3,1
Perilymphfistel	83	0,6
Unklare Schwindelsyndrome	408	2,8
Andere*	1.287	8,8
Gesamtzahl	**14.689**	

*Andere Schwindelsyndrome sind z.B. nicht-vestibulärer Schwindel bei neurodegenerativen Erkrankungen oder nicht-vestibuläre Okulomotorikstörungen bei Myasthenia gravis oder peripheren Augenmuskelparesen

Häufigkeit der Schwindelformen

In einer überregionalen neurologischen Spezialambulanz für Schwindel finden sich die folgenden relativen Häufigkeiten der einzelnen Diagnosen (Tab. 1.1). Der BPPV ist mit 17,8% die häufigste Ursache. Die mit 14,7% am zweithäufigsten gestellte Diagnose ist der phobische Schwankschwindel (häufigste Schwindelursache bei jüngeren Erwachsenen), gefolgt von zentralen vestibulären Schwindelformen überwiegend bei vaskulären, entzündlichen (MS) und degenerativen Erkrankungen des Hirnstamms oder Kleinhirns.

Die vestibuläre Migräne ist die häufigste Ursache spontan auftretender rezidivierender Schwindelattacken; sie weist einen Häufigkeitsgipfel in der 2. Dekade, einen weiteren in der 6. Dekade auf und ist damit keineswegs ausschließlich eine Erkrankung jüngerer Frauen. Sie liegt bezüglich der Gesamthäufigkeit an 4. Stelle, vor dem Morbus Menière und der Neuritis vestibularis.

Die bilaterale Vestibulopathie ist durch bewegungsabhängigen Schwankschwindel gekennzeichnet, wird oft nicht diagnostiziert und stellt die häufigste Ursache für bewegungsabhängigen Schwankschwindel im höheren Lebensalter dar. Seltener sind die Vestibularisparoxysmie und Perilymphfistel (häufigste Form ist die knöcherne Dehiszenz des vorderen Bogengangs, das sog. Superior Canal Dehiscence Syndrome).

Der Vergleich von Häufigkeitsangaben verschiedener Kliniken und Fachrichtungen wird dadurch erschwert, dass der Begriff »Schwindel« unterschiedlich weit gefasst wird, und zwar entweder als subjektives Symptom oder als objektivierbare vestibuläre Funktionsstörung. Dies ist u.a. dadurch zu erklären, dass das Symptom »Schwindel« einerseits bei nicht-vestibulären Funktionsstörungen (z.B. orthostatischer Dysregulation) und andererseits bei zentralen vestibulären Funktionsstörungen (z.B. Lateropulsion beim Wallenberg-Syndrom oder bei der thalamischen Astasie) auch ohne subjektiven Schwindel vorkommen kann.

Auch in der Notfallsituation ist Schwindel ein häufiges Symptom. In einer retrospektiven Studie von mehr als 4.000 konsekutiven neurologischen Notfallkonsilen eines Jahres war das häufigste Leitsymptom Kopfschmerz (21%), gefolgt von motorischem Defizit (13%) sowie Schwindel (12%) und epileptischem Anfall (11%) (Royl et al. 2010). In der Notfallsituation gilt es in erster Linie, rasch zwischen zentralen und peripheren Ursachen zu unterscheiden (Cnyrim et al. 2008), da dies unmittelbare diagnostische und therapeutische Konsequenzen hat.

1.1 Anamnese

Als Schwindel – im pathologischen Sinne – bezeichnet man entweder eine unangenehme Störung der räumlichen Orientierung oder die fälschliche Wahrnehmung einer Bewegung des Körpers (Drehen und Schwanken) und/oder der Umgebung.

Bei der vieldeutigen Angabe des Patienten, unter »Schwindel« zu leiden, ist die sorgfältige und systematische Erhebung der Anamnese, die durch übliche vorgefertigte Schwindelfragebögen nicht ersetzt werden kann, notwendig. Die anamnestischen Angaben sind auch deshalb so wichtig, weil die diagnostischen Kriterien von vielen Schwindelsyndromen auf diesen beruhen. Nachfolgend werden wichtige Unterscheidungskriterien der verschiedenen Schwindelsyndrome, die auch die Grundlage der klinischen Klassifikation bilden, vorgestellt.

- **Unterscheidungskriterien der Schwindelsyndrome**

Art des Schwindels Zur Beurteilung der Art des Schwindels ist es notwendig, dem Patienten Vergleiche an die Hand zu geben, z.B.
- Drehschwindel wie Karussell fahren (z.B. akute Neuritis vestibularis),
- Schwankschwindel wie Boot fahren (z.B. bilaterale Vestibulopathie) oder
- Benommenheitsschwindel (z.B. phobischer Schwankschwindel oder Medikamentenintoxikation) (◘ Tab. 1.2).

Dauer des Schwindels Leidet ein Patient an Schwindelattacken, ist es wichtig, deren minimale und maximale **Dauer** herauszuarbeiten, z.B.
- Schwindelattacken über Sekunden bis Minuten (Vestibularisparoxysmie),
- über viele Minuten bis Stunden (z.B. Morbus Menière, vestibuläre Migräne oder Hirnstamm-TIA; ◘ Tab. 1.3) oder
- Schwindel über viele Tage bis wenige Wochen (z.B. Neuritis vestibularis), Schwankschwindel über Jahre (z.B. phobischer Schwankschwindel, bilaterale Vestibulopathie oder Downbeat-Nystagmus-Syndrom; ◘ Tab. 1.4).

Auslösbarkeit/Verstärkung/Besserung des Schwindels Diese Aspekte müssen explizit erfragt werden, z.B. Schwindel
- bereits in Ruhe (Neuritis vestibularis, Downbeat-Nystagmus-Syndrom, Attacke bei vestibulärer Migräne oder Morbus Menière),
- beim Gehen (bilaterale Vestibulopathie),
- bei horizontaler Kopfdrehung (Vestibularisparoxysmie; ◘ Tab. 1.5),

Tab. 1.2 Benommenheitsschwindel (Ursache jeweils in alphabetischer Reihenfolge)

Präsynkopale Benommenheit	Psychosomatische/somatoforme Erkrankungen	Metabolische Störungen und exogene Noxen
– Herzrhythmusstörungen und andere Herzerkrankungen – Neurokardiogene (Prä-)Synkope – Orthostatische Dysregulation – Vasovagale Attacke	– Agoraphobie – Akrophobie – Hyperventilationssyndrom – Panikattacke – Phobischer Schwankschwindel	– Alkohol – Elektrolytstörungen (Hyperkalziämie, Hyponatriämie) – Hypoglykämie – Intoxikationen – Medikamente (Tab. 6.3) – Toxische Substanzen

Tab. 1.3 Episodischer Schwindel, Erkrankungen mit rezidivierenden Schwindelattacken

Labyrinth/N. vestibulocochlearis	Zentrales vestibuläres System	Peripher und/oder zentral
– Benigner peripherer paroxysmaler Lagerungsschwindel (nur bei Kopflageänderungen) – Cogan-Syndrom – Morbus Menière – Perilymphfistel (Symptome ausgelöst z.B. durch Husten, Pressen oder – als Tullio-Phänomen – durch laute Töne bestimmter Frequenz) – Raumforderungen im Kleinhirnbrückenwinkel – Vestibularisparoxysmie	– Episodische Ataxie Typ 2 – Paroxysmale Ocular Tilt Reaction – Paroxysmale Ataxie/Dysarthrophonie (MS) – Room Tilt Illusion – Rotational Vertebral Artery Occlusion Syndrome – Transiente vertebrobasiläre Ischämie – Vestibuläre Epilepsie	– Benigner paroxysmaler Schwindel der Kindheit – Transiente Ischämie im vertebrobasilären Versorgungsgebiet (z.B. AICA) – Vestibuläre Migräne

- bei Kopflageänderung relativ zur Schwerkraft (BPPV),
- beim Husten, Pressen oder – als Tullio-Phänomen – bei lauten Tönen bestimmter Frequenz (Perilymphfistel) und
- kontextabhängige Intensität (bestimmte soziale oder Umgebungssituationen mit Besserung beim Sport oder nach leichtem Alkoholgenuss beim phobischen Schwankschwindel).

Begleitsymptome

Die weiteren Fragen sollten auf mögliche Begleitsymptome zielen. Auch hier ist es notwendig, diese im Einzelnen zu eruieren:
- Einerseits können Begleitsymptome vom Innenohr ausgehen, wie z.B. Hörminderung, Tinnitus oder Druckgefühl auf einem Ohr als typische Symptome für einen Morbus Menière.
- Andererseits können diese vom Hirnstamm oder Zerebellum ausgehen, wie z.B. Doppelbilder, Schluck-, Sprechstörungen oder periorale Parästhesien und Sensibilitätsstörungen.
- Schließlich können sich Migräne-typische Symptome finden, wie Kopfschmerz, Licht- und Lärmempfindlichkeit, die für eine vestibuläre Migräne sprechen.

Nachfolgend werden die Begleitsymptome, mit den jeweiligen Ursachen (in alphabetischer Reihenfolge), in Gruppen eingeteilt.

Kombination vestibulärer und audiologischer Symptome
- Cholesteatom,
- Cogan-Syndrom oder andere Autoimmunerkrankungen,
- Innenohrfehlbildungen,
- Kleinhirnbrückenwinkeltumor,
- Labyrinthinfarkt (AICA, A. labyrinthi),
- Morbus Menière,

1.1 · Anamnese

Tab. 1.4 Lang anhaltender Drehschwindel oder anhaltender Schwankschwindel

Virale Infektionen	– Herpes zoster oticus – Neuritis vestibularis (Herpes simplex-Virus Typ 1) – Virale Neurolabyrinthitis
Bakterielle Infektionen	– Meningitis – Cholesteatom – Otitis media (direkt oder indirekt) – Tuberkulöse Labyrinthitis
Autoimmunologische Innenohrerkrankungen	Siehe ▶ Übersicht 2.2
Tumoren	– Epidermoidzyste – Glomustumor – Meningeom – Meningeosis carcinomatosa – Metastase – Vestibularisschwannom
Vaskulär	– Labyrinthinfarkt (AICA bzw. A. labyrinthi) – Pontomedullärer Hirnstamminfarkt oder zerebellärer Infarkt – Vertebrobasiläre Ektasie
Traumatisch	– Contusio labyrinthi – Felsenbeinfraktur (Quer->Längsfraktur) – Hirnstammkontusion – Perilymphfistel – Posttraumatischer Otolithenschwindel
Iatrogen	– Aminoglykoside (systemisch oder lokal) – Andere ototoxische Substanzen (▶ Übersicht 2.2) – Schädel-/Ohroperation

– Ohr-/Kopftrauma (Contusio labyrinthi),
– Neurolabyrinthitis,
– Otosklerose,
– Perilymphfistel,
– pontomedullärer Hirnstamminfarkt,
– pontomedullärer MS-Plaque,
– vestibuläre Atelektase,
– Vestibularisparoxysmie,
– Zoster oticus.

Tab. 1.5 Beispiel: Auslösen von Schwindel

Bewegung	Ursachen
Schwindel bei seitlicher (horizontaler) Kopfdrehung in aufrechter Position	– Hypersensitives Carotis-Sinus-Syndrom – Vertebralarterienverschluss bei Kopfdrehung (sog. Rotational Vertebral Artery Occlusion Syndrome) – Vestibularisnervkompression bei Raumforderung im Kleinhirnbrückenwinkel – Vestibularisparoxysmie

Scheinbewegungen der Umwelt (Oszillopsien)

Ohne Kopfbewegungen, d.h. bereits spontan auftretend:
– Downbeat-Nystagmus,
– erworbener Fixationspendelnystagmus,
– kongenitaler/infantiler Nystagmus (in Abhängigkeit von der Blickrichtung),
– Konvergenzretraktionsnystagmus,
– Myokymie des M. obliquus superior (monokuläre Oszillopsien),
– Ocular Flutter,
– Opsoklonus,
– paroxysmale Ocular Tilt Reaction,
– periodisch alternierender Nystagmus,
– Spasmus nutans (Kinder),
– Spontannystagmus,
– Upbeat-Nystagmus,
– Vestibularisparoxysmie,
– Willkürnystagmus.

Bei Kopfbewegungen:
– BPPV,
– bilaterale Vestibulopathie,
– Intoxikation (z.B. Antikonvulsiva, alkoholischer Lagenystagmus),
– Perilymphfistel,
– periphere oder zentrale Okulomotorikstörungen,
– posttraumatischer Otolithenschwindel,
– Vertebralarterienverschluss bei Kopfrotation,
– Vestibularisparoxysmie (nur bei einem Teil der Patienten),
– vestibulozerebelläre Ataxie,
– zentraler Lage-/Lagerungsnystagmus.

Schwindel mit zusätzlichen Hirnstamm-/Kleinhirnsymptomen
- Blutungen (z.B. Kavernom),
- Entzündungen (z.B. MS),
- episodische Ataxie Typ 2,
- Hirnstammenzephalitis,
- Intoxikationen,
- kraniozervikale Übergangsanomalien (z.B. Arnold-Chiari-Fehlbildung),
- lakunäre oder Territorialinfarkte,
- Migräne vom Basilaristyp,
- Schädel-Hirn-Trauma,
- Tumoren im Kleinhirnbrückenwinkel, Hirnstamm oder Kleinhirn,
- vestibuläre Migräne.

Schwindel mit Kopfschmerz
- Herpes zoster oticus,
- Hirnstamm-/Kleinhirnischämie,
- infratentorielle Blutung,
- infratentorieller Tumor,
- Innen-/Mittelohrentzündungen,
- Migräne vom Basilaristyp,
- Schädeltrauma (insbesondere Felsenbeinquerfraktur),
- vertebrobasiläre Dissektion,
- vestibuläre Migräne.

- **Analyse der Stand-, Gang- und Haltungsregulation**

In vielen Fällen erlaubt auch die Analyse der Stand-, Gang- und Haltungsregulation eine Unterscheidung zwischen peripheren vestibulären (◘ Tab. 1.6) und zentralen vestibulären (◘ Tab. 1.7) Erkrankungen.

1.2 Neuroophthalmologische und neurootologische Untersuchung

Neben der detaillierten Anamnese, die der Schlüssel zur Diagnose ist, ist die systematische neuroophthalmologische und neurootologische Untersuchung von besonderer Bedeutung. Dabei sollte die klinische Untersuchung zunächst darauf abzielen, abzugrenzen zwischen
- peripheren vestibulären und zentralen vestibulären Schwindelformen sowie
- peripheren und zentralen Okulomotorikstörungen.

Dies hat insbesondere bei akut auftretenden Symptomen unmittelbare diagnostische und therapeutische Konsequenzen. Obligat für die körperliche Untersuchung von Patienten mit Schwindel sind:

◘ **Tab. 1.6** Störungen der Stand- und Haltungsregulation bei peripheren vestibulären Störungen

Erkrankung	Richtung des Abweichens	Pathomechanismus
Akute Neuritis vestibularis	Ipsiversiv	Vestibuläre Tonusimbalance aufgrund eines Ausfalls des horizontalen und anterioren Bogengangs sowie des Utrikulus
Benigner peripherer paroxysmaler Lagerungsschwindel (bei Kopflageänderung)	Nach vorne und ipsiversiv	Ampullofugale Stimulation des posterioren Bogengangs aufgrund einer Kanalolithiasis, die zu einer Endolymphbewegung führt
Attacken bei Morbus Menière (Tumarkinsche Otolithenkrisen)	Lateral, ipsi- oder kontraversiv (Stürze)	Schwankungen des Endolymphdrucks führen zu einer abnormen Otolithenstimulation oder -inhibtion mit plötzlichem vestibulospinalen Tonusverlust
Tullio-Phänomen	Rückwärts, kontraversiv, diagonal	Stimulation der Otolithenorgane durch Töne bestimmter Frequenzen, z.B. bei äußerer Perilymphfistel
Vestibularisparoxysmie	Kontraversiv oder in verschiedene Richtungen	Neurovaskuläre Kompression des N. vestibulocochlearis mit Exzitation (selten Hemmung) des N. vestibularis
Bilaterale Vestibulopathie	Verschiedene Richtungen	Ausfall vestibulospinaler Haltungsreflexe, Zunahme im Dunkeln und auf unebenem Untergrund

◘ Tab. 1.7 Störung der Stand- und Haltungsregulation bei zentralen vestibulären Störungen

Erkrankung	Richtung des Abweichens	Pathomechanismus
Vestibuläre Epilepsie (sehr selten)	Kontraversiv	Fokale Anfälle aufgrund epileptischer Entladungen des vestibulären Kortex
Thalamische Astasie (häufig übersehen)	Kontra- oder ipsiversiv	Vestibuläre Tonusimbalance bei posterolateralen Thalamusläsionen
Ocular Tilt Reaction (OTR)	Kontraversiv bei mesenzephalen Läsionen, ipsiversiv bei pontomedullären Läsionen, ipsi- oder kontraversiv bei einseitigen Kleinhirnläsionen	Tonusimbalance des VOR in der Rollebene bei Läsionen von Bogengangs- oder Otolithenbahnen
Paroxysmale Ocular Tilt Reaction	Ipsiversiv bei mesenzephaler Exzitation, kontraversiv bei pontomedullären oder N. vestibularis-Exzitationen	Pathologische Erregung von Otolithen- oder vertikalen Bogengangsbahnen (VOR in der Rollebene)
Lateropulsion (z.B. Wallenberg-Syndrom)	Ipsiversiv diagonal	Zentrale vestibuläre Tonusimbalance (Roll- und Yaw-Ebene) mit Störung der Wahrnehmung der Vertikalen
Downbeat-Nystagmus-Syndrom	Nach hinten	Vestibuläre Tonusimbalance in der Pitch-Ebene

- Untersuchung der Augenposition beim Geradeausblick, insbesondere mit der Frage nach einer vertikalen Divergenz (sog. Skew Deviation; ein Auge steht über dem anderen) als Teil der sog. Ocular Tilt Reaction (OTR).
- Untersuchung der Augenbewegungen mit der Frage nach einem Nystagmus. Wichtig ist dabei die Frenzel-Brille, insbesondere, um einen peripheren vestibulären Spontannystagmus, der durch visuelle Fixation unterdrückt wird, von einem zentralen Fixationsnystagmus zu unterscheiden. Letzterer ist typischerweise auch bei Fixation vorhanden oder wird teilweise dadurch sogar verstärkt.
- Untersuchung der verschiedenen Arten von Augenbewegungen (insbesondere Blickfolge, Sakkaden, Blickhaltefunktion) mit der Frage nach zentralen Augenbewegungsstörungen wie z.B. sakkadierte Blickfolge, Blickparese, Blickrichtungsnystagmus, Störung der Sakkaden oder der visuellen Fixationssuppression des VOR. Finden sich bei Patienten mit akutem Schwindel zentrale Okulomotorikstörungen, so spricht dies für eine zentrale Genese, wie z.B. eine Ischämie oder Entzündung im Bereich von Hirnstamm oder Zerebellum.
- Kopfimpulstest nach Halmagyi-Curthoys (Halmagyi u. Curthoys 1988) mit der Frage nach einem ein- oder beidseitigen Funktionsdefizit des VOR. Leidet der Patient unter akutem Schwindel mit Nystagmus und der Kopfimpulstest ist nicht pathologisch, so spricht dies für eine zentrale Genese (Newman-Toker et al. 2008).
- Lagerungsmanöver mit der Frage nach einem Lagerungsnystagmus bzw. -schwindel, auch zur Differenzierung zwischen einem BPPV und einem zentralen Lage-/Lagerungsnystagmus.
- Bestimmung der subjektiven visuellen Vertikalen (SVV) mit dem sog. Eimervertikalentest (Zwergal et al. 2009). Eine Auslenkung der SVV findet sich bei praktisch allen akuten einseitigen vestibulären Störungen und ist somit ein sehr sensitiver Parameter, der sich mit dem Eimervertikalentest in der Praxis einfach untersuchen lässt.
- Untersuchung des Hörvermögens,
- klinische Testung von Stand und Gang.

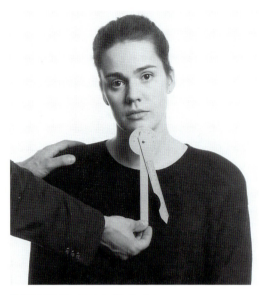

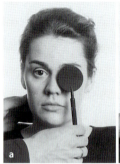 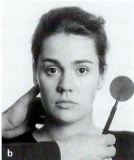

Abb. 1.4 a Ab- und **b** Aufdecktest (Cover Test): Untersuchung auf Fehlstellungen der Sehachsen

Abb. 1.3 Messung der Kopfneigung

1.2.1 Untersuchungsgang

In ◘ Tab. 1.8 und ◘ Abb. 1.3 bis 1.18 werden die Untersuchungen, die wesentlichen Befunde und deren Interpretation im Einzelnen dargestellt. Bei sorgfältiger und systematischer Anamneseerhebung und körperlicher Untersuchung sind die apparativen Zusatzuntersuchungen in vielen Fällen von untergeordneter klinischer Bedeutung.

- **Messung der Kopfneigung (◘ Abb. 1.3)**

Eine Kopffehlhaltung zur rechten oder linken Schulter wird insbesondere beobachtet bei einer Lähmung der schrägen Augenmuskeln, z.B. Parese des N. trochlearis bzw. M. obliquus superior mit einer Kopfneigung zur nicht betroffenen Seite, um die Doppelbilder zu reduzieren, und einer Ocular Tilt Reaction (► DVD), bedingt durch eine vestibuläre Tonusimbalance in der Rollebene. Bei der Ocular Tilt Reaction ist der Kopf zur Seite des tiefer stehenden Auges geneigt.

Eine Kopfneigung zur Seite der Läsion deutet entweder auf eine einseitige Schädigung im Bereich der Medulla oblongata, wie z.B. beim Wallenberg-Syndrom, oder auf eine akute einseitige periphere vestibuläre Läsion hin; eine Kopfneigung zur kontralateralen Seite der Schädigung findet sich bei einer pontomesenzephalen Läsion.

- **Ab- und Aufdecktest (Cover Test) (◘ Abb. 1.4)**

Diese Tests dienen zur Diagnose eines latenten oder manifesten Schielens. Voraussetzung für alle Abdecktests ist eine foveale Fixation.

Abdecktest (◘ Abb. 1.4 a)

Mit dem einseitigen Abdecktest (► DVD) lässt sich bei Beobachtung des nicht abgedeckten Auges eine sog. Heterotropie (manifestes Schielen) nachweisen. Bei der Heterotropie findet sich eine Fehlstellung der Augenachsen, selbst bei binokulärer Fixation.

Der Patient wird zunächst aufgefordert, entweder ein Nah- (Entfernung 30–40 cm) oder Fernziel (Entfernung 5–6 m) zu fixieren. Anschließend wird ein Auge abgedeckt, und man achtet auf mögliche Bewegungen des nicht abgedeckten Auges (Einstellbewegungen): Bewegt sich das nicht abgedeckte Auge
- von innen nach außen, so liegt eine Esotropie vor,
- von außen nach innen, eine Exotropie,
- von oben nach unten, eine Hypertropie und
- von unten nach oben, eine Hypotropie.

Anschließend wird das andere Auge untersucht.

Abdeck-/Aufdecktest (◘ Abb. 1.4 b)

Der einseitige Abdeck-/Aufdecktest (► DVD) dient auch zum Nachweis einer Heterophorie (latentes Schielen), d.h. einer Fehlstellung der Augenachsen, wenn ein Blickziel nur mit einem Auge fixiert wird. Es ist zu beachten, dass der Abdecktest vor dem Abdeck-/Aufdecktest durchgeführt werden muss, um als Erstes eine Heterotropie auszuschließen.

1.2 · Neuroophthalmologische und neurootologische Untersuchung

Tab. 1.8 Untersuchungsgang Okulomotorik und vestibuläres System

Art der Untersuchung	Frage
Inspektion	
Körper- und Kopfhaltung	Neigung oder Drehung des Kopfes/Körpers
Stellung der Augenlider	Ptose
Augenposition/-motilität (▶ DVD)	
Stellung der Augen beim Geradeausblick	Primäre Fehlstellung, Spontan-, Fixationsnystagmus
Abdeck-/Aufdeck- (Cover)Test	Horizontale oder vertikale Fehlstellung
Untersuchung der Augen in den acht Blickpositionen (bin- und monokulär)	Bestimmung des Bewegungsausmaßes, Blickrichtungs-, Endstellnystagmus
Blickhaltefunktion (▶ DVD)	
Blick nach etwa 10–40° horizontal bzw. 10–20° vertikal und zurück nach 0°	Blickrichtungsnystagmus (▶ DVD): horizontal und vertikal, Rebound-Nystagmus (▶ DVD)
Langsame Blickfolge (▶ DVD)	
Horizontal und vertikal	Glatt oder sakkadiert
Sakkaden (▶ DVD)	
Horizontal und vertikal beim Umherblicken und bei gezielter Aufforderung	Latenz, Geschwindigkeit, Zielgenauigkeit, konjugierte Bewegungen
Optokinetischer Nystagmus (OKN)	
Horizontal und vertikal mit OKN-Trommel oder Streifenband	Auslösbarkeit, Schlagrichtung und Phase (Richtungsumkehr oder monokulär diagonal)
Periphere vestibuläre Funktion	
Kopfimpulstest zur klinischen Untersuchung des VOR (▶ DVD) (Halmagyi-Curthoys-Test): rasche Kopfdrehung und Fixation eines stationären Punkts	Ein- oder beidseitige periphere vestibuläre Funktionsstörung
Fixationssuppression des vestibulookulären Reflexes	
Kopfdrehung und Fixation eines mit derselben Geschwindigkeit mitbewegten Punkts	Störung der Fixationssuppression
Untersuchung mittels Frenzel-Brille	
Blick geradeaus, nach rechts/links, unten/oben	Spontannystagmus (▶ DVD)
Kopfschütteltest (▶ DVD)	Provokationsnystagmus
Lagerungsmanöver (mit Frenzel-Brille) (▶ DVD)	
Nach rechts/links, in Kopfhängelage, bei Drehung um die Körperlängsachse	Peripherer Lage- oder Lagerungsnystagmus, zentraler Lagenystagmus
Stand- und Haltungsregulation	
Romberg, einfache und erschwerte Stand- und Gangproben: — mit offenen/geschlossenen Augen — ohne/mit Kopfreklination	Schwanken, Fallneigung
Ohne/mit Ablenkungsmanöver(n) (Zahlenschreiben auf die Haut, Rechnen)	Psychogene Komponente

Man deckt zunächst ein Auge ab, deckt dieses anschließend wieder auf und beobachtet die möglichen Einstellbewegungen dieses Auges: Bewegt sich das Auge
- von innen nach außen, liegt eine Esophorie vor,
- von außen nach innen, eine Exophorie,
- nach unten, eine Hyperphorie,
- nach oben, eine Hypophorie.

Mit dem alternierenden Abdecktest (▶ DVD) lässt sich schließlich die maximale Fehlstellung der Augenachsen sowohl bei einer Tropie als auch bei einer Phorie nachweisen.

Dieser Test ist auch hilfreich, um eine vertikale Divergenz/Skew Deviation (im Rahmen einer Ocular Tilt Reaction) (▶ DVD) nachzuweisen, d.h. eine vertikale Divergenz der Augen, die nicht durch eine muskuläre Lähmung oder Schädigung eines peripheren Nervs erklärt werden kann. Dabei achtet man auf vertikale Einstellbewegungen während des alternierenden Abdeckens. Im Gegensatz zu einer Lähmung des N. trochlearis verändert sich die vertikale Divergenz bei einer Ocular Tilt Reaction in den verschiedenen Blickpositionen nicht oder nur wenig.

- **Untersuchung der Augen: Blickpositionen (◘ Abb. 1.5)**

Bei der Untersuchung der Augen in neun verschiedenen Blickpositionen (▶ DVD) achtet man auf
- Fixationsstörungen,
- Fehlstellung der Augenachsen,
- Ausmaß der Augenbewegungen,
- Spontannystagmus sowie
- Blickrichtungsnystagmus, d.h. Störung der Blickhaltefunktion.

Die Untersuchung kann sowohl mit einem Fixationsobjekt als auch mit einer Untersuchungslampe durchgeführt werden. In der Primärposition sollte man auf periodische Augenbewegungen achten, insbesondere auf einen Spontannystagmus:
- horizontal-rotierend (typisch für eine akute Neuritis vestibularis),
- vertikal nach oben/unten schlagend (Downbeat-, Upbeat-Nystagmus-Syndrom) (▶ DVD),
- durch Fixation unterdrückbar (typisch für einen peripheren vestibulären Spontannystagmus),
- durch Fixation nur gering unterdrückbar oder Zunahme der Intensität bei Fixation (als Ausdruck einer zentralen vestibulären Schädigung).

Ein kongenitaler Nystagmus (▶ DVD) schlägt i.d.R. horizontal mit unterschiedlicher Frequenz und Amplitude und nimmt bei Fixation zu.

Sog. Square Wave Jerks (▶ DVD) (kleine Sakkaden von 0,5–5°) führen zu Blicksprüngen um die Primärposition herum und treten vermehrt bei progressiver supranukleärer Blickparese oder Kleinhirnschädigungen auf.

Ocular Flutter (intermittierende, rasche horizontale Blicksprünge ohne intersakkadisches Intervall) und Opsoklonus (▶ DVD) (kombinierte horizontale, vertikale und torsionelle Blicksprünge) sind keine Nystagmusformen, sondern sog. sakkadische Intrusionen. Sie treten bei unterschiedlichen Störungen auf, z.B. bei Enzephalitis, Tumoren im Bereich des Hirnstamms oder Kleinhirns, Intoxikationen oder im Rahmen paraneoplastischer Syndrome.

- **Klinische Untersuchung der Augenposition und der Augenbewegungen mit der Stablampe (◘ Abb. 1.6)**

Nach Beobachtung möglicher Augenbewegungen in der Primärposition (Spontannystagmus) und einer möglichen Fehlstellung der Augenachsen (s. Abdecktest) (▶ DVD) sollte anschließend das Ausmaß der Augenbewegungen mon- und binokulär in den acht Endpositionen und somit die Motilität untersucht werden; Defizite hierbei zeigen i.d.R. eine Lähmung der Augenmuskeln oder Augenmuskelnerven an. Ferner lässt sich in exzentrischer Blickposition ein Blickrichtungsnystagmus (Blickhaltedefizit) (▶ DVD) nachweisen.

Die Stablampe hat den Vorteil, dass man die Hornhautreflexbilder beobachten und so einfach Augenfehlstellungen erkennen kann. Dabei ist es wichtig, dass man die Hornhautreflexbilder aus der Beleuchtungsrichtung betrachtet und den Patienten dazu anhält, das Blickziel aufmerksam zu fixieren.

Ein Blickrichtungsnystagmus erlaubt oft eine topographisch-anatomische Diagnose:
- Ein allseitiger Blickrichtungsnystagmus findet sich bei zerebellären Störungen (insbesondere

1.2 · Neuroophthalmologische und neurootologische Untersuchung

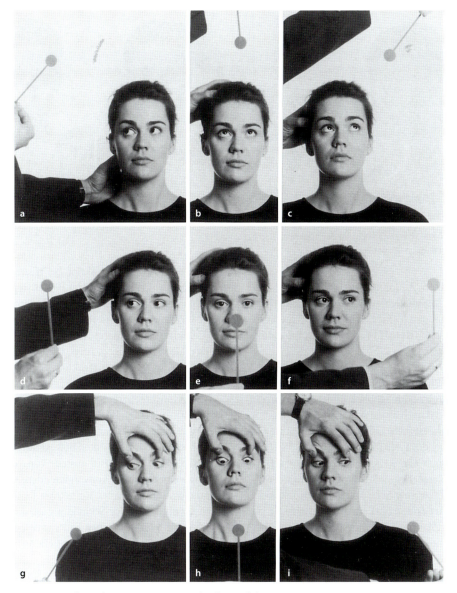

Abb. 1.5 a–i Untersuchung der Augen in neun verschiedenen Blickpositionen

des Flokkulus/Paraflokkulus), vor allem bei neurodegenerativen Erkrankungen, kann aber auch durch Medikamente (z.B. Antiepileptika, Benzodiazepine) oder Intoxikationen (z.B. Alkohol) verursacht sein.
- Ein rein horizontaler Blickrichtungsnystagmus kann eine strukturelle Läsion im Bereich des Hirnstamms (Nucleus praepositus hypoglossi, Vestibulariskerngebiet) oder Kleinhirns (Flokkulus), d.h. des neuronalen Integrators anzeigen.
- Einen rein vertikalen Blickrichtungsnystagmus beobachtet man bei mesenzephalen Läsionen unter Einschluss des Nucleus interstitialis Cajal (INC).
- Ein dissoziierter horizontaler Blickrichtungsnystagmus (stärker auf dem abduzierenden als auf dem adduzierenden Auge) in Kombination

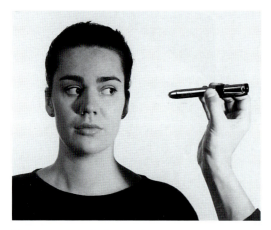

◘ Abb. 1.6 Klinische Untersuchung der Augenposition bzw. Augenbewegungen mit der Stablampe

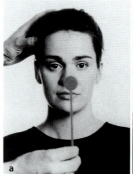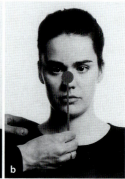

◘ Abb. 1.7 a, b a Vergenz-Test; b Konvergenzreaktion

mit einem Adduktionsdefizit findet sich bei einer internukleären Ophthalmoplegie (INO), bedingt durch eine Schädigung des medialen Längsbündels (MLF) ipsilateral zum Adduktionsdefizit.
- Der Downbeat-Nystagmus (▶ DVD) nimmt beim Blick nach unten und insbesondere im Seitblick zu; im Seitblick findet sich dann ein diagonal nach unten schlagender Nystagmus. Ursache ist meist eine beidseitige Funktionsstörung des Flokkulus.
- Um einen sog. Rebound-Nystagmus (▶ DVD) zu untersuchen, sollte der Patient mind. 60 s jeweils zu einer Seite und dann zurück in die Primärposition blicken, dabei schlägt die langsame Phase meist in die Richtung der vorher eingenommenen Augenposition. Der Rebound-Nystagmus ist meist als Hinweis auf eine Schädigung des Flokkulus oder zerebellärer Bahnen zu werten.

- **Vergenz-Test und Konvergenzreaktion** (◘ Abb. 1.7)

Dazu bewegt man einen Gegenstand aus ca. 50 cm auf die Augen zu, oder der Patient soll zwischen einem fernen und nahen Blickziel hin- und herschauen. Beim Blick in die Nähe kommt es zu einer Trias von Konvergenz, Akkommodation und Miosis: Konvergenzreaktion. Die für die Konvergenzreaktion wichtigen Neurone liegen im Bereich der mesenzephalen Formatio reticularis sowie des Okulomotoriuskerngebiets. Dies erklärt, warum Störungen der Konvergenzreaktion bei rostralen Mittelhirnläsionen, Tumoren in der Pinealisregion und im Thalamus auftreten, und weshalb diese oft mit einer vertikalen Blickparese assoziiert sind. Bei der supranukleären Blickparese (▶ DVD) ist die Konvergenzreaktion oft beeinträchtigt. Ferner finden sich Störungen der Konvergenzreaktion beim angeborenen Strabismus.

Den Konvergenzretraktionsnystagmus (▶ DVD) kann man durch den Blick nach oben, vertikal nach oben gerichtete Sakkaden oder eine optokinetische Trommel mit sich nach unten bewegenden Streifen auslösen. Dabei kommt es anstelle von vertikalen Sakkaden zu schnellen konvergierenden Augenbewegungen, die von einer Retraktion beider Bulbi begleitet sind. Ort der Schädigung ist die hintere Kommissur oder in seltenen Fällen eine beidseitige Störung des rostralen interstitiellen medialen Längsbündels (riMLF).

Beim sog. Spasm of the Near Reflex handelt es sich um eine willkürliche Konvergenz, die mit einer Miosis einhergeht. Der Spasm of the Near Reflex kann eine bilaterale Abduzenslähmung vortäuschen (gelegentlich psychogen).

- **Klinische Untersuchung der Sakkaden** (◘ Abb. 1.8)

Zunächst erfolgt eine Beobachtung der spontanen Sakkaden, die durch visuelle (oder akustische) Reize ausgelöst werden. Anschließend sollte man den Patienten bitten, zwischen zwei horizontalen sowie danach zwischen zwei vertikalen Blickzielen hin

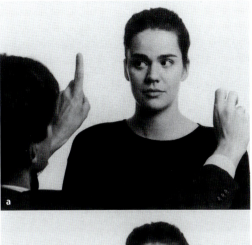

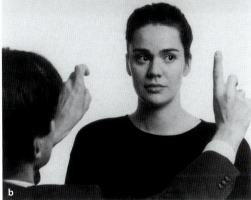

◘ Abb. 1.8 a, b Klinische Untersuchung der Sakkaden

und her zu blicken. Man achtet auf die Geschwindigkeit und die Zielgenauigkeit der Sakkaden sowie darauf, ob diese konjugiert sind:
- Bei Gesunden wird das Blickziel unmittelbar oder mit einer Korrektursakkade erreicht.
- Allseits verlangsamte Sakkaden (▶ DVD), die meist mit hypometrischen Sakkaden (▶ DVD) einhergehen, finden sich z.B. bei Intoxikationen (Medikamente, v.a. Antiepileptika oder Benzodiazepine) oder neurodegenerativen Erkrankungen.
- Isoliert horizontal verlangsamte Sakkaden (▶ DVD) beobachtet man meist bei pontinen Hirnstammläsionen; diesen liegt eine Schädigung der ipsilateralen paramedianen pontinen Formatio reticularis (PPRF) zugrunde.
- Isoliert vertikal verlangsamte Sakkaden (▶ DVD) zeigen eine Mittelhirnläsion mit Beteiligung des rostralen interstitiellen medialen Längsbündels (riMLF) an, und zwar bei ischämischen oder neurodegenerativen Erkrankungen, insbesondere der progressiven supranukleären Blickparese.
- Hypermetrische Sakkaden (▶ DVD), die an einer Korrektursakkade zum Blickziel zurück zu erkennen sind, zeigen Läsionen des Kleinhirns (v.a. Vermis) oder zerebellärer Bahnen an.
- Beim Wallenberg-Syndrom (▶ DVD) finden sich aufgrund einer Schädigung des unteren Kleinhirnschenkels hypermetrische Sakkaden zur Seite der Läsion und hypometrische Sakkaden zur Gegenseite; Schädigungen des oberen Kleinhirnschenkels bedingen hingegen kontralaterale hypermetrische Sakkaden.
- Für die internukleäre Ophthalmoplegie (INO) ist eine Verlangsamung der adduzierenden Sakkade (▶ DVD) ipsilateral zur Schädigung des medialen Längsbündels pathognomonisch.
- Die verzögerte Initiation einer Sakkade ist meist durch eine supratentorielle kortikale Schädigung bedingt (Balint-Syndrom).

- **Klinische Untersuchung der langsamen Blickfolgebewegungen** (◘ Abb. 1.9)

An der Generierung von langsamen Blickfolgebewegungen (▶ DVD), die das Bild eines Objekts auf der Fovea stabil halten, sind diverse anatomische Strukturen beteiligt: visueller Kortex, frontale Augenfelder, dorsolaterale pontine Kerne, Kleinhirn (Flokkulus), vestibuläre und okulomotorische Kerngebiete. Blickfolgebewegungen werden durch Aufmerksamkeit, eine Reihe von Medikamenten und auch das Alter beeinflusst. Des Weiteren findet sich bei vielen Gesunden eine leichte Blickfolgesakkadierung (▶ DVD) beim vertikalen Blick nach unten.

Der Patient wird gebeten, einem Blickziel horizontal und vertikal bei zunächst geringer (10–20°/s), dann höherer Winkelgeschwindigkeit zu folgen; dabei sollte er den Kopf nicht bewegen. Man achtet auf Korrektursakkaden (sog. Catch-up- oder Back-up-Sakkaden), die einen zu geringen bzw. zu hohen Verstärkungsfaktor (Quotient aus Augengeschwindigkeit und Geschwindigkeit des Blickziels) anzeigen:
- Eine allseits sakkadierte Blickfolge spricht für eine Störung des Flokkulus, z.B. bei spino-

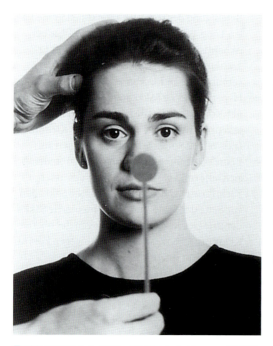

Abb. 1.9 Klinische Untersuchung der langsamen Blickfolgebewegungen

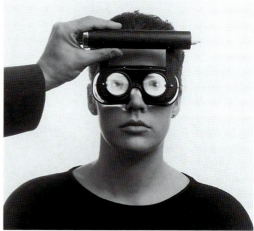

Abb. 1.10 Klinische Untersuchung mittels Frenzel-Brille

zerebellären Ataxien, Intoxikationen durch Medikamente (Antikonvulsiva, Benzodiazepine) oder Alkohol.
— Deutliche Asymmetrien der Blickfolgebewegungen deuten auf eine strukturelle Läsion hin; ist z.B. die Blickfolge nach links sakkadiert, deutet dies auf eine linksseitige Flokkulusläsion.
— Eine Umkehrung der langsamen Blickfolgebewegungen ist typisch für den kongenitalen Nystagmus.

- **Untersuchung mittels Frenzel-Brille**
  (Abb. 1.10)

Die von innen beleuchteten und vergrößernden Linsen (+16 dpt.) verhindern zum einen die visuelle Fixation, durch die typischerweise ein peripherer vestibulärer Spontannystagmus unterdrückt wird, und erleichtern zum anderen die Beobachtung der Augenbewegungen des Patienten. Zu beachten sind bei der Untersuchung mittels Frenzel-Brille
— ein peripherer vestibulärer Spontannystagmus (► DVD),
— ein Kopfschüttelnystagmus (► DVD) (dazu bittet man den Patienten, seinen Kopf 20-mal schnell nach rechts und links zu drehen; anschließend Beobachtung der Augenbewegungen),
— ein Lagerungs-/Lagenystagmus (► DVD) sowie
— ein durch Hyperventilation induzierter Nystagmus.

Der Spontannystagmus zeigt eine vestibuläre Tonusimbalance an; beruht dieser auf einer peripheren vestibulären Läsion, wie z.B. bei der Neuritis vestibularis (► DVD), kann der Patient den Nystagmus typischerweise durch visuelle Fixation unterdrücken.

Der Kopfschüttelnystagmus (► DVD) entsteht durch ein asymmetrisches Aufladen des sog. Velocity Storage, dieses kann sowohl auf peripheren als auch auf zentralen vestibulären Defiziten beruhen; bei einem peripheren vestibulären Defizit schlägt der Kopfschüttelnystagmus zu dem Ohr mit der intakten Labyrinthfunktion.

Bei zentralen zerebellären Störungen kann ein sog. Cross-Coupling auftreten: Horizontales Kopfschütteln löst einen vertikalen Nystagmus aus.

- **Untersuchung mittels Frenzel-Brille und Politzer-Ballon** (Abb. 1.11)

Bei Patienten mit einer (äußeren oder inneren) Perilymphfistel (► DVD) kann durch Änderungen des Drucks im Bereich des Mittelohrs mittels Politzer-Ballon (sowohl positiver als auch negativer Druck möglich), Tragus-Druckversuch oder durch Töne

1.2 · Neuroophthalmologische und neurootologische Untersuchung

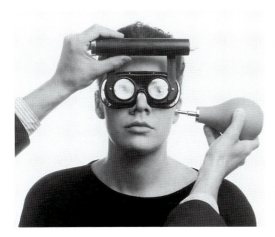

Abb. 1.11 Untersuchung mittels Frenzel-Brille und Politzer-Ballon

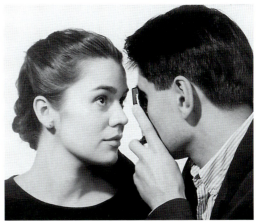

Abb. 1.12 Untersuchung eines Auges mit dem Ophthalmoskop, während das zweite Auge abgedeckt ist, mit der Frage nach einem Nystagmus

einer bestimmten Frequenz und Lautstärke (sog. Tullio-Phänomen) ein Nystagmus ausgelöst werden. Dieser Nystagmus lässt sich auch durch das Valsalva-Manöver, Husten, Pressen, Niesen oder Schlucken induzieren.

- **Untersuchung mit dem Ophthalmoskop**
  (◘ Abb. 1.12)

Die Untersuchung eines Auges mit dem Ophthalmoskop (▶ DVD), während das zweite Auge abgedeckt ist, ist eine sehr sensitive Methode zur Aufdeckung eines Nystagmus auch geringer Geschwindigkeit oder niedriger Frequenz sowie sog. Square Wave Jerks (▶ DVD) (kleine Sakkaden mit einer Amplitude von 0,5–5°, die gehäuft bei progressiver supranukleärer Blickparese (▶ DVD) oder Kleinhirnerkrankungen beobachtet werden). Dabei achtet man auf die Bewegungen der Papille oder die Bewegungen retinaler Gefäße. Da sich die Retina hinter der Drehachse des Auges befindet, ist die Richtung des horizontalen oder vertikalen Nystagmus entgegengesetzt der Richtung des Nystagmus, d.h., ein Downbeat-Nystagmus (▶ DVD) führt zu einer raschen Aufwärtsbewegung der Papille und retinalen Gefäße.

- **Untersuchung mit der Optokinetik-Trommel** (◘ Abb. 1.13)

Die Untersuchung der Augenbewegungen mit der Optokinetik-Trommel (▶ DVD) erlaubt die kombi-

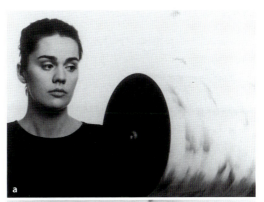
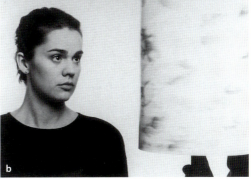

Abb. 1.13 a, b Untersuchung der Augenbewegungen mit der Optokinetik-Trommel: **a** vertikale Richtung, **b** horizontale Richtung

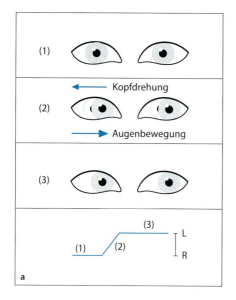
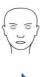
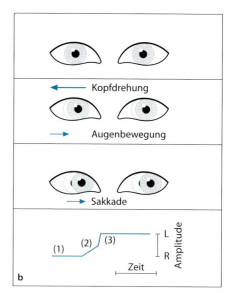
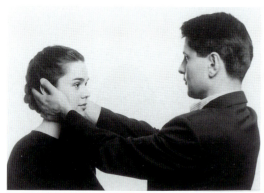
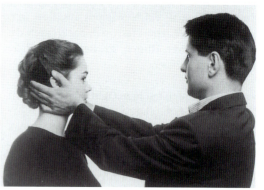
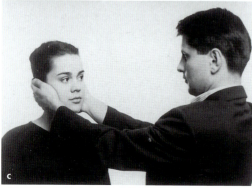

Abb. 1.14 a–c Kopfimpulstest: klinische Untersuchung des horizontalen vestibulookulären Reflexes (VOR) (Halmagyi u. Curthoys 1988). **a** Normalbefund: Bei rascher Kopfdrehung bewegen sich die Augen mit derselben Winkelgeschwindigkeit in die entgegengesetzte Richtung, so dass die Augen auf dem Blickziel bleiben. **b** Beispiel: Ausfall des rechten horizontalen Bogengangs. Bei einseitigem Labyrinthausfall rechts bewegen sich die Augen bei Kopfrotationen nach rechts mit dem Kopf mit, und der Patient muss eine sog. Refixationssakkade nach links machen, um das Ziel wieder fixieren zu können. Dies ist das klinische Zeichen eines Defizits des VOR im hohen Frequenzbereich. **c** Untersuchungssituation

1.2 · Neuroophthalmologische und neurootologische Untersuchung

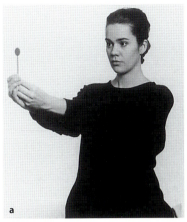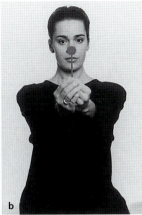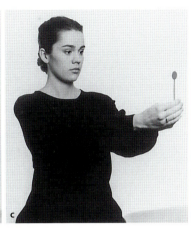

Abb. 1.15 a-c Klinische Testung der visuellen Fixationssuppression des VOR. Gesunde können durch Fixation den VOR unterdrücken: Die Augen bleiben auf dem Blickziel. Als Signal wird eine minimale Bildverschiebung auf der Retina (sog. Retinal Slip) genutzt; es ist das gleiche Signal, das für die langsame Blickfolge wichtig ist. Bei zerebellären Störungen im Bereich des Flokkulus/Paraflokkulus wird der VOR nur teilweise unterdrückt, und man sieht kleine Sakkaden, die eine Störung des Blickfolgesystems anzeigen

nierte Testung der Blickfolge und des sakkadischen Systems in horizontaler und vertikaler Richtung. Diese Untersuchung ist bei Patienten, die nicht ausreichend kooperieren oder deren Vigilanz gemindert ist, sowie bei Kindern von besonderer Bedeutung. Ein intakter horizontaler und vertikaler optokinetischer Nystagmus spricht für eine wahrscheinlich intakte Mittelhirn- und Ponsfunktion. Geachtet wird auf
- Asymmetrien, z.B. zwischen rechts/links (Hinweis auf eine einseitige kortikale oder pontine Läsion), vertikal schlechter als horizontal (Hinweis auf eine supranukleäre Blickparese durch Mittelhirnläsion),
- Dissoziation (▶ DVD) zwischen beiden Augen (Adduktionseinschränkung bei der internukleären Ophthalmoplegie) sowie
- Richtungsumkehr (kongenitaler Nystagmus) (▶ DVD).

- **Kopfimpulstest: Untersuchung des horizontalen VOR (** Abb. 1.14**)**

Zur Prüfung des horizontalen VOR (▶ DVD) hält man den Kopf des Patienten zwischen beiden Händen, bittet ihn, ein Ziel zu fixieren, und führt sehr schnelle horizontale Kopfdrehungen von ca. 20–30° nach rechts und links durch:
- Beim Gesunden führen die Kopfrotationen zu raschen, entgegengesetzten kompensatorischen Augenbewegungen mit derselben Winkelgeschwindigkeit wie die Kopfbewegungen. Dadurch bleibt das Blickziel auf der Retina stabil.
- Bei einseitigem Labyrinthausfall (▶ DVD) (in Abb. 1.14 b am Beispiel des Ausfalls des rechten horizontalen Bogengangs erläutert) bewegen sich die Augen bei Kopfrotationen nach rechts mit dem Kopf nach rechts mit, und der Patient muss eine sog. Refixationssakkade nach links machen, um das Ziel wieder fixieren zu können (Abb. 1.14 b). Dies ist das klinische Zeichen eines Defizits des VOR (im hohen Frequenzbereich).

Über diesen Test lassen sich ein- oder beidseitige Funktionsstörungen des VOR in den meisten Fällen klinisch rasch und gut diagnostizieren. Sollten die Ergebnisse nicht eindeutig sein, wird der Kopfimpulstest mit der Videookulographie empfohlen (Abb. 1.21). Der Kopfimpulstest kann auch in den Ebenen des hinteren und vorderen Bogengangs durchgeführt werden (schräge Kopfbewegung); in Abb. 1.14 c ist die Untersuchungssituation dargestellt.

- **Testung der visuellen Fixationssuppression des VOR (** Abb. 1.15**)**

Vor der Durchführung des Tests sollte man sich davon überzeugen, dass der VOR intakt ist (s.o.).

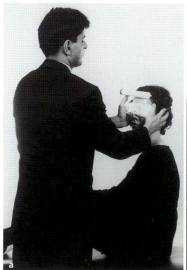 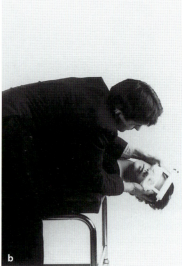

Abb. 1.16 a, b Diagnostisches Manöver für einen BPPV nach Dix-Hallpike

Der Patient wird gebeten, ein Blickziel vor den Augen, das sich mit derselben Winkelgeschwindigkeit wie der Kopf bewegt, zu fixieren, während er den Kopf möglichst gleichförmig nach rechts und links bewegt. Der Untersucher achtet auf Korrektursakkaden, die eine Störung der visuellen Fixationssuppression des VOR anzeigen. Anschließend wird der Test für den vertikalen VOR durchgeführt.

Eine Störung der visuellen Fixationssuppression des VOR (▶ DVD) (die i.d.R. mit einer Störung der langsamen Blickfolgebewegungen einhergeht, da diese die gleichen Bahnen benutzen) wird meist bei Läsionen des Kleinhirns (Flokkulus oder Paraflokkulus) oder zerebellärer Bahnen gefunden. Medikamente, insbesondere Antiepileptika und Sedativa, können die visuelle Fixationssuppression des VOR aufgrund ihrer Effekte auf das Kleinhirn ebenfalls beeinträchtigen.

- **Dix-Hallpike-Manöver (Abb. 1.16)**

Das sog. Dix-Hallpike-Manöver wird bei der Frage nach einem BPPV (▶ DVD), meist ausgehend vom posterioren Bogengang, durchgeführt.

Im Sitzen wird zunächst der Kopf des Patienten um 45° zu einer Seite gedreht, so dass der posteriore Bogengang parallel zur Lagerungsebene steht. Anschließend wird der Patient zur gegenüberliegenden Seite gelagert; dabei sollte der Kopf hyperextendiert sein.

Liegt z.B. ein BPPV des linken hinteren Bogengangs vor, so wird durch dieses Manöver ein mit Latenz einsetzender Crescendo-Decrescendo-artiger Nystagmus (▶ DVD) ausgelöst, der aus Sicht des Untersuchers im Uhrzeigersinn rotiert und zur Stirn schlägt, und der beim Aufrichten in die sitzende Position seine Richtung wechseln kann.

- **Untersuchung der Balance unter statischen Bedingungen (Abb. 1.17)**

Es gibt verschiedene Varianten und Schwierigkeitsgrade des Romberg-Tests: Füße nebeneinander stellen, Füße voreinander stellen (Tandem-Romberg) oder auf einem Bein stehen. Diese sollten jeweils mit geöffneten und mit geschlossenen Augen durchgeführt werden, letzteres, um den Einfluss der visuellen Kontrolle auf das Schwanken beim Stehen zu untersuchen. Typischerweise nimmt bei ein- oder beidseitigen peripheren vestibulären Läsionen und anderen sensorischen Defiziten wie einer Polyneuropathie das Schwanken nach Augenschluss insbesondere unter den erschwerten Bedingungen deutlich zu. Bei V.a. psychogene Gleichgewichtsstörungen, die oft durch ein bizarres Schwanken ohne Stürze gekennzeichnet sind, wird der Patient z.B. durch Schreiben von Zahlen auf Arm oder Rücken

1.2 · Neuroophthalmologische und neurootologische Untersuchung

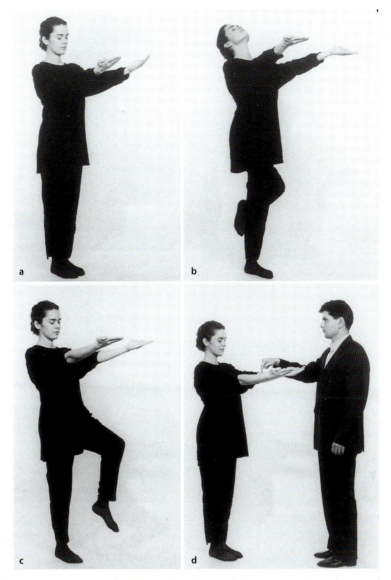

Abb. 1.17 a-d Klinische Untersuchung der Balance unter statischen Bedingungen: **a** mit geöffneten und anschließend mit geschlossenen Augen; **b** auf einem Bein stehend, mit dem Kopf in Kopfreklination oder **c** in Normalposition; **d** Ablenken durch Schreiben von Zahlen auf Arm oder Rücken bzw. Zählen

bzw. Zählen abgelenkt, was zu einer Abnahme des Schwankens führt und für eine psychogene Genese spricht.

Eine weitere Variante des Romberg-Tests ist das Stehen unter den o.g. Bedingungen mit rekliniertem Kopf, was generell zu vermehrtem Schwanken führt.

Bei der Untersuchung der Balance unter statischen Bedingungen sollte man auf vermehrtes Schwanken nach vorne/hinten, rechts/links sowie diagonal achten:
- Bei sensorischen Defiziten (vestibulär oder somatosensorisch) führt der Augenschluss zu einer merklichen Zunahme des Schwankens.
- Eine einseitige periphere vestibuläre Funktionsstörung führt typischerweise zu einer ipsilateralen Fallneigung.

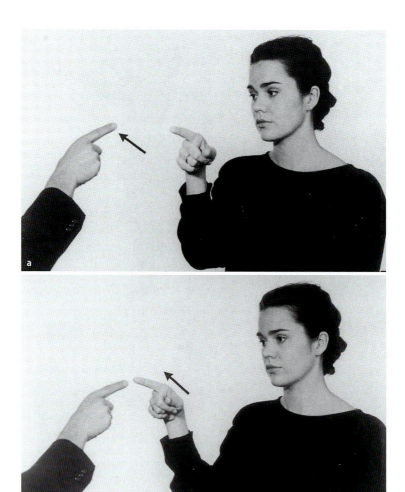

Abb. 1.18 a, b Finger-Folge-Test zur Untersuchung auf eine Gliedmaßenataxie

— Downbeat- und Upbeat-Nystagmus-Syndrom sind bei geschlossenen Augen mit vermehrten Körperschwankungen nach vorne und hinten assoziiert.
— Ablenkung reduziert meist das Schwanken bei psychogenen Störungen.

- **Finger-Folge-Test (** Abb. 1.18)

Der Patient wird gebeten, dem sich horizontal rasch bewegenden Finger des Untersuchers möglichst präzise zu folgen. Bei der Frage nach einer möglichen Gliedmaßenataxie findet man häufig hypermetrische Bewegungen mit Intentionstremor. Dieser Test ist sensitiver als der Finger-Nase-Versuch.

1.3 Apparative Untersuchungsmethoden

Die apparativen Zusatzuntersuchungen sind – bei sorgfältiger Anamneseerhebung und klinischer Untersuchung – komplementär zur körperlichen Untersuchung. Sie dienen insbesondere zur Quantifizierung von Defiziten und zur Dokumentation des Verlaufs. In Tab. 1.9 und den Abb. 1.19 bis Abb. 1.27 sind die klinisch relevanten apparativen neuroophthalmologischen und neurootologischen Untersuchungsverfahren mit typischen Befunden und deren Interpretation zusammengefasst. Die wichtigsten apparativen Zusatzuntersuchungen sind

Tab. 1.9 Neuroophthalmologische Untersuchung und apparative Diagnostik bei Schwindel und Augenbewegungsstörungen

Technik	Eigenschaften	Vorteile	Nachteile
Neuroophthalmologische Untersuchung	Gesamter Bewegungsbereich der Augenbewegungen, horizontal, vertikal (torsionell)	Ohne technischen Aufwand, einfach, Auflösung <1° Bogenminuten	Keine Aufzeichnung, Augenbewegungsgeschwindigkeit schlecht beurteilbar
Orthoptische Untersuchung	Fundusphotographie (▶ DVD), Bestimmung der Augenfehlstellung und psychophysische Bestimmung z.B. der subjektiven visuellen Vertikalen (▶ DVD)	Präzise Messung mit Dokumentation, nicht invasiv, wird gut toleriert, einfache Messung der subjektiven visuellen Vertikalen mit dem Eimervertikalentest	Teure Geräte (z.B. Scanning-Laser-Ophthalmoskop)
Videookulographie (VOG)	Messbereich ±40° horizontal und ±20° vertikal, Auflösung 0,1°–1°	Nicht-invasiv, gut toleriert, Kombination mit der kalorischen Testung und dem Kopfimpulstest zur Bestimmung der Funktion des VOR	Nur bei geöffneten Augen möglich, 3D-Analyse aufwändiger
Elektronystagmographie (ENG)	Messbereich ±40° horizontal und ±20° vertikal, Auflösung 1°	Nicht-invasiv, wird gut toleriert auch von Kindern, Kombination mit der kalorischen Testung; Messung bei geschlossenen Augen möglich	Keine Messung torsioneller, schlechte Messung vertikaler Bewegungen, Lidartefakte, Grundliniendrift
Magnetic Scleral Coil-Technik	Messbereich ±40° horizontal und ±20° vertikal, Auflösung 0,02°	Horizontal, vertikal und torsionell mit bester Auflösung (wissenschaftlicher Goldstandard)	Semi-invasiv, unangenehm, teuer, nur bei kooperativen Patienten, max. 30 min, Lokalanästhetikum notwendig
Zervikale vestibulär evozierte myogene Potenziale (cVEMPs)	Untersuchung der Sakkulusfunktion	Nicht-invasiv, wird gut toleriert, einfache Durchführung	Interpretation der Befunde z.T. noch uneinheitlich; erfassen teilweise wohl auch die Funktion der vertikalen Bogengänge
Okuläre vestibulär evozierte Potenziale (oVEMPs)	Untersuchung der Utrikulusfunktion		

- die Videookulographie (VOG) (▶ DVD) mit kalorischer Prüfung und dem Kopfimpulstest zur quantitativen Messung der Funktion des VOR,
- die Elektronystagmographie (ENG) (▶ DVD), die weitgehend durch die VOG ersetzt worden ist,
- die vestibulär evozierten myogenen Potenziale (VEMPs), d.h. zervikale VEMPs (cVEMPs) zur Untersuchung der Sakkulusfunktion und vertikaler Bogengänge oder okuläre VEMPs (oVEMPs) zur Untersuchung der Utrikulusfunktion sowie
- die Posturographie.

Bei wissenschaftlichen Fragestellungen wird zur Registrierung von Augenbewegungen neben der dreidimensionalen VOG die Magnetic Scleral Coil-Technik (▶ DVD) eingesetzt.

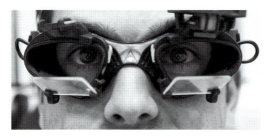

Abb. 1.19 Videookulographie (VOG) mit am Kopf fixierter Maske und in diese integrierte Kamera. Ein in die Maske eingebauter Infrarotscheinwerfer ermöglicht auch die Messung von Augenbewegungen in kompletter Dunkelheit. Die Darstellung der Augenbewegungen erfolgt »online« mit einem Videookulographieprogramm, das die Augenbewegungen ermittelt. Mittels Analyse der Bildbewegungen der Iris können auch dreidimensionale Aufzeichnungen durchgeführt werden

1.3.1 Videookulographie

Die Videookulographie (▶ DVD) stellt eine nichtinvasive Methode dar, die inzwischen so weit entwickelt wurde, dass sie weltweit als valide und reliable Methode zur Registrierung von Augenbewegungen eingesetzt wird. Mittels einer oder zweier Videokameras (d.h. mon- oder binokulärer Registrierung), die in eine kopfgebundene Maske integriert sind, werden die Augen gefilmt (◘ Abb. 1.19). Für die 2-dimensionale Darstellung der Augenbewegungen erfolgt eine computerisierte Bildanalyse, und zwar meist der Bewegungen von Pupille und Lichtreflexen. Diese Methode erlaubt eine rasche und verlässliche Aufzeichnung horizontaler und vertikaler Augenbewegungen (ohne Muskelartefakte oder instabile Grundlinie). Eine Registrierung ist aber nur bei (weit) geöffneten Augen möglich. Es besteht eine weitgehende Linearität im Bereich von ±30°. Die Videookulographie wird mit der kalorischen Prüfung (◘ Abb. 1.20) und dem Kopfimpulstest (◘ Abb. 1.21) kombiniert.

Die 3-dimensionale Darstellung der Augenbewegungen (d.h. zusätzliche Messung der Torsion) erfordert eine aufwändige Bildanalyse von Irisstrukturen oder 2 zusätzlich applizierten Markierungen im Bereich der Sklera. Mit der VOG und simultaner Messung der Kopfgeschwindigkeit (Schneider et al. 2009) lässt sich mit dem Kopfimpulstest auch die Funktion des VOR quantifizieren (◘ Abb. 1.21).

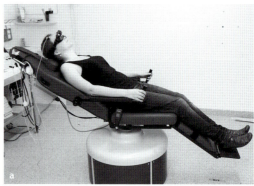

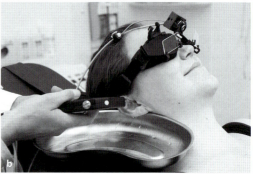

Abb. 1.20 a, b Kalorische Testung mit Registrierung der Augenbewegungen mit der Videookulographie. Mittels kalorischer Testung lässt sich die Erregbarkeit und damit die Funktion des horizontalen Bogengangs seitengetrennt erfassen. **a** Der Kopf des Patienten wird für die kalorische Prüfung nach Ausschluss einer Läsion des Trommelfells in eine 60°-Position gegenüber der Vertikalen gebracht, in welcher der horizontale Bogengang vertikal ausgerichtet und somit maximal kalorisch erregbar ist. **b** Es erfolgt eine jeweils einseitige Spülung der äußeren Gehörgänge – unter standardisierten Bedingungen – mit 30°C kühlem und 44°C warmem Wasser. Gleichzeitig werden mittels Videookulographie (oder Elektronystagmographie) die horizontalen und vertikalen Augenbewegungen registriert. Die Spülung mit dem 44°C warmen Wasser führt – über einen kombinierten konvektiven und nicht-konvektiven Mechanismus – zu einer Erregung der Haarzellen des horizontalen Bogengangs mit langsamen kontraversiven Augenbewegungen; 30°C kühles Wasser führt zu einer Hemmung mit langsamen ipsiversiven Augenbewegungen. Als Messparameter dient die maximale Geschwindigkeit der kalorisch induzierten Augenbewegungen (Peak Slow Phase Velocity, PSPV); als pathologisch gelten PSPV-Werte <5°/s. Da eine große interindividuelle Variabilität der kalorischen Erregbarkeit besteht, wird zusätzlich die sog. Vestibular Paresis Formula von Jongkees verwendet ((R 30°+R 44°) - (L 30°+L 44°))/ (R 30°+R 44°+L 30°+L 44°)) : 100, bei der z.B. R 30° die PSPV während kalorischer Spülung mit 30°C kühlem Wasser ist. Als pathologisch gelten für eine einseitige periphere vestibuläre Funktionsstörung Werte von >25% Asymmetrie zwischen betroffenem und nicht betroffenem Labyrinth

1.3.2 Elektronystagmographie (ENG)

Im ENG (▶ DVD) werden zur quantitativen Registrierung der Augenbewegungen jeweils zwei Elektroden horizontal und vertikal platziert (◘ Abb. 1.22), so dass die bei Augenbewegungen auftretenden Änderungen des Dipols zwischen Retina und Cornea abgeleitet werden können. Das ENG ermöglicht u.a. eine Befunddokumentation (wichtig für Verlaufskontrollen) und relativ genaue Messungen von Sakkadengeschwindigkeiten und deren Zielgenauigkeit. Drehstuhl und Drehtrommel (◘ Abb. 1.23) erlauben die Registrierung von Augenbewegungen unter dynamischen Bedingungen. Im ENG können zusätzlich durch Spülung der äußeren Gehörgänge mit 30°C kühlem und 44°C warmem Wasser (kalorische Prüfung) periphere vestibuläre Funktionsstörungen (horizontaler Bogengang) nachgewiesen werden.

1.3.3 Neuroorthoptische und psychophysische Verfahren

Neuroorthoptische und psychophysische Untersuchungsverfahren haben zunehmende topographisch-diagnostische Bedeutung erlangt, insbesondere für die Differenzierung zwischen peripheren und zentralen vestibulären bzw. okulomotorischen Läsionen und für eine topographisch-anatomische Diagnose im Bereich von Hirnstamm und Kleinhirn. Es werden die folgenden Verfahren eingesetzt:
- Cover Test zur Bestimmung der vertikalen Divergenz (Skew Deviation),
- psychophysische Bestimmung der subjektiven visuellen Vertikalen (SVV) (▶ DVD) (◘ Abb. 1.24), insbesondere mit dem sog. Eimervertikalentest (◘ Abb. 1.24 b),
- Fundusphotographie oder Scanning-Laser-Ophthalmoskop (SLO) zur Messung der Augentorsion in der Rollebene (◘ Abb. 1.25).

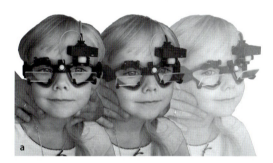

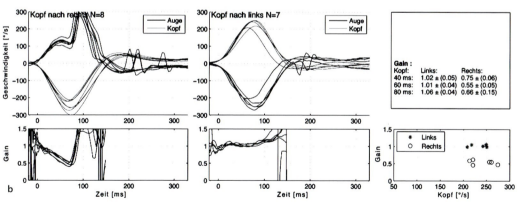

◘ **Abb. 1.21 a, b** Kopfimpulstest mit der Videookulographie zur Quantifizierung der Funktion des VOR. **a** Es erfolgt eine simultane Registrierung der Augen- und Kopfbewegungen. Aus dem Quotienten der Augen- und Kopfwinkelgeschwindigkeit lässt sich der sog. Verstärkungsfaktor (Gain) des VOR bestimmen. **b** In diesem Beispiel ist bei Kopfimpulsen nach links ein normaler VOR mit einem Gain von etwa 1 zu beobachten. Im Vergleich dazu ist der Gain bei Bewegungen nach rechts deutlich reduziert, was auf ein rechtsseitiges vestibuläres Defizit hindeutet. Bereits etwa 70 ms nach dem Beginn der Kopfdrehung nach rechts sind sog. versteckte Korrektursakkaden zu erkennen. Diese Sakkaden würden dem Untersucher im klinisch durchgeführten Kopfimpulstest entgehen. Sie sind in diesem Fall nur mittels Videookulographie zu erkennen. Wenn der Kopfimpulstest nicht-apparativ durchgeführt wird, können Testergebnisse deshalb falsch-normal ausfallen

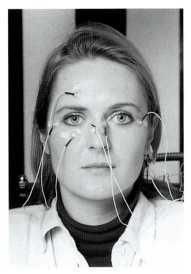

○ **Abb. 1.22** Elektronystagmographie (ENG). Positionierung der Elektroden für eine monokuläre Ableitung der horizontalen und vertikalen Augenbewegungen. Elektrophysiologische Grundlage der Registrierung mittels ENG ist der corneoretinale Dipol (Potenzialdifferenz ca. 1 microV); der Dipol ist parallel zur Längsachse des Auges orientiert, wobei die Retina gegenüber der Cornea ein negatives Potenzial besitzt. Änderungen dieses Dipols zwischen den beiden horizontalen bzw. vertikalen Elektroden werden DC-verstärkt. Die ENG erlaubt eine nicht-invasive Registrierung horizontaler Augenbewegungen im Bereich ±40° mit einer Genauigkeit von ca. 1° und vertikaler Augenbewegungen im Bereich ±20°. Methodische Nachteile der ENG sind zum einen Artefakte durch Augenschluss und andere periorbitale Muskeln und zum anderen eine nicht stabile Grundlinie. Torsionelle Augenbewegungen können mit der 2-dimensionalen ENG nicht registriert werden

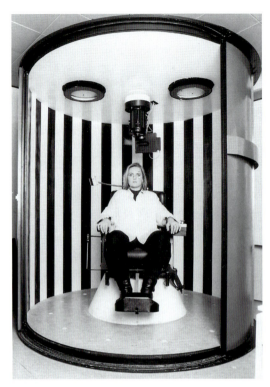

○ **Abb. 1.23** Elektronystagmographie mit Drehstuhl und Drehtrommel (vertikale Streifenmuster) sowie Projektionseinrichtungen für Laser (über dem Patienten). Diese Anlage erlaubt Registrierungen der Augenbewegungen unter statischen (z.B. Spontannystagmus, Blickrichtungsnystagmus, Sakkaden, Blickfolge, optokinetischer Nystagmus) und dynamischen Bedingungen (per- und postrotatorischer Nystagmus, visuelle Fixationssuppression des VOR), die Ableitung eines Lagerungs-/Lagenystagmus und die kalorische Prüfung

1.3.4 Vestibulär evozierte myogene Potenziale (VEMPs)

Mit den vestibulär evozierten myogenen Potenzialen (VEMPs) (○ Abb. 1.26) lässt sich die Funktion der Otolithenorgane messen: mittels der zervikalen VEMPs (cVEMPs) die des Sakkulus und mittels der okulären VEMPs (oVEMPs) die des Utrikulus (Übersicht in Rosengren et al. 2010). Ob diese Tests ausschließlich die Otolithen stimulieren und nicht zusätzlich die vertikalen Bogengänge ist nicht abschließend geklärt. Trotzdem stellen die VEMPs wichtige Untersuchungsverfahren dar, da sich die Funktion der Otolithenorgane bislang nur mit hohem Aufwand testen ließ.

- **Zervikale vestibulär evozierte myogene Potenziale (cVEMPs)**

Mithilfe des vestibulo-collischen Reflexes (VCR) lässt sich der Reflexbogen des Sakkulus über den Vestibularnerv, die Vestibulariskerne, Interneurone und Motoneurone bis zur Halsmuskulatur (M. sternocleidomastoideus) testen (○ Abb. 1.26) (Übersicht in Rosengren et al. 2010). Voraussetzung für die Prüfung der cVEMPs ist eine intakte Mittelohrfunktion.

Die Hörfunktion muss nicht erhalten sein, da man sich bei den cVEMPs die Geräusch- bzw. Schallempfindlichkeit des Sakkulus zunutze macht. Der Reflex wird durch einen lauten Klick ausgelöst. Das Potenzial wird mit einem Oberflächen-EMG

1.3 · Apparative Untersuchungsmethoden

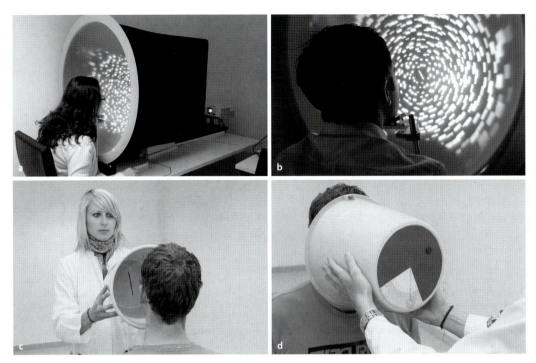

Abb. 1.24 a-d Subjektive visuelle Vertikale (SVV). **a** Zur Bestimmung der subjektiven visuellen Vertikalen (SVV) sitzt der Patient aufrecht vor einer Halbkugel (Durchmesser 60 cm), in die er hineinschaut. Die Halbkugel ist größer als das Gesichtsfeld des Patienten, so dass sich der Patient z.B. nicht visuell an festen äußeren Strukturen räumlich orientieren kann. Die Halbkugel ist mit Punkten ausgeleuchtet, die sich drehen können. Ein kurzer Stab (14° im Blickfeld) wird in die Halbkugel auf Augenhöhe der Versuchsperson projiziert. Dieser soll vom Patienten mittels eines Potentiometers aus randomisierten Ausgangspositionen so gedreht werden, dass er subjektiv den Eindruck hat, der Stab stünde »vertikal«. Die Abweichung des Stabs von der objektiven Vertikalachse wird in Grad gemessen und auf einem PC aufgezeichnet. Der Mittelwert von 10 Messungen ergibt die SVV. Unter diesen Bedingungen liegt der Referenzbereich (Mittelwert±2 SDs) für die SVV bei 0°±2,5°. **b** Die Messung kann unter statischen und dynamischen Bedingungen erfolgen; bei letzteren drehen sich die Punkte der Kugel entweder nach rechts oder nach links. Ferner wird eine Messung mit beiden Augen und jeweils einem Auge durchgeführt. Dies ist hilfreich bei der Differenzierung zwischen zentralen und peripheren Okulomotorikstörungen. **c** Ein einfacher klinischer Test zur Bestimmung der SVV ist der sog. Bucket- oder Eimervertikalentest (Zwergal et al. 2009). Der Patient schaut in einen Eimer auf eine an der Unterseite angebrachte Linie, die er senkrecht einstellen muss. **d** Der Untersucher liest dann die Ablenkung von der tatsächlichen Vertikale (»Lot«) ab; diese Methode ist ebenso sensitiv und reliabel wie die in (a) dargestellte

von beiden Mm. sternocleidomastoidei, die vorgespannt sein müssen, abgeleitet.

Bei Gesunden kommt es ipsilateral zunächst zu einer positiven Welle nach ca. 14 s (P14) nach Stimulus sowie zu einer negativen Welle nach ca. 21 ms (N21) (**Abb. 1.26**). Auswertekriterien sind das Vorliegen dieser Wellen P14 und N21 mit Latenz und Amplitude. Als pathologisch gelten das Fehlen dieser Wellen sowie eine deutliche Amplitudenminderung; Latenzveränderungen kommt offensichtlich keine besondere Bedeutung zu.

Pathologische Befunde wurden bei den cVEMPs für folgende vorwiegend peripher-vestibulären Erkrankungen beschrieben:
- Neuritis vestibularis: Bei zwei Dritteln der Patienten sind die cVEMPs regelrecht erhalten, was durch die Aussparung der Pars inferior des N. vestibularis erklärt werden kann, die u.a. Sakkulus und posterioren Bogengang versorgt (Übersicht in Rosengren et al. 2010).
- Superior Canal Dehiscence Syndrome: Typischerweise ist in den meisten Fällen die Schwelle für die Auslösung der cVEMPs redu-

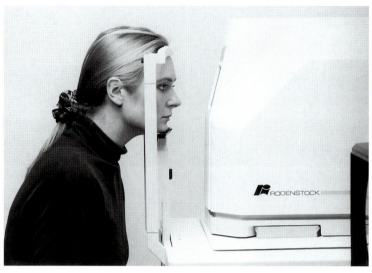

Abb. 1.25 Messung der Augenposition in der Rollebene. Mithilfe des sog. Scanning-Laser-Ophthalmoskops (SLO; Untersuchung auch mit einer Funduskamera möglich) kann der Augenhintergrund photographiert werden. Auf den Fundusphotographien lässt sich die Augenverrollung oder Augentorsion als Winkel zwischen der Horizontalen und dem sog. papillofovealen Meridian in Grad bestimmen. Die Person sitzt dabei mit aufrechtem Kopf, blickt in das SLO und fixiert einen Punkt. Eine medikamentös induzierte Mydriasis ist dazu nicht erforderlich (ist jedoch notwendig, wenn die Bestimmung mittels konventioneller Fundusphotographie erfolgt). Gesunde Kontrollpersonen zeigen eine leichte Exzyklotropie beider Augen in der Rollebene, d.h. eine Verrollung des rechten Auges entgegen dem Uhrzeigersinn und des linken Auges im Uhrzeigersinn (aus Sicht des Untersuchers). Der Referenzbereich (±2 SDs) reicht von −1–11,5°. Werte außerhalb dieses Bereichs werden als pathologisch angesehen (z.B. kommt es bei einer peripheren vestibulären Läsion zu einer ipsiversiven Exzyklotropie)

ziert (Minor et al. 1998); d.h., schon bei geringen dB-Werten tritt eine Reizantwort mit erhöhter Amplitude auf.
- Vestibularisschwannom: Die cVEMPs können erloschen oder reduziert sein.
- Bilaterale Vestibulopathie: Bei einem Teil der Patienten sind die cVEMPs erloschen, was als Hinweis auf eine kombinierte Schädigung der Sakkulus- und Bogengangsfunktion zu werten ist (Zingler et al. 2008).
- Morbus Menière: Die cVEMPs sind häufig in der Frühphase unilateral, im weiteren Verlauf bilateral reduziert oder erloschen, was zu Beginn zur Identifizierung des betroffenen Labyrinths beitragen kann.

- **Okuläre vestibulär evozierte Potenziale (oVEMPs)**

Als weitere Entwicklung sind die oVEMPs zu sehen, bei denen die Stimulation am besten mit einem sog. Minishaker über der Stirn erfolgt und die Ableitung der Potenziale über dem M. obliquus inferior bei nach oben gerichtetem Blick erfolgt. Die Signale gehen vorwiegend vom Utrikulus aus; die oVEMPs eignen sich somit als Utrikulusfunktionstest (Übersicht in Rosengren et al. 2010). Technisch ist die Durchführung einfacher als die der cVEMPs. Die klinische Relevanz und Wertigkeit der oVEMPs wird derzeit bei verschiedenen peripheren und zentralen vestibulären Störungen untersucht.

1.3.5 Audiometrie und akustisch evozierte Potenziale

Die Testung des Hörvermögens mittels Reintonaudiogramm erfolgt i.d.R. durch den HNO-Arzt. Im Zusammenhang mit dem Leitsymptom »Schwindel« sind bei Morbus Menière, Vestibularisschwannom, Cogan-Syndrom und anderen Erkrankungen des N. vestibulocochlearis und Innenohrs neben der Audiometrie weitere Tests des au-

1.3 · Apparative Untersuchungsmethoden

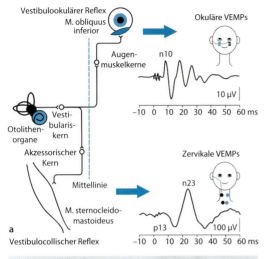

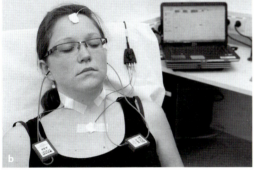

Abb. 1.26 a–c Vestibulär evozierte myogene Potenziale (VEMPs): zervikale VEMPs (cVEMPs) und okuläre VEMPs (oVEMPs). **a** Schematische Darstellung der oVEMPs und der cVEMPs. Bei den oVEMPs (oben) erfolgt die Stimulation meist über Vibration, z.B. mit dem sog. Minishaker an der Stirn und die Ableitung über dem M. obliquus inferior. Mittels oVEMPs lässt sich vor allem die Funktion des Utrikulus messen. Die cVEMPs (unten) ermöglichen im Wesentlichen eine Messung der Funktion des Sakkulus. Über den vestibulo-collischen Reflex (VCR) lässt sich der Reflexbogen vom Sakkulus – über den Vestibularnerven, Vestibulariskerne, Interneurone und Motoneurone – bis zur Halsmuskulatur (M. sternocleidomastoideus) testen. Die VEMPs sind eine sinnvolle Ergänzung zur kalorischen Prüfung, da letztere nur das Bogengangsystem testet, nicht jedoch die Otolithenfunktion (mit freundl. Genehmigung von Sally Rosengren). **b** Darstellung der tatsächlichen Ableitebedingungen für die cVEMPs. Voraussetzung für die Prüfung der cVEMPs ist eine intakte Mittelohrfunktion; die Hörfunktion muss nicht erhalten sein, da man sich bei den cVEMPs die Schallempfindlichkeit des Sakkulus zunutze macht. Der Reflex wird durch einen lauten Klick ausgelöst. Abgeleitet wird mit einem Oberflächen-EMG von beiden angespannten Mm. sternocleidomastoidei

diologischen Systems von besonderer Bedeutung, z.B. mittels akustisch evozierter Potenziale oder otoakustischer Emissionen.

1.3.6 Posturographie und Ganganalyse

Mit der Posturographie (Abb. 1.27) lassen sich die Körperschwankungen unter verschiedenen Bedingungen, z.B. mit offenen oder geschlossenen Augen, Stehen auf festem Untergrund oder Schaumstoff messen. Galt diese Methode über viele Jahre zwar als sensitiv, aber nicht spezifisch, so ermöglicht die Analyse mit einem neuronalen Netzwerk und automatisierter Analyse der Schwankungsmuster unter verschiedenen Bedingungen (z.B. Augen offen oder geschlossen, Stehen auf festem Untergrund oder auf Schaumstoff) in vielen Fällen eine Zuordnung, ob z.B. ein peripheres vestibuläres Defizit, zerebelläres Syndrom, orthostatischer Tremor oder phobischer Schwankschwindel vorliegt (Krafczyk et al. 2006; Brandt et al. 2012). Als neues Verfahren hat sich die quantitative Ganganalyse, z.B. der »Variabilität« mit dem GAITRite als hilfreich zur Diagnose und Beurteilung von Behandlungseffekten bei verschiedenen Gangstörungen, insbesondere zerebellären, erwiesen (Schniepp et al. 2011, 2012).

1.3.7 Weitere apparative Zusatzuntersuchungen

Zur Klärung der Ätiologie der Störungen (DD: Ischämie, Hämorrhagie, Tumor, Entzündung, neurodegenerative Erkrankung, Malformation, Fraktur) sind zusätzlich bildgebende Verfahren indiziert
- kraniale Magnetresonanztomographie mit Feinschichtung des Hirnstamms, Kleinhirnbrückenwinkels, Zerebellums und Labyrinths sowie
- hochauflösende Computertomographie des Felsenbeins.

Bei V.a. eine Ischämie werden eine Dopplersonographie, insbesondere des hinteren Strombahngebiets und weitere kardiovaskuläre Diagnostik durchgeführt. Besteht der V.a. eine zentrale entzündliche Genese sollten ergänzend eine Liquor-

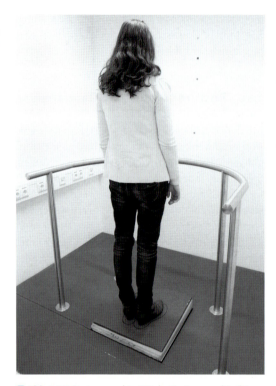

Abb. 1.27 Posturographie. Mit der Posturographie (hier Kistler-Plattform) lassen sich Stand- und Haltungsregulation untersuchen. Als Parameter dienen u.a. die Originalregistrierungen der Körperschwankungen nach rechts/links, vorne/hinten und oben/unten, die Frequenzanalyse der Schwankungen und die sog. Sway-Path-Werte (SP, Schwingungsweg). Der SP-Wert ist definiert als die Strecke, die der sog. Körperkraftschwerpunkt auf der Plattform innerhalb einer bestimmten Zeit zurücklegt. Diese Körperschwankungen bestehen auch bei Gesunden infolge einer inhärenten physiologischen Standunruhe und sind u.a. bei vestibulären Erkrankungen verstärkt. Die SP-Werte lassen sich automatisiert mittels PC in anteroposteriorer, mediolateraler und kraniokaudaler Richtung sowie als Summe dieser Komponenten erfassen und werden als Summe der Distanzen zwischen zwei konsekutiven Messpunkten (die Einzelmessungen erfolgten alle 25 ms) berechnet

punktion sowie visuell und somatosensibel evozierte Potenziale erfolgen.

Bildgebung des Felsenbeins, Kleinhirnbrückenwinkels, Hirnstamms und Zerebellums mittels Computertomographie und Kernspintomographie

Mithilfe der hochauflösenden Magnetresonanztomographie und Computertomographie des Felsenbeins lassen sich aufgrund neuer methodischer Entwicklungen inzwischen folgende peripheren und zentralen vestibulären Erkrankungen zuverlässig nachweisen:

- Raumforderungen im Kleinhirnbrückenwinkel und inneren Gehörgang (z.B. Vestibularisschwannom) oder im Mittelohr (z.B. Cholesteatom), Hämosiderose
- posttraumatische Schwindelformen durch Felsenbeinfrakturen sowie
- Pseudoneuritis vestibularis durch faszikuläre oder nukleäre Läsionen des N. vestibularis in der Eintrittszone in den Hirnstamm (z.B. MS-Plaque oder ischämische Läsion).

Wichtig ist die Bildgebung für folgende Diagnostik:
- entzündliche (z.B. Labyrinthitis, Cogan-Syndrom), hereditäre (z.B. Mondini-Alexander-Dysplasie) oder neoplastische (z.B. Meningeosis carcinomatosa) Innenohrerkrankungen,
- Vestibularisparoxysmie (durch Gefäß-Nerv-Kontakt),
- Superior Canal Dehiscence Syndrome,
- nicht idiopathische Neuritis vestibularis (z.B. durch Herpes zoster) oder
- Labyrinthkontusion.

Beim Morbus Menière lässt sich der Endolymphhydrops indirekt durch die transtympanale Gabe von Gadolinium darstellen. Der bildgebenden Diagnostik entzieht sich bislang noch der BPPV.

Hochauflösende Computertomographie des Felsenbeins

Die modernen Mehrschicht-CT-Geräte ermöglichen eine räumlich sehr hoch auflösende Darstellung der knöchernen Felsenbeinstrukturen, insbesondere des osseären Labyrinths, des Fazialiskanals und der Otobasis. Eine Untersuchung im Spiralmodus mit 1 mm Schichtdicke, 1 mm Tischvorschub, 140 kV, 111 mA und 0,75 s Umlaufzeit ergibt z.B. eine Ortsauflösung von 0,3×0,3×1 mm. Die Datenrekonstruktion erfolgt seitengetrennt. Typischerweise werden jeweils transversale und koronare Rekonstruktionen angefertigt, zusätzlich sind 3D-Oberflächenrekonstruktionen möglich. Eine Indikation zur Durchführung eines Felsenbein-CTs besteht immer dann, wenn der Knochen mitbeurteilt werden soll, z.B. zum Nachweis von Frakturen, Fehlbildungen (z.B. Superior Canal Dehiscence Syndrome, Mondini-Alexander-Dysplasie), Ossifikationen des Labyrinths bei chronischen Erkrankungen (z.B. Otosklerose oder Cogan-Syndrom) sowie zur Darstellung begleitender Knochenveränderungen bei benignen und malignen Raumforderungen (z.B. Cholesteatom, Cholesterolzyste, Jugularisdivertikel, Schwannom, Rhabdomyosarkom, Basaliom oder Adenokarzinom).

- **Hochauflösende Magnetresonanztomographie von Felsenbein und Kleinhirnbrückenwinkel**

Die MRT-Untersuchung des Felsenbeins und des Kleinhirnbrückenwinkels wird in einer zirkularpolarisierten Kopfspule durchgeführt. In der Darstellung von tumorösen und entzündlichen Weichteilprozessen ist die MRT der CT deutlich überlegen; dies gilt insbesondere für das Felsenbein. Im Felsenbein liegen vielfältige anatomische Strukturen auf engstem Raum und stellen somit hohe Anforderungen an die MRT. Das Untersuchungsprotokoll sollte folgende (oder entsprechende) Sequenzen enthalten:

- Transversale Protonen- und T2-gewichtete schnelle Spin-Echo-Sequenz mit einem Doppelecho in 3 mm Schichtdicke und einem Schichtabstand von <0,8 mm zur Beurteilung des Hirnstamms und Kleinhirns.
- Transversale T1-gewichtete Sequenz (z.B. 2D-FLASH, Fast Low Angle Shot) mit einer Schichtdicke von 2 mm und einer Ortsauflösung von ca. 0,55 mm, vor und ggf. nach intravenöser Applikation eines MRT-Kontrastmittels; nach KM-Gabe empfiehlt sich zusätzlich die Durchführung einer koronaren Aufnahme.
- Hochauflösende stark T2-gewichtete 3D-Steady-State-Sequenz (z.B. 3D-CISS, Constructive Interference in Steady State oder 3D-FIESTA, Fast Imaging Employing Steady State Acquisition) von ca. 0,5 mm Ortsauflösung und 0,6–0,8 mm Schichtdicke. Diese Sequenz ist besonders geeignet, die Hirnnerven und die flüssigkeitsgefüllten Innenohrstrukturen darzustellen; sie ist Methode der Wahl bei der Frage nach Vorliegen eines pathologischen Gefäß-Nerv-Kontakts. Da es sich um eine 3D-Sequenz handelt, sind multiplanare Rekonstruktionen in allen Raumrichtungen, insbesondere auch parallel zum Verlauf der jeweiligen Hirnnerven möglich. Durch das sog. MIP-Verfahren (Maximum Intensity Projection) können die signalintensen Strukturen des Innenohrs auch 3-dimensional in beliebiger Orientierung dargestellt werden.
- Bei Verdacht auf einen pathologischen Gefäß-Nerv-Kontakt wird als weitere ergänzende Untersuchung eine MR-Angiographie (z.B. TOF, Time of Flight). Führt man die TOF-MRA vor und nach intravenöser Kontrastmittelapplikation durch, können sowohl Kontakte mit Arterien als auch mit Venen identifiziert und unterschieden werden.

1.4 Allgemeine Therapieprinzipien

Die Behandlung der verschiedenen Schwindelformen umfasst medikamentöse (◘ Tab. 1.10, 1.11; Übersichten in Huppert et al. 2011; Strupp et al. 2011b), physikalische, psychotherapeutische und – heute nur noch selten – operative Maßnahmen. Vor Beginn der Therapie sollte der Patient auf die meist gute Prognose hingewiesen werden, weil viele Schwindelsyndrome einen günstigen Spontanverlauf haben (z.B. durch Besserung der peripheren vestibulären Funktion oder durch die zentrale Kompensation der vestibulären Tonusimbalance) und erfolgreich therapiert werden können.

- **Pharmakotherapie**

Für die Antivertiginosa (◘ Tab. 1.10), wie Antihistaminika (z.B. Dimenhydrinat) oder Anticholinergika (z.B. Scopolamin), ergeben sich nur vier Indikationen, und zwar ausschließlich zur symptomatischen Behandlung von Schwindel, Nausea und Erbrechen:

- akute periphere oder zentrale vestibuläre Störung (Dauer der Behandlung max. 3 Tage),
- Prävention von Nausea und Erbrechen bei den Befreiungsmanövern des BPPV,
- Prävention der Bewegungs-/Reisekrankheit,
- zentraler Lage-/Lagerungsschwindel mit Nausea.

◻ **Tab. 1.10** Antivertiginosa und Antiemetika (ges. gesch. Präparatenamen z.T. in Auswahl)

Pharmaka	Dosis	Wirkmechanismus
Anticholinergika		
Scopolamin (Scopoderm TTS®)	Transdermal 0,5–1,0 mg/72 h	Muskarinantagonist
Antihistaminika		
Dimenhydrinat (Vomex A®)	– Drg. (50 mg) alle 4–6 h – Supp. (150 mg) 1–2/die	Histaminantagonist (H_1)
Benzodiazepine		
Diazepam (Valium®)	– Tbl. (5 oder 10 mg) alle 4–6 h oder – Injektionslösung 10 mg i.m.	$GABA_A$-Agonist
Clonazepam (Rivotril®)	Tbl. (0,5 mg) alle 4–8 h	

Alle diese Pharmaka sind ungeeignet zur Dauerbehandlung z.B. eines chronischen zentralen oder peripheren vestibulären Schwindels, einer zerebellären Ataxie oder der Lageschwindelformen. Wenn die Übelkeit abgeklungen ist, sollten keine Antivertiginosa oder sedierende Pharmaka mehr gegeben werden, weil diese nach tierexperimentellen Befunden die gewünschte zentrale Kompensation einer peripheren Funktionsstörung hemmen und zur Medikamentenabhängigkeit führen können.

Neben der symptomatischen Behandlung mit Antivertiginosa werden andere Pharmaka wirkungsvoll zur kausalen Therapie einzelner Schwindelformen eingesetzt (◻ Tab. 1.11). Wichtige Beispiele sind
- Steroide zur Verbesserung der Erholung der peripheren vestibulären Funktion bei der akuten Neuritis vestibularis (Strupp et al. 2004b),
- Carbamazepin oder Oxcarbamazepin bei der Vestibularisparoxysmie (Brandt u. Dieterich 1994; Hufner et al. 2008),
- Betahistin in hoher Dosierung und als Langzeittherapie zur prophylaktischen Behandlung des Morbus Menière (Strupp et al. 2008),
- Beta-Rezeptorenblocker und Topiramat zur prophylaktischen Behandlung der vestibulären Migräne,
- 4-Aminopyridin und 3,4-Diaminopyridin bei Down- und Upbeat-Nystagmus, episodischer Ataxie vom Typ 2 und zerebellären Gangstörungen (Glasauer et al. 2005; Kalla et al. 2004; Schniepp et al. 2011; Strupp et al. 2003, 2004a, 2011a, 2011b).

- **Physikalisch-medizinische Behandlung**

Spezifisches Gleichgewichtstraining führt zur Verbesserung der zentralen vestibulären Kompensation peripherer und zentraler vestibulärer Störungen. Dabei werden spezielle Übungen für das vestibuläre, somatosensorische und okulomotorische System durchgeführt, um z.B. die Substitution der fehlenden vestibulären Information durch die anderen Systeme zu fördern. Die Wirksamkeit dieser Therapie wurde tierexperimentell und klinisch sowohl bei akuten Läsionen (z.B. einem akuten einseitigen Labyrinthausfall durch Neuritis vestibularis) als auch bei chronischen Schädigungen (z.B. durch ein Akustikusneurinom) nachgewiesen (Hillier u. McDonnell 2011). Die Befreiungs- bzw. Repositionsmanöver beim BPPV führen bei korrekter Durchführung in mehr als 95% aller Fälle innerhalb weniger Tage zur Beschwerdefreiheit (Hillier u. McDonnell 2011) (◻ Tab. 1.12).

- **Psychologische, psychiatrische und verhaltenstherapeutische Behandlung**

Da der phobische Schwankschwindel in unserer Spezialambulanz die zweithäufigste Schwindelform ist, kommt dessen Behandlung eine besondere Bedeutung zu, und zwar meist in Form einer kognitiven Verhaltenstherapie mit Desensibilisierung

Tab. 1.11 Medikamentöse Therapie bei den verschiedenen Schwindelsyndromen und bei Nystagmus

Medikamentöse Therapie	Indikation	Beispiel für Substanz und Dosierung
Antiepileptika	- Vestibularisparoxysmie (neurovaskuläre Kompression) - Paroxysmale Dysarthrophonie und Ataxie bei MS - Andere zentrale vestibuläre Paroxysmien - Obliquus superior-Myokymie - Vestibuläre Epilepsie	- Carbamazepin (400–600 mg/d), z.B. Tegretal® - Oxcarbazepin (300–900 mg/d), z.B. Trileptal® - Carbamazepin (800–2.000 mg/d) oder andere Antikonvulsiva
	Vestibuläre Migräne	Zur Prophylaxe: - Topiramat (50–150 mg/d) - Valproinsäure (600–1.500 mg/d)
Antivertiginosa	- Symptomatisch gegen Übelkeit und Erbrechen bei akuter peripherer oder zentraler vestibulärer Läsion - Zentrales Lageerbrechen - Prophylaxe von Übelkeit und Erbrechen durch Befreiungsmanöver bei BPPV - Prophylaxe bei Bewegungskrankheit	Siehe Tab. 1.10
Beta-Rezeptorenblocker	Vestibuläre Migräne	Zur Prophylaxe: Metoprolol retard (50–200 mg/d)
Betahistin	Morbus Menière	Betahistin-dihydrochlorid (3×48 mg/d), z.B. Vasomotal® 24 mg
Ototoxische Antibiotika	- Morbus Menière - Tumarkinsche Otolithenkrisen (vestibuläre Drop Attacks)	Gentamycin (10–40 mg transtympanal in Abständen von 8–12 Wochen)
Kortikosteroide	Akute Neuritis vestibularis	Methylprednisolon (100 mg/d, Dosis jeden 4. Tag um 20 mg reduzieren)
	Akutes Cogan-Syndrom und andere autoimmunoloigsche Innenohrerkrankungen	Methylprednisolon (1.000 mg/d i.v., Reduzierung entsprechend Verlauf)
Kaliumkanalblocker: - 4-Aminopyridin - 3,4-Diaminopyridin	- Downbeat-Nystagmus - Upbeat-Nystagmus	- 4-Aminopyridin (2–3×5 mg/d) - 4-Aminopyridin retard (1–2×10 mg/d), z.B. Fampyra® - 3,4-Diaminopyridin (3×10 mg/d)
Kaliumkanalblocker: 4-Aminopyridin	Episodische Ataxie Typ 2	- 4-Aminopyridin (2–3×5 mg/d) - 4-Aminopyridin retard (1–2×10 mg), z.B. Fampyra®
Carboanhydrasehemmer: Acetazolamid		Acetazolamid (125–1.000 mg/d), z.B. Diamox®
SSRI (Selektive Serotoninwiederaufnahmehemmer)	Phobischer Schwankschwindel	Citalopram (10–20 mg/d), z.B. Citalopram®

Tab. 1.12 Physikalisch-medizinische und operative Behandlungsverfahren bei Schwindel

Behandlungsverfahren	Indikationen
Physikalisch-medizinische Behandlungsverfahren	
Befreiungs-/Repositionsmanöver — nach Semont oder Epley — nach Lempert und Tiel-Wilck (Barbecue) oder Gufoni (»Ausbechern«) — nach Yacovino	Benigner peripherer paroxysmaler Lagerungsschwindel (BPPV) — des posterioren Bogengangs — des horizontalen Bogengangs — des anterioren Bogengangs
Vestibularistraining, Gleichgewichtstraining, Gangschulung	— Verbesserung der zentralen vestibulären Kompensation einer vestibulären Tonusdifferenz (z.B. akuter einseitiger Labyrinthausfall) — Habituation zur Prävention von Bewegungskrankheit
Operative Behandlungsverfahren	
Operative Resektion oder Gamma-Knife-Behandlung	Tumoren (Vestibularisschwannom)
Operative Dekompression	Arachnoidalzysten der hinteren Schädelgrube
Operative Deckung	— Äußere Perilymphfistel — Superior Canal Dehiscence Syndrome: »canal plugging«
Labyrinthektomie oder Durchtrennung des Vestibularisnervs	Morbus Menière (Ultima Ratio)
Neurovaskuläre Dekompression	Vestibularisparoxysmie (Ultima Ratio)

durch Eigenexposition. Diese Behandlungsverfahren sollten auch bei sekundären psychologischen und psychiatrischen Störungen von Patienten mit Schwindel eingesetzt werden.

- **Chirurgische Behandlung**

Ist die Ursache von Schwindel z.B. ein Vestibularisschwannom oder ein Kavernom des Hirnstamms, so steht die chirurgische Behandlung oder Therapie mit Gamma-Knife im Vordergrund. Darüber hinaus ist nur in ganz seltenen Fällen von Morbus Menière oder Vestibularisparoxysmie eine Operation dann erforderlich, wenn die medikamentöse Behandlung nicht erfolgreich ist. Ferner ist bei der äußeren Perilymphfistel und dem Superior Canal Dehiscence Syndrome eine operative Behandlung zu erwägen (Tab. 1.12). Bei den anderen Schwindelformen ist die chirurgische Behandlung gegenüber anderen Behandlungsverfahren von untergeordneter Bedeutung.

Literatur

Brandt T, Daroff RB (1980) The multisensory physiological and pathological vertigo syndromes. Ann Neurol 7:195-203

Brandt T, Dieterich M (1994) Vestibular paroxysmia: vascular compression of the eighth nerve? Lancet 343:798-799

Brandt T, Strupp M, Novozhilov S, Krafczyk S (2012) Artificial neural network posturography detects the transition of vestibular neuritis to phobic postural vertigo. J Neurol 259:182-184

Cnyrim CD, Newman-Toker D, Karch C, Brandt T, Strupp M (2008) Bedside differentiation of vestibular neuritis from central »vestibular pseudoneuritis«. J Neurol Neurosurg Psychiatry 79:458-460

Davis A, Moorjani P (2003) The epidemiology of hearing and balance disorders. In: Luxon LM, Furman JM, Martini A, Stephens D (eds)Textbook of audiological medicine.: Dunitz, London; pp 89-99

Glasauer S, Kalla R, Buttner U, Strupp M, Brandt T (2005) 4-aminopyridine restores visual ocular motor function in upbeat nystagmus. J Neurol Neurosurg Psychiatry 76:451-453

Halmagyi GM, Curthoys IS (1988) A clinical sign of canal paresis. Arch Neurol 45:737-739

Hillier SL, McDonnell M (2011) Vestibular rehabilitation for unilateral peripheral vestibular dysfunction. Cochrane Database Syst Rev 2:CD005397

Literatur

Hufner K, Barresi D, Glaser M, Linn J, Adrion C, Mansmann U, Brandt T, Strupp M (2008) Vestibular paroxysmia: diagnostic features and medical treatment. Neurology 71:1006-1014

Huppert D, Strupp M, Muckter H, Brandt T (2011) Which medication do I need to manage dizzy patients? Acta Otolaryngol 131:228-241

Kalla R, Glasauer S, Schautzer F, Lehnen N, Buttner U, Strupp M, Brandt T (2004) 4-aminopyridine improves downbeat nystagmus, smooth pursuit, and VOR gain. Neurology 62:1228-1229

Krafczyk S, Tietze S, Swoboda W, Valkovic P, Brandt T (2006) Artificial neural network: a new diagnostic posturographic tool for disorders of stance. Clin Neurophysiol 117:1692-1698

Minor LB, Solomon D, Zinreich JS, Zee DS (1998) Sound- and/or pressure-induced vertigo due to bone dehiscence of the superior semicircular canal. Arch Otolaryngol Head Neck Surg 124:249-258

Neuhauser HK (2007) Epidemiology of vertigo. Curr Opin Neurol 20:40-46

Newman-Toker DE, Kattah JC, Alvernia JE, Wang DZ (2008) Normal head impulse test differentiates acute cerebellar strokes from vestibular neuritis. Neurology 70:2378-2385

Rosengren SM, Welgampola MS, Colebatch JG (2010) Vestibular evoked myogenic potentials: past, present and future. Clin Neurophysiol 121:636-651

Royl G, Ploner CJ, Mockel M, Leithner C (2010) Neurological chief complaints in an emergency room. Nervenarzt 81:1226-1230

Schneider E, Villgrattner T, Vockeroth J, Bartl K, Kohlbecher S, Bardins S, Ulbrich H, Brandt T (2009) EyeSeeCam: an eye movement-driven head camera for the examination of natural visual exploration. Ann N Y Acad Sci 1164:461-467

Schniepp R, Wuehr M, Ackl N, Danek A, Brandt T, Strupp M, Jahn K (2011) 4-aminopyridine improves gait variability in cerebellar ataxia due to CACNA 1A mutation. J Neurol 258:1708-1711

Schniepp R, Wuehr M, Neuhaeusser M, Kamenova M, Dimitriadis K, Klopstock T, Strupp M, Brandt T, Jahn K (2012) Locomotion speed determines gait variability in cerebellar ataxia and vestibular failure. Mov Disord 27:125-131

Strupp M, Huppert D, Frenzel C, Wagner J, Zingler V, Mansmann U, Brandt T (2008) Long-term prophylactic treatment of attacks of vertigo in Menière's disease – comparison of a high with a low dosage of betahistine in an open trial. Acta Otolaryngol 128:520-524

Strupp M, Kalla R, Claassen J, Adrion C, Mansmann U, Klopstock T, Freilinger T, Neugebauer H, Spiegel R, Dichgans M, Lehmann-Horn F, Jurkat-Rott K, Brandt T, Jen JC, Jahn K (2011a) A randomized trial of 4-aminopyridine in EA2 and related familial episodic ataxias. Neurology 77:269-275

Strupp M, Kalla R, Dichgans M, Freilinger T, Glasauer S, Brandt T (2004a) Treatment of episodic ataxia type 2 with the potassium channel blocker 4-aminopyridine. Neurology 62:1623-1625

Strupp M, Schuler O, Krafczyk S, Jahn K, Schautzer F, Buttner U, Brandt T (2003) Treatment of downbeat nystagmus with 3,4-diaminopyridine: a placebo-controlled study. Neurology 61:165-170

Strupp M, Thurtell MJ, Shaikh AG, Brandt T, Zee DS, Leigh RJ (2011b) Pharmacotherapy of vestibular and ocular motor disorders, including nystagmus. J Neurol 258:1207-1222

Strupp M, Zingler V, Arbusow V, Niklas D, Maag KP, Dieterich M, Bense S, Theil D, Jahn K, Brandt T (2004b) Methylprednisolone, valacyclovir, or the combination for vestibular neuritis. N Engl J Med 351:354-361

Zingler VC, Weintz E, Jahn K, Botzel K, Wagner J, Huppert D, Mike A, Brandt T, Strupp M (2008) Saccular function less affected than canal function in bilateral vestibulopathy. J Neurol 255:1332-1336

Zwergal A, Rettinger N, Frenzel C, Frisen L, Brandt T, Strupp M (2009) A bucket of static vestibular function. Neurology 72:1689-1692

Periphere vestibuläre Schwindelformen

2.1 Benigner peripherer paroxysmaler Lagerungsschwindel (BPPV) – 38

2.2 Neuritis vestibularis (akuter einseitiger partieller Vestibularisausfall) – 49

2.3 Morbus Menière – 54

2.4 Vestibularisparoxysmie – 60

2.5 Bilaterale Vestibulopathie – 63

2.6 Perilymphfistel – 67

Literatur – 72

- **Einteilung**

Funktionell, anatomisch und pathophysiologisch lassen sich drei Formen peripherer vestibulärer Störungen mit typischen Symptomen und klinischen Zeichen differenzieren (Tab. 2.1).

2.1 Benigner peripherer paroxysmaler Lagerungsschwindel (BPPV)

- **Anamnese**

Leitsymptom (▶ DVD) des BPPV sind die durch Kopflagerungswechsel gegenüber der Schwerkraft ausgelösten, Sekunden dauernden, z.T. heftigen Drehschwindelattacken, mit oder ohne Übelkeit. Typische Auslöser sind
- Hinlegen,
- Aufrichten und Umdrehen im Bett, aber auch
- Bücken oder
- Kopfreklination beim Hochschauen oder Arbeiten über Kopf.

Wird der BPPV in aufrechter Körperhaltung z.B. Kopfreklination oder -beugung ausgelöst, besteht Fallgefahr. Die Auslösbarkeit der Schwindelattacken ist teilweise sehr wechselhaft: häufig morgens bei ersten Lagerungswechseln am stärksten (»Morgenschwindel«), dann wieder Beschwerdefreiheit für Stunden oder Tage; wiederholte Lagewechsel führen zu einer vorübergehenden Abschwächung der Attacken. Die Beschwerden sind so typisch, dass die Diagnose, oft auch die Seite des betroffenen Ohrs (»der Drehschwindel tritt nur auf, wenn ich mich auf das rechte Ohr lege«), allein aufgrund der Anamnese gestellt werden kann.

- **Klinik und Verlauf**

Der BPPV ist die häufigste Schwindelform, nicht nur des höheren Alters. Die Lebenszeitprävalenz liegt bei mindestens 3% (von Brevern et al. 2007). Charakterisiert ist der BPPV durch kurze Drehschwindelattacken mit gleichzeitigem rotierendem Lagerungsnystagmus zur Stirn und zum unten lie-

Tab. 2.1 Die drei Formen der peripheren vestibulären Störungen

Art der Störung	Leitsymptome	Beispiele und Ursachen
Chronischer beidseitiger peripherer vestibulärer Funktionsausfall	- Gang- und Standunsicherheit, die sich im Dunkeln und auf unebenem Untergrund (verminderte oder fehlende visuelle bzw. somatosensorische Informationen) verstärken - Oszillopsien bei Kopfbewegungen und beim Gehen (durch bds. Ausfall des VOR) - Störungen des räumlichen Gedächtnisses	Bilaterale Vestibulopathie durch - ototoxische Substanzen (Aminoglykoside) - beidseitigen Morbus Menière - Meningitis - bilaterale Vestibularisschwannome (Neurofibromatose Typ II) - Hämosiderose - Neurodegenerativ (mit/ohne zusätzliches zerebelläres Syndrom)
Akuter/subakuter einseitiger vestibulärer Funktionsausfall (Labyrinth und/oder N. vestibularis) mit vestibulärer Tonusimbalance	- Akuter Drehschwindel (über Tage bis wenige Wochen) - Oszillopsien durch den Spontannystagmus - Gerichtete Fallneigung - Übelkeit	Neuritis vestibularis durch Reaktivierung einer latenten Herpes simplex-Virus-1-Infektion
Inadäquate einseitige paroxysmale Reiz- oder Ausfallphänomene des peripheren vestibulären Systems	Attacken mit Dreh- oder Schwankschwindel, je nach Ursache mit oder ohne Auslöser, von unterschiedlicher Dauer und mit unterschiedlichen Begleitsymptomen	- Benigner peripherer paroxysmaler Lagerungsschwindel durch Kanalolithiasis - Morbus Menière durch Ruptur der Endolymphmembran - Vestibularisparoxysmie durch Gefäß-Nerv-Kontakt - Perilymphfistel durch Druckänderungen

genden Ohr, zum Teil auch mit Übelkeit, ausgelöst durch Kopfreklination oder Kopf- bzw. Körperseitlagerung zum betroffenen Ohr. Drehschwindel und Nystagmus treten nach der Lagerung mit einer kurzen Latenz von Sekunden in Form eines Crescendo-Decrescendo-Verlaufs von maximal 30–60 Sekunden auf. Die Schlagrichtung des Nystagmus ist vertikal und rotierend und hängt auch von der Blickrichtung ab, überwiegend rotierend beim Blick zum unten liegenden Ohr und vertikal zur Stirn schlagend beim Blick zum oben liegenden Ohr. Der Nystagmus entspricht einer ampullofugalen Erregung des hinteren vertikalen Bogengangs des unten liegenden Ohrs.

Der BPPV kann von der Kindheit bis zum Senium auftreten, ist aber zumindest für die idiopathische Form eine typische Alterserkrankung mit einem Maximum in der 6.–7. Lebensdekade. Über 95% aller Fälle müssen als degenerativ oder idiopathisch (Frauen:Männer = 2:1) eingeordnet werden, während die symptomatischen Fälle (Frauen:Männer = 1:1) am häufigsten auf ein Schädeltrauma (17%) oder eine Neuritis vestibularis (15%) zurückgeführt werden (Karlberg et al. 2000). Ein BPPV tritt auch auffällig häufig bei verlängerter Bettruhe durch andere Erkrankungen oder nach Operationen auf. Etwa 5% der spontanen Fälle und 10% der traumatischen Fälle zeigen einen beidseitigen, meist asymmetrisch betonten BPPV. Der rechte posteriore Bogengang ist etwa doppelt so häufig betroffen wie der linke, was damit zusammenhängen kann, dass mehr Menschen auf der rechten Seite schlafen (Lopez-Escamez et al. 2002). Im eigenen Krankengut betrug die Anamnesedauer bis zur Diagnosestellung bei 50% mehr als 4 Wochen und bei 10% mehr als ½ Jahr. »Benigne« wird diese Erkrankung genannt, weil sie meist innerhalb von Wochen oder Monaten spontan abklingt; unbehandelt persistiert der BPPV bei etwa 30% der Patienten (Imai et al. 2005).

- **Pathophysiologie und therapeutische Prinzipien**

Die Kanalolithiasishypothese (Brandt et al. 1994; Brandt u. Steddin 1993) kann alle Symptome des Lagerungsnystagmus erklären. Danach werden die Attacken durch frei im Bogengang bewegliche, Otokonien ausgelöst. Die Bewegung des Konglomerats übt über die Endolymphe je nach Sedimentationsrichtung eine ampullofugale oder -petale Auslenkung aus und führt damit zu einer Erregung bzw. Hemmung der vestibulären Haarzellen. Dieses Modell zum Pathomechanismus des BPPV kann
- Richtung,
- Latenz,
- Dauer und
- Ermüdbarkeit

des typischen Nystagmus erklären und die Veränderungen dieser Parameter durch andere Kopflagerungsmanöver voraussagen (Abb. 2.1; Brandt et al. 1994).

Latenz Drehschwindel und Nystagmus treten auf, sobald sich die Teilchen im Kanal durch die Schwerkraft bewegen und die dadurch verursachte Cupulaauslenkung nach 1–5 Sekunden die Reizschwelle des Sinnesepithels überschreitet.

Dauer Die Teilchen bewegen sich nach dem Lagewechsel auf den relativ zur Gravitation tiefsten Punkt innerhalb des Bogengangs zu und setzen sich dort ab. Abhängig von ihrer Größe und Beschaffenheit benötigen sie dazu etwa 10 Sekunden.

Attackenverlauf Die Teilchen führen nach der Lagerung eine durch die Gravitation beschleunigte, von der gekrümmten Bogengangswand geführte Fallbewegung aus. Sie werden aus dem Stillstand beschleunigt, erreichen im Fall die maximale Geschwindigkeit und kommen am tiefsten Punkt des Bogengangs wieder zum Stillstand. Dementsprechend ist der zeitliche Crescendo-Decrescendo-artige Verlauf der Attacken, wobei die Cupulazeitkonstante die Dauer verlängert.

Nystagmusrichtung Durch die ampullofugale Reizung des posterioren Bogengangs werden über den VOR kompensatorische Augenbewegungen um eine zur Bogengangsebene senkrechte Augendrehachse ausgelöst. Dem betrachtenden Arzt erscheint dies als eine Kombination von linearen (zur Stirn und zum unten liegenden Ohr) und rotatorischen Augenbewegungen.

Nystagmusumkehr Wird die Richtung der Lagerungsbewegung beim Aufrichten umgekehrt, so

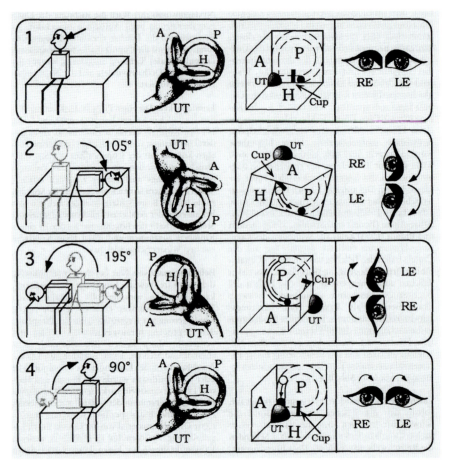

Abb. 2.1 Schematische Darstellung des therapeutischen Lagerungsmanövers nach Semont (Semont et al. 1988) bei einem Patienten mit linksseitigem BPPV. In den Spalten sind von links nach rechts angegeben: Position des Kopfes und Körpers, Position des Labyrinths im Raum, Position und Bewegung der (gegenüber der Endolymphe) spezifisch schwereren Teilchen (Pfropf) im posterioren Bogengang (die zu einer Auslenkung der Cupula führen) sowie, ganz rechts, die Richtung des Nystagmus. Die spezifisch schwereren Teilchen sind dargestellt als ein offener Kreis (entspricht der Position innerhalb des posterioren Bogengangs vor der jeweiligen Lageänderung) und schwarz gefüllter Kreis (entspricht der Position am Ende der jeweiligen Lageänderung). **1** In sitzender Ausgangsposition wird der Kopf um 45° zum nicht betroffenen (»gesunden«) Ohr gedreht. Die Teilchen befinden sich am Boden des posterioren Bogengangs. **2** Lagerung des Patienten nach links, d.h. zum betroffenen Ohr unter Beibehaltung der Kopfposition: Dies löst eine Bewegung der Teilchen im Bogengang entsprechend der Schwerkraft aus und führt zu einem rotierenden, Crescendo-Decrescendo-artigen, erschöpflichen Nystagmus, der zur Stirn und zum unten liegenden Ohr schlägt. Diese Position sollte der Patient ca. 1 Minute einnehmen. **3** Im nächsten Schritt wird der Patient unter Beibehaltung der Kopfdrehung in raschem Schwung zum nicht betroffenen Ohr gekippt, wobei nun die Nase nach unten zeigt. Jetzt bewegen sich die Teilchen in Richtung des Ausgangs des posterioren Bogengangs; auch diese Position soll etwa 1 Minute beibehalten werden. **4** Der Patient richtet sich langsam auf, und die Teilchen gelangen in den Utrikulusraum, wo sie keinen Drehschwindel mehr auslösen können (aus Brandt et al. 1994; mit freundl. Genehmigung). A, P, H: anteriorer, posteriorer und horizontaler Bogengang; CUP: Cupula; UT: Utrikulus. RE: rechtes Auge; LE: linkes Auge

2.1 · Benigner peripherer paroxysmaler Lagerungsschwindel (BPPV)

bewegen sich die Teilchen ebenfalls in Gegenrichtung. Nun wird die Cupula in die entgegengesetzte (ampullopetale) Richtung ausgelenkt, woraus die Umkehr des Drehschwindels und der Nystagmusrichtung aufgrund einer Hemmung der vestibulären Haarzellen resultiert.

Ermüdbarkeit Die ein Konglomerat bildenden Teilchen hängen lose zusammen und fallen bei den Kopflagewechseln zunehmend auseinander. Unabhängig voneinander bewegte kleine Teilchen können auf die Cupula nicht den Sog oder Druck ausüben, den ein einzelner, das Volumen des Bogengangs ausfüllender »Klumpen« erzeugt. Wenn der Patient seinen Kopf für mehrere Stunden ruhig hält (z.B. im Schlaf), so fügen sich die vorher auseinandergefallenen Teilchen an der tiefsten Stelle innerhalb des Bogengangs wieder zu einem Konglomerat zusammen und lösen bei Kopflagewechsel erneut Schwindel aus.

Befreiungsmanöver Mit der Kanalolithiasishypothese, d.h. bei einem frei beweglichen Konglomerat im Bogengang, kann man die wirkungsvolle Therapie durch Kopflagerungsmanöver erklären. Durch rasche Kopflagerung zur Gegenseite kann das Konglomerat aus dem Bogengang herausgespült werden und verursacht dann keinen Lagerungsschwindel mehr (Brandt u. Steddin 1993; Brandt et al. 1994). Brandt und Daroff haben erstmals 1980 ein wirkungsvolles Lagerungstrainingsprogramm in der Vorstellung entwickelt, rein mechanisch das spezifisch schwerere degenerierte Otolithenmaterial von der Cupula durch Lageänderung zu lösen, bis es verteilt in anderen Labyrinthräumen zu liegen kommt und damit die Bogengangsfunktion nicht mehr beeinträchtigt. In Modifikation dieses bereits wirkungsvollen Lagetrainings empfehlen wir heute, dass der Patient – entsprechend des 1988 von Semont et al. modifizierten Befreiungsmanövers – aus der auslösenden Position mit einer Kippung über 180° zur Gegenseite gelagert wird (◘ Abb. 2.1). Epley hat 1992 ein anderes Befreiungsmanöver durch Drehung des liegenden Patienten in Kopfhängelage vorgeschlagen (◘ Abb. 2.2). Alle Manöver sind wirksam und durch den Mechanismus der Kanalolithiasis erklärbar (Brandt et al. 1994; Strupp et al. 2007)). Die Erfolgsrate liegt sowohl beim Semont- als auch beim Epley-Manöver bei >90% (Metaanalysen). Nur bei ganz seltenen, gegenüber den Lagemanövern refraktären Fällen kommen operative Maßnahmen, wie z.B. die Obliteration des Bogengangs, in Betracht (Parnes u. McClure 1991).

- **Pragmatische Therapie**
- - **Physikalische Befreiungsmanöver**

Bei richtiger Ausführung sind die physikalischen Befreiungsmanöver nach Semont (Semont et al. 1988) oder das sog. Repositionsmanöver nach Epley (Epley 1992) bei fast allen Patienten erfolgreich (Strupp et al. 2007). Als Therapie der 1. Wahl empfehlen wir das Semont-Manöver wie in ◘ Abb. 2.1 dargestellt. Sollte dieses trotz korrekter Durchführung nicht erfolgreich sein, kann das Epley-Manöver (◘ Abb. 2.2) durchgeführt werden. Das Brandt-Daroff-Manöver (◘ Abb. 2.3) kann in speziellen Fällen eingesetzt werden, z.B. bei einer Cupulolothiasis des horizontalen Bogengangs, um diese in eine Kanalolithiasis umzuwandeln (s.u.).

Semont-Manöver Beim von Semont – noch vor Kenntnis des Kanalolithiasismechanismus – entwickelten Befreiungsmanöver führt der Patient zunächst eine Rotation des Kopfes um 45° zur Seite des nicht betroffenen Labyrinths durch, um den posterioren Bogengang in die Ebene der Lagerungsmanöver zu bringen (Semont et al. 1988). Anschließend wird der Patient um 90° zur Seite des betroffenen Labyrinths gelagert; diese Position muss er mindestens eine Minute einhalten. Danach erfolgt der sog. große Wurf: Der Patient wird um 180° zur Seite des betroffenen Labyrinths gelagert, wo er auch mindestens eine Minute liegen bleiben muss:
- Der Lagerungsnystagmus zum oben liegenden Ohr (◘ Abb. 2.1, Spalte 3) zeigt an, dass der Pfropf den Bogengang verlässt, d.h., dass die Therapie erfolgreich war.
- Ein Lagerungsnystagmus zum unten liegenden, gesunden Ohr zeigt an, dass das Befreiungsmanöver nicht erfolgreich war und wiederholt werden muss (◘ Abb. 2.4).
- Abschließend setzt sich der Patient auf.

Dieses Manöver sollte jeweils 3-mal morgens, mittags und abends bis zur Beschwerdefreiheit durchgeführt werden.

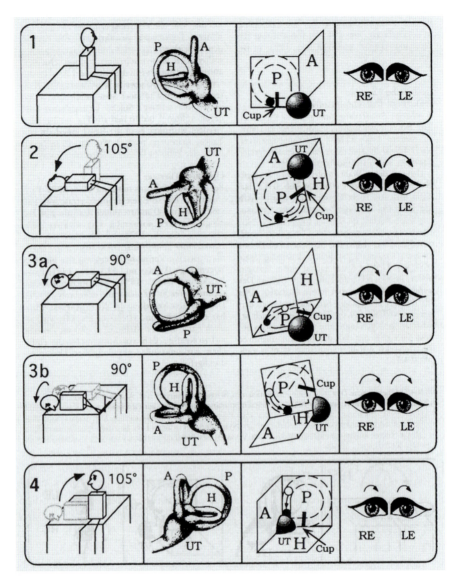

Abb. 2.2 Schematische Darstellung des modifizierten Epley-Repositionsmanövers (Epley 1992) bei einem Patienten mit linksseitigem BPPV (Darstellung in den horizontalen Spalten und Abkürzungen wie in Abb. 2.1). **1** In sitzender Ausgangsposition wird der Kopf um 45° zum betroffenen (linken) Ohr gedreht. **2** Kopf und Oberkörper werden rückwärts in leichte Kopfhängeposition gekippt. Dies löst eine Bewegung der schweren Teilchen im Kanal aus, mit ampullofugaler Cupulaauslenkung der BPPV-Attacke. In dieser Position bleibt der Patient für ca. 1 Minute. **3a** Der Kopf wird jetzt um 90° zum nicht betroffenen (»gesunden«) Ohr gedreht. **3b** Kopf und Oberkörper werden in gleicher Richtung weitere 90° nach rechts gedreht, wodurch sich die Teilchen in Richtung des Ausgangs des posterioren Bogengangs bewegen. Diese Position wird etwa 1 Minute beibehalten. Ein Lagenystagmus zum betroffenen, oben liegenden Ohr während der Lagerungsschritte 3a und 3b zeigt an, dass die Therapie erfolgreich war. **4** Der Patient wird wieder in sitzende Position aufgerichtet (aus Brandt et al. 1994; mit freundl. Genehmigung)

2.1 · Benigner peripherer paroxysmaler Lagerungsschwindel (BPPV)

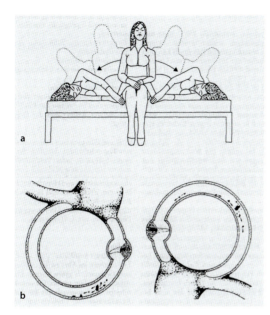

Abb. 2.3 a, b Schematische Darstellung der Lagewechselmanöver beim BPPV. **a** Sitzende Ausgangsposition und Seitenlagerung mit etwas schräger Kopfposition, die zur physikalischen Therapie jeweils 20–30 Sekunden eingehalten werden sollten. Diese Lagerungen werden in Serie mehrfach am Tag durchgeführt. **b** Schematische Darstellung der Kanalolithiasis (aus Brandt u. Daroff 1980; mit freundl. Genehmigung)

Die Wirksamkeit des Semont-Manövers ist etwas weniger gut dokumentiert als die des Epley-Manövers (s.u.), da nur wenige randomisierte Studien gegenüber Unbehandelten bzw. Sham-Behandelten vorliegen: Nach ein- oder mehrmaliger Behandlung wurden damit bis zu 94% der Patienten gegenüber nur 36–55% der Kontrollen im gleichen Zeitraum beschwerdefrei (Salvinelli et al. 2003). Nach retrospektiven Fallserien liegen die Erfolgsraten des Semont-Manövers bei 50–70% nach einmaliger und über 90–98% nach mehrmaliger Behandlung (Coppo et al. 1996; Levrat et al. 2003; Semont et al. 1988; Serafini et al. 1996; Steenerson u. Cronin 1996).

Epley-Manöver

Das Repositionsmanöver nach Epley erfolgt durch Kopf- und Rumpfrotation des liegenden Patienten in leichter Kopfhängelage (Epley 1992) (Abb. 2.2). Seine Wirksamkeit ist inzwischen durch fünf kontrollierte, randomisierte Studien und Metaanalysen belegt (Cohen u. Kimball 2004; Froehling et al. 2000; Lynn et al. 1995; Strupp et al. 2007; von Brevern et al. 2006b; Yimtae et al. 2003). Eine weitere Metaanalyse zeigt, dass behandelte Patienten bei der ersten Verlaufskontrolle 4,6-mal häufiger beschwerdefrei waren als unbehandelte Patienten (Woodworth et al. 2004). Nach der ersten Lagerung werden etwa 40–60% der Patienten beschwerdefrei, nach der dritten Lagerung etwa 94–98% (Steenerson u. Cronin 1996).

Zur erfolgreichen Durchführung des Epley-Manövers sind folgende Details zu beachten:
- Der Übergang von einer Position in die nächste wird zügig, aber nicht abrupt durchgeführt.
- Patienten mit eingeschränkter Nackenbeweglichkeit werden entweder auf einer Liege mit abgesenktem Kopfteil oder alternativ mit dem Befreiungsmanöver nach Semont behandelt.
- Bei ausgeprägter Angst oder Übelkeit empfiehlt sich eine Prämedikation mit Dimen-

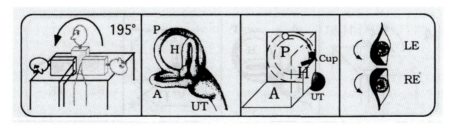

Abb. 2.4 Schematische Darstellung eines unwirksamen Befreiungsmanövers (Abb. 2.1, Spalte 3). Nachdem der Patient mit linksseitigem BPPV aus der symptomatischen Position zur Gegenseite gekippt wird, verlässt der Pfropf nicht den Kanal, sondern sedimentiert wieder ampullopetal auf die Cupula zurück. Dies bewirkt nun eine ampullopetale Cupulaauslenkung mit einem Lagerungsnystagmus, der in dieser Lage zum nicht betroffenen rechten Ohr schlägt. Dieser Lagerungsnystagmus zeigt das Versagen des Befreiungsmanövers an; eine Wiederholung ist notwendig (aus Brandt et al. 1994; mit freundl. Genehmigung)

hydrinat oder anderen Antivertiginosa etwa 30 min vor Beginn der Übungen.
- Zwei bis drei Durchgänge während einer Behandlungssitzung erhöhen die Erfolgsrate (Gordon u. Gadoth 2004).
- Die von Epley ursprünglich vorgeschlagene Vibration am Mastoid während des Manövers erhöht die Erfolgsrate nicht (Hain et al. 2000; Macias et al. 2004; Ruckenstein u. Shepard 2007).
- Die Empfehlung, nach erfolgreicher Behandlung 48 Stunden aufrecht zu bleiben, um ein Frührezidiv zu verhindern, hat sich als unnötig erwiesen (Marciano u. Marcelli 2000; Roberts et al. 2005). Das gilt in gleicher Weise auch für das Semont-Manöver (Massoud u. Ireland 1996). Das Auftreten eines orthotropen Nystagmus (sog. Befreiungsnystagmus) in der zweiten Position des Epley-Manövers sagt einen Erfolg der Behandlung voraus (Brandt u. Steddin 1993; Oh et al. 2007).

Im Direktvergleich der beiden Verfahren finden sich keine Unterschiede (Cohen u. Jerabek 1999; Herdman u. Tusa 1996; Massoud u. Ireland 1996; Soto-Varela et al. 2001; Steenerson u. Cronin 1996). Die Entscheidung, welches Manöver eingesetzt wird, sollte davon abhängen, mit welchem Verfahren der Therapeut besser vertraut ist, und ob individuelle Kontraindikationen vorliegen. Sehr adipöse Patienten sind leichter nach Epley zu behandeln, während für Patienten mit Schulter-Nacken-Problemen das Semont- oder das Brandt-Daroff-Manöver (◘ Abb. 2.3) geeigneter sind.

Als unerwünschte Wirkung kann vorübergehend Übelkeit auftreten, vor allem bei wiederholter Lagerung während einer Sitzung (hier Vorbeugung mit einem Antivertiginosum indiziert). Bei etwa 20–40% der erfolgreich behandelten Patienten kommt es für 1–3 Tage zu einem Schwank- oder Benommenheitsschwindel mit Gangunsicherheit durch die partielle Reposition der Otokonien zum Utrikulus, i.S. eines Otolithenschwindels (von Brevern et al. 2006a). Gelegentlich wird ein Lagerungsschwindel des hinteren vertikalen Bogengangs durch die Behandlung in die horizontale oder anteriore Bogengangsvariante überführt (Herdman u. Tusa 1996).

Selbstbehandlung Die Manöver nach Epley und Semont können auch erfolgreich in der Selbstbehandlung eingesetzt werden (Radtke et al. 2004). Die Behandlung wird jeweils 3-mal morgens und mittags bis zur Beschwerdefreiheit durchgeführt. Erforderlich ist eine gründliche Anleitung durch Demonstration und Bildmaterial. Die Erfolgsraten (50–90% nach einer Woche = 21 Behandlungen) sind jedoch nicht so hoch wie bei ärztlich durchgeführten Manövern, so dass die Selbstbehandlung komplementär eingesetzt werden kann, z.B. für Restbeschwerden nach ärztlicher Behandlung oder bei häufigen Rezidiven. Patienten, die mit diesen Manövern nicht zurechtkommen, können die als erste wirksame physikalische Therapie des BPPV beschriebenen einfacheren Brandt-Daroff-Übungen durchführen, brauchen damit i.d.R. aber länger, bis sie beschwerdefrei werden (Radtke et al. 1999).

Rezidive nach erfolgreichem Befreiungsmanöver

Nach Verlaufsbeobachtungen über im Mittel 10 Jahre liegt die Rezidivrate bei behandelten Patienten bei insgesamt ca. 50%. Hiervon rezidivieren 80% im ersten Jahr unabhängig von der Art des Befreiungsmanövers (Brandt et al. 2006); Frauen sind mit 58% häufiger von Rezidiven betroffen als Männer mit 39%. Die Rezidivrate ist in der 7. Dekade deutlich geringer als in der 6. Die Therapie erfolgt wiederum durch ein für den betroffenen Bogengang geeignetes Befreiungsmanöver.

▪▪ Operative Therapie

Die Notwendigkeit einer operativen Therapie besteht sehr selten, und zwar nur bei trotz korrekt durchgeführten Befreiungsmanövern therapierefraktären Fällen, was in unserem Kollektiv von mehr als 3000 BPPV-Patienten nur einmal der Fall war. Es kann dann eine operative Durchtrennung des hinteren Bogengangnervs durchgeführt werden. Die selektive Neurektomie ist schwierig und mit dem Risiko einer Hörstörung verbunden. Sie wurde durch den operativen Verschluss (Plugging) des hinteren Bogengangs ersetzt, was ein sicherer und effektiver Eingriff ist, der jedoch in einigen Zentren zu häufig – d.h. vor Ausschöpfen der einfachen, wirkungsvollen physikalischen Therapie – durchgeführt wurde.

2.1 · Benigner peripherer paroxysmaler Lagerungsschwindel (BPPV)

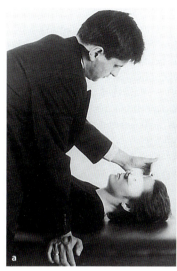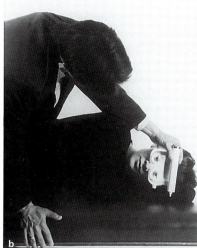

Abb. 2.5 a, b Auslösemanöver bei V.a. BPPV des horizontalen Bogengangs (hBPPV) durch Kopfdrehung **a** sowohl nach rechts **b** als auch nach links um die Körperlängsachse im Liegen. Bei Drehung zur Seite des betroffenen Ohrs kommt es zu einer ampullopetalen Cupulaauslenkung (und damit zur Erregung der vestibulären Haarzellen) mit heftigerem Schwindel und Nystagmus als bei Drehung zur nicht betroffenen Seite

▬ Unwirksame Therapie

Die medikamentöse Behandlung des BPPV mit Antivertiginosa ist aufgrund des Pathomechanismus der Erkrankung weder kausal möglich noch längerfristig symptomatisch ausreichend wirksam. Einzige Ausnahme sind empfindliche Patienten mit starker Übelkeit bereits nach einzelnen Lagemanövern. Hier kann zur Erleichterung der Therapie ca. 30 Minuten vor dem physikalischen Befreiungsmanöver z.B. Dimenhydrinat (100 mg) für einige wenige Tage gegeben werden.

▪ Differenzialdiagnosen und klinische Probleme

Die Diagnose des BPPV lässt sich in den meisten Fällen aufgrund der typischen Anamnese (kurz dauernder Drehschwindel beim Umdrehen/Aufrichten im Bett) und des klinischen Befunds stellen. Insbesondere bei (trotz korrekten Lagerungstrainings) therapierefraktären Drehschwindelattacken sind differenzialdiagnostisch neben dem einseitigen BPPV des posterioren Bogengangs folgende Syndrome in Betracht zu ziehen:
- zentraler Lagenystagmus (selten, s.u.),
- beidseitiger BPPV, insbesondere posttraumatisch (10%),
- BPPV des horizontalen Bogengangs (zu selten diagnostiziert, s.u.),
- Vestibularisparoxysmie (▶ Kap. 2.4),
- zentrale infratentorielle Läsionen, die einen BPPV imitieren (sehr selten).

2.1.1 BPPV des horizontalen Bogengangs (hBPPV)

Kennzeichnend für den weniger häufigen – aber zu selten diagnostizierten – BPPV des horizontalen Bogengangs (Baloh et al. 1993; McClure 1985) sind die von den Merkmalen des posterioren BPPV abweichenden Eigenschaften:
- Die Auslösung erfolgt durch Kopfdrehung (sowohl nach rechts als auch nach links) um die Körperlängsachse im Liegen (◘ Abb. 2.5), wobei es zu einer ampullopetalen Cupulaauslenkung (mit heftigerem Schwindel und Nystagmus) kommt, wenn die Drehung zur Seite des betroffenen Ohrs erfolgt.
- Die Schlagrichtung des Nystagmus ist entsprechend der Reizung bzw. Hemmung des horizontalen Bogengangs linear horizontal zum jeweils unten liegenden Ohr.

- Durch wiederholte Lagerungsmanöver kommt es kaum oder nicht zur Ermüdbarkeit des Lagerungsnystagmus.
- Die Dauer der Attacke und des Nystagmus ist wegen des sog. zentralen Geschwindigkeitsspeichers des horizontalen Bogengangs länger, und der Lagerungsnystagmus zeigt häufig eine Richtungsumkehr während der Attacke entsprechend dem postrotatorischen Nystagmus P I und P II.

Auch der typische hBPPV kann nur durch die Kanalolithiasis erklärt werden (Strupp et al. 1995), obwohl gelegentlich durch Lagemanöver ein Wechsel des Mechanismus von Kanalolithiasis zu Cupulolithiasis beobachtet wird (Steddin u. Brandt 1996). Im Liegen (Rückenlage) kann bei einer Cupulolithiasis durch eine 10- bis 20°-Kopfdrehung um die Längsachse der »Nullpunkt« des Lagenystagmus bestimmt werden, da die Cupula des ipsilateralen horizontalen Kanals dann parallel zur Schwerkraft ausgerichtet ist (Bisdorff u. Debatisse 2001). So kann auch die betroffene Seite beim hBPPV bestimmt werden.

Wir nehmen an, dass der hBPPV dauerhaft nur dann auftritt, wenn eine umschriebene Enge des Bogengangs vorliegt und die stabil »zusammengeklumpten« Teilchen aufgrund ihrer Größe den sich in ampullofugaler Richtung verjüngenden Bogengang nicht verlassen können. Anderenfalls wäre davon auszugehen, dass die Teilchen zwangsläufig bei zufällig (im Bett) ausgeführten Drehbewegungen um die Körperlängsachse den Bogengang selbständig verlassen würden. Die auffällige Eigenschaft des hBPPV, nicht zu ermüden, stimmt mit dieser Annahme ebenso überein wie die Erfahrung, dass der hBPPV schlecht durch Einzellagemanöver zu therapieren ist.

- **Therapie des horizontalen BPPV**

Für die Therapie kommen Rotationen um die Körperlängsachse im Liegen entsprechend einem veränderten Epley-Manöver zum Einsatz.

Bei der Kanalolithiasis wird der Patient aus der Rückenlage in drei Schritten von je 90° um die Körperlängsachse zum nicht betroffenen Ohr gedreht und bleibt in jeder Position 30 Sekunden liegen (Lempert u. Tiel-Wilck 1996). Eine wirkungsvolle Alternative ist die Seitlagerung auf das nicht betroffene Ohr für 12 Stunden (Vannucchi et al. 2000). Eine Vergleichsstudie zeigte Erfolgsraten von 70% für beide Verfahren nach einmaliger Anwendung, gegenüber 30% bei unbehandelten Kontrollen (Nuti et al. 1998). Die Kombination aus beidem, dem modifizierten Epley-Manöver mit nachfolgender Seitlagerung, ist bei etwa 90% der Patienten erfolgreich (Casani et al. 2002). Nach 3-maliger Rotation um die Körperlängsachse kann die Erfolgsrate 100% erreichen (Steenerson et al. 2005). Die klinische Erfahrung zeigt jedoch, dass die Patienten meist erst nach einigen Tagen beschwerdefrei werden.

Bei der Cupulolithiasis des horizontalen Bogengangs erscheint es aus pathophysiologischen Gründen erfolgversprechend, die Cupulolithiasis zunächst in eine Kanalolithiasis umzuwandeln, etwa durch rasche Seitlagerungen nach Brandt und Daroff (1980), rasches Kopfschütteln oder Kopfperkussion, und dann die oben genannten Manöver anzuwenden. Sowohl das Schütteln des im Sitzen um 30° nach unten gesenkten Kopfes mit 3 Hz als auch das Gufoni-Manöver (◘ Abb. 2.6) sind gleichermaßen wirksam (Kim et al. 2012). Der Vorteil des Gufoni-Manövers ist, dass man sowohl eine Kanalolithiasis als auch eine Cupulolithiasis therapieren kann, und dass man nicht unterscheiden muss, welche Form eines horizontalen BPPV vorliegt. Aus sitzender Position wird der Patient einfach auf die Seite gelegt, auf der der Nystagmus am geringsten auftritt. Danach erfolgt eine Drehung des Kopfes um 45° nach unten (»Ausbechern«) (Asprella 2005; Casani et al. 2002; Gufoni et al. 1998).

2.1.2 BPPV des anterioren Bogengangs (aBPPV)

Die Leitsymptome des aBPPV entsprechen denen des pBPPV. Bei der klinischen Untersuchung findet sich in den diagnostischen Lagerungsmanövern aber ein vertikal nach unten schlagender Nystagmus mit torsioneller Komponente (Imai et al. 2006). Die relative Häufigkeit des aBPPV ist gering: In einer Untersuchung an 577 Patienten mit BPPV lag der Anteil bei 2,2% (Yacovino et al. 2009); nach un-

2.1 · Benigner peripherer paroxysmaler Lagerungsschwindel (BPPV)

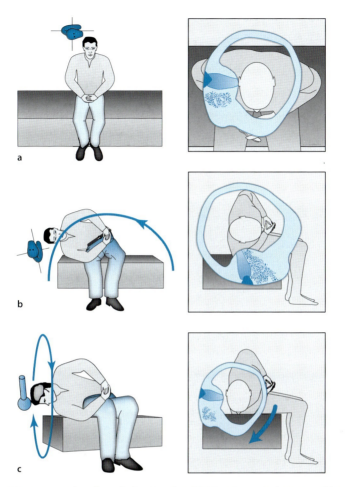

Abb. 2.6 a–c Gufoni-Manöver zur Behandlung des horizontalen BPPV (aus Casani et al. 2002, modifiziert nach Gufoni et al. 1998; mit freundl. Genehmigung). Das Gufoni-Manöver ist sehr einfach, weil man den Patienten einfach auf die Seite mit dem geringeren Nystagmus legt (unabhängig davon, ob es sich um die geotrope oder apogeotrope Variante handelt) und dann die entsprechenden Lagerungen schrittweise von a–c durchführt

serer Erfahrung bestehen jedoch weiterhin grundsätzliche Zweifel, ob und wenn ja, wie häufig diese Form eines BPPV existiert. Von der Gruppe um Yacovino wurde ein neues und einfaches Behandlungsmanöver für den aBPPV entwickelt: Der Patient muss seinen Kopf aus der Kopfhängelage 30° zur Brust beugen und sich nach einer Minute aufsetzen. Nach einem einzigen Manöver lag in dieser Studie die Erfolgsrate bei 85% (Yacovino et al. 2009). Diese hohe Erfolgsrate entspricht nicht unserer Erfahrung und muss in weiteren Studien überprüft werden.

2.1.3 Zentraler Lageschwindel und Lagenystagmus

Zentraler Lageschwindel und zentraler Lagenystagmus werden durch infratentorielle Läsionen ausgelöst, die Verbindungen zwischen den Vestibulariskernen in der Medulla oblongata und den mittelliniennahen zerebellären Strukturen (Vermis) betreffen. Die Unterscheidung zwischen peripheren und zentralen vestibulären Funktionsstörungen ist wichtig, da letztere eine weiterführende apparative Diagnostik erfordern. Man kann vier charakteristische Formen zentralen Lageschwindels/Nystagmus

unterscheiden, obwohl die Symptome überlappend auftreten und Kombinationen vorkommen:
- zentraler Downbeat-Nystagmus, typischerweise in Kopfhängelage (mit oder ohne begleitenden Schwindel),
- zentraler Lagenystagmus (ohne Schwindel),
- zentraler paroxysmaler Lage-/Lagerungsschwindel mit Nystagmus,
- zentrales Lagerungserbrechen.

Diese zentralen vestibulären Lageschwindelformen sind viel seltener als der typische BPPV. Bei einzelnen Patienten kann die Unterscheidung zwischen peripherer und zentraler Funktionsstörung jedoch schwierig sein (Tab. 2.2). Die folgenden klinischen Regeln sind wichtig für die Diagnose eines zentralen Lageschwindels/Nystagmus (Büttner et al. 1999):
- anhaltender Lagenystagmus (Geschwindigkeit der langsamen Phase >5°/s) ohne begleitenden Schwindel,

Tab. 2.2 Klinische Merkmale zur Unterscheidung eines peripheren BPPV von einem zentralen Lagerungs-, Lageschwindel/Nystagmus

Merkmale	BPPV	CPPV
Latenz nach auslösendem Lagerungsmanöver	1–15 s (kürzer beim hBPPV)	Keine Latenz oder 1–5 s
Vertigo	Typisch	Typisch
Dauer der Attacke	5–40 s (länger beim hBPPV und der seltenen Cupulolithiasis)	5–60 s
Nystagmusrichtung	Torsionell/vertikal bei Kopflagerungen in der Ebene des posterioren (pBPPV) oder des anterioren (aBPPV) Bogengangs; horizontal bei Kopflagerungen in der Ebene des horizontalen (hBPPV) Bogengangs	Rein vertikal oder torsionell, kombiniert torsionell/linear; die Richtung des Nystagmus korrespondiert nicht mit der Ebene des durch die Kopfbewegung gereizten Bogengangs
Zeitverlauf von Schwindel und Nystagmus in der Attacke	Crescendo/Decrescendo (bei typischer Kanalolithiasis)	Crescendo/Decrescendo möglich
Übelkeit und Erbrechen	Selten bei einzelnen Kopflagerungsmanövern (wenn, dann mit heftigem Lagerungsnystagmus); bei wiederholten Lagerungsmanövern häufig	Häufig bei einzelnen Kopflagerungen (nicht notwendigerweise mit heftigem Nystagmus assoziiert)
Spontanverlauf	Spontane Erholung innerhalb von Tagen bis Monaten in 70–80% der Fälle	Abhängig von Ätiologie, meist spontane Erholung innerhalb von Wochen
Neurologische Begleitsymptomatik	Keine (bei idiopathischem BPPV)	Häufig zerebelläre und okulomotorische Funktionsstörungen wie Ataxie, sakkadierte Blickfolge, Blickrichtungsnystagmus, Downbeat-Nystagmus oder gestörte Fixationssuppression des VOR
Bildgebung	Normal	Läsion dorsolateral vom IV. Ventrikel und/oder des dorsalen Vermis (Tumor, Blutungen, Infarkte oder MS-Plaques); weniger spezifische Läsionen umfassen zerebelläre Degenerationen, paraneoplastische Syndrome, Enzephalopathie oder Intoxikationen

CPPV: Central Paroxysmal Positional Vertigo (Büttner et al. 1999)

- durch einzelne Kopflagerungen ausgelöstes Erbrechen ohne wesentlichen Schwindel und Nystagmus,
- Lage-/Lagerungsschwindel mit Nystagmus, der rein torsionell oder vertikal (»downbeat«/»upbeat«) schlägt (ein rein horizontal schlagender Lagenystagmus ist typisch für den hBPPV),
- Lage-/Lagerungsnystagmus mit einer Schlagrichtung, die **nicht** mit der Ebene des Bogengangs korrespondiert, der durch die Kopflagerung gereizt wird (z.B. torsioneller Nystagmus nach Reizung des horizontalen Bogengangs).

Letzteres erscheint uns für die Praxis das wichtigste Merkmal zur Identifikation eines zentralen Lagenystagmus.

Die früher übliche Regel, dass ein Lagenystagmus, der zum oben liegenden Ohr schlägt oder in seiner Dauer länger als eine Minute anhält, zentral bedingt ist, bietet kein sicheres Unterscheidungsmerkmal, da dies auch bei der Cupulolithiasisvariante des BPPV vorkommt.

2.2 Neuritis vestibularis (akuter einseitiger partieller Vestibularisausfall)

Anamnese

Leitsymptome (▶ DVD) des akuten einseitigen Vestibularisausfalls sind:
- akut oder subakut einsetzender, über Tage bis wenige Wochen anhaltender, meist heftiger Dauerdrehschwindel mit Scheinbewegungen der Umgebung (sog. Oszillopsien),
- Stand- und Gangunsicherheit mit gerichteter Fallneigung sowie
- Übelkeit und Erbrechen.

Die Beschwerden verstärken sich bei Kopf- und Körperbewegungen, so dass die Patienten intuitiv Ruhe suchen. Hörstörungen, Tinnitus oder neurologische Ausfälle gehören nicht zum Krankheitsbild; die Patienten sollten explizit nach diesen Symptomen befragt werden. Es gibt keine typischen Prodromi oder Auslöser, gelegentlich gehen kurze Schwindelattacken dem Dauerdrehschwindel voraus.

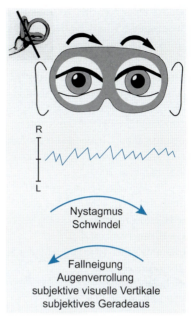

Abb. 2.7 Symptome und klinische Zeichen des akuten einseitigen Labyrinthausfalls. Es bestehen ein peripherer vestibulärer Spontannystagmus, der typischerweise durch visuelle Fixation unterdrückt werden kann, und Drehschwindel jeweils zur nicht betroffenen Seite, begleitet von Fallneigung, Augenverrollung sowie Auslenkung der subjektiven visuellen Vertikalen und des subjektiven Geradeaus zur betroffenen Seite

Klinik und Verlauf

Das klinische Syndrom der Neuritis vestibularis (**◘** Abb. 2.7) ist gekennzeichnet durch
- anhaltenden Drehschwindel mit Oszillopsien und pathologischer Kippung der subjektiven visuellen Vertikale zur Seite des betroffenen Labyrinths,
- horizontal rotierenden Spontannystagmus (zur nicht betroffenen Seite), der sich durch visuelle Fixation meist unterdrücken lässt (deshalb Untersuchung mit Frenzel-Brille); dieser Nystagmus nimmt bei Blick in die Richtung des Nystagmus zu,
- Gangabweichung und Fallneigung (zur betroffenen Seite),
- Übelkeit und Erbrechen,
- einseitige Funktionsstörung des horizontalen Bogengangs mit pathologischem Kopfimpulstest (▶ DVD) nach Halmagyi-Curthoys (klinische Untersuchung des VOR) und pathologischer kalorischer Testung.

Die Diagnose einer Neuritis vestibularis ist eine Ausschlussdiagnose. Klinische Befunde, die gegen eine Neuritis vestibularis sprechen, sind
- zentrale vestibuläre oder okulomotorische Störungen (insbesondere vertikale Divergenz [sog. Skew Deviation; ein Auge steht über dem anderen], sakkadierte Blickfolge, Blickrichtungsnystagmus entgegen der Richtung des Spontannystagmus, fehlende Fixationssuppression des Spontannystagmus) (Cnyrim et al. 2008; Kattah et al. 2009),
- nicht pathologischer Halmagyi-Curthoys-Kopfimpulstest (Newman-Toker et al. 2008),
- akute Hörstörungen,
- andere Hirnnervenausfälle,
- Hirnstammzeichen (wie Paresen oder Sensibilitätsstörungen) und
- Kopfschmerzen oder
- Licht-/Lärmempfindlichkeit.

Die Neuritis vestibularis ist mit einer Inzidenz von 3,5/100.000 (Sekitani et al. 1993) – nach dem BPPV und Morbus Menière – die dritthäufigste Ursache peripheren vestibulären Schwindels und macht ca. 8% der Diagnosen in einer neurologischen Spezialambulanz für Schwindel aus. Die Erkrankung tritt am häufigsten bei Erwachsenen im Alter zwischen 30–60 Jahren auf. Gelegentlich gehen kürzere Drehschwindelattacken um Tage voraus.

Die erste Phase des manifesten Funktionsverlusts ist meist durch schweres Krankheitsgefühl, Übelkeit und Erbrechen gekennzeichnet. Dazu kommen Schwindel und Fallneigung. Diese Beschwerden klingen langsam über 1–2 Wochen ab. In 3–5 Wochen ist i.d.R. in Ruhe, d.h. unter statischen Bedingungen, Beschwerdefreiheit erreicht. Die Erholung ist das Produkt verschiedener Vorgänge:
- zentrale Kompensation des peripheren vestibulären Tonusungleichgewichts,
- Restitution der peripheren vestibulären Funktion (meist inkomplett),
- Substitution des Funktionsausfalls durch das kontralaterale vestibuläre System sowie durch somatosensorische (Halspropriozeption) und visuelle Afferenzen.

Im Verlauf erholt sich bei den meisten Patienten die periphere vestibuläre Funktion spontan nicht vollständig (Brandt et al. 2010). Eine Studie mit 60 Patienten zeigte, dass nach 1 Monat 90% und nach 6 Monaten noch 80% der Patienten eine relevante periphere vestibuläre Funktionsstörung hatten; in nur 42% kam es im weiteren Verlauf zu einer Normalisierung (Okinaka et al. 1993). Selbst bei einem kompletten peripheren Defekt bilden sich alle »statischen« (ohne Kopfbewegung) Symptome wie Spontannystagmus, Schwindel und Fallneigung zurück. Das bleibende Defizit zeigt sich jedoch in Form »dynamischer« Funktionsstörungen: Bei raschen hochfrequenten Kopfbewegungen treten durch Insuffizienz des VOR retinale Bildwanderungen und Oszillopsien auf (Halmagyi u. Curthoys 1988). Selbst wenn sich die kalorische Prüfung normalisiert, bleibt bei diesen Patienten in 30% der Kopfimpulstest auf der betroffenen Seite pathologisch (Schmid-Priscoveanu et al. 2001). Die Rezidivrate liegt zwischen 2–10% (Huppert et al. 2006; Kim et al. 2011), eher bei 2%.

- **Pathophysiologie, Pathogenese und therapeutische Prinzipien**

Drehschwindel und rotierender Spontannystagmus zur nicht betroffenen Seite beruhen auf einer vestibulären Tonusimbalance zwischen dem intakten und gestörten Labyrinth. Diese vestibuläre Tonusindifferenz entsteht dadurch, dass der N. vestibularis auch ohne Kopfbewegungen schon »aktiv« ist: Die Aktionspotenzialfrequenz in Ruhe liegt bei etwa 100 Hz. Das dynamische Defizit des VOR lässt sich beim Kopfimpulstest (Halmagyi u. Curthoys 1988) durch rasche Drehung des Kopfes zur Seite des betroffenen Vestibularnervs nachweisen (◘ Abb. 1.14). Die Fallneigung zur Läsionsseite entsteht dadurch, dass die Tonusimbalance durch vestibulospinale Haltungsreflexe »überkompensiert« wird.

Die Neuritis vestibularis befällt offenbar bevorzugt die Pars superior des Vestibularisnervs, die den horizontalen und anterioren Bogengang sowie den Utrikulus und Teile des Sakkulus versorgt. Ursachen sind wahrscheinlich der längere und engere knöcherne Kanal, in dem die Pars superior verläuft (Gianoli et al. 2005), und die Doppelversorgung der Pars inferior (Arbusow et al. 2003). Funktionell bedeutet dies, dass die Neuritis vestibularis nicht ein kompletter Vestibularisausfall ist. Dafür sprechen

2.2 · Neuritis vestibularis (akuter einseitiger partieller Vestibularisausfall)

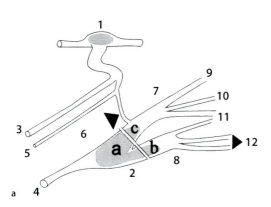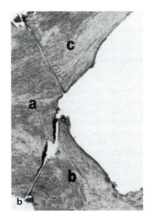

◘ **Abb. 2.8 a, b** **a** Schematische Darstellung der Nn. vestibularis und facialis, der »faziovestibulären Anastomose«, des Ganglion geniculi und der unterschiedlichen Abschnitte des Ganglion vestibulare (a=Stamm; b=unterer Abschnitt; c=oberer Abschnitt). **b** Längsschnitt durch ein menschliches Vestibularganglion mit Trennung der einzelnen Abschnitte. Der Nachweis von HSV-1-DNA mittels PCR gelang in etwa 60% aller Vestibularganglien. Ferner ist die doppelte Innervation des posterioren Bogengangs zu erkennen, die zu dessen Funktionserhaltung bei der Neuritis vestibularis beitragen kann (aus Arbusow et al. 1999; mit freundl. Genehmigung). **1** Ganglion geniculi; **2** Ganglion vestibulare; **3** N. facialis; **4** N. vestibularis; **5** N. intermedius; **6** faziovestibuläre Anastomose; **7** N. vestibularis superior; **8** N. vestibularis inferior; **9** anteriorer, horizontaler Bogengang; **10** Utrikulus; **11** Sakkulus; **12** posteriorer Bogengang

auch Untersuchungen mit den VEMPs: Die cVEMPs sind meist erhalten und die oVEMPs ausgefallen (Übersicht in Rosengren et al. 2010). Wegen des gemeinsamen Auftretens einer Neuritis vestibularis mit einem BPPV desselben Ohrs wurde dies bereits früher vermutet (Büchele u. Brandt 1988) und durch 3D-Analyse der Bogengangsfunktion bestätigt (Fetter u. Dichgans 1996).

Die virale Genese der Neuritis vestibularis ist – analog zur idiopathischen Fazialisparese und manchen Formen des Hörsturzes – wahrscheinlich, aber bislang nicht sicher bewiesen (Baloh et al. 1996; Baloh 2003; Gacek u. Gacek 2002; Nadol Jr 1995; Schuknecht u. Kitamura 1981). Hierfür sprechen
- autoptische Studien, die entzündliche Degenerationen des Vestibularisnervs zeigten (Schuknecht 1993),
- der Nachweis des Herpes simplex-Virus Typ 1, dann des »latency-associated transcripts« in vestibulären Ganglien und aktivierter CD8+ T-Zellen (Arbusow et al. 1999, 2000, 2003, 2010; Theil et al. 2001) (◘ Abb. 2.8).

Die wesentliche Schädigung des Vestibularisnervs kommt wahrscheinlich durch den Druck innerhalb des knöchernen Kanals zustande.

Ausgehend von dieser Pathogenese und Pathophysiologie lassen sich die nachfolgenden Therapieprinzipien ableiten.

Symptomatische Therapie von Übelkeit und Erbrechen Hier können Antivertiginosa gegeben werden. Die Patienten sollten diese jedoch nur innerhalb der ersten Tage und nur bei schwerer Übelkeit und Brechreiz erhalten, da Antivertiginosa als Sedativa die zentrale Kompensation des peripheren Vestibularisausfalls verzögern (Dutia 2010).

Kausale Therapie Studien aus den 90er Jahren ergaben Hinweise dafür, dass Glukokortikoide den Verlauf bei »akutem Schwindel« verbessern können (Ariyasu et al. 1990; Ohbayashi et al. 1993). Eine prospektive, randomisierte, placebo-kontrollierte Studie mit 141 Patienten zeigte, dass eine Monotherapie mit Methylprednisolon zu einer signifikanten Verbesserung der Erholung der peripheren vestibulären Funktion führte (◘ Abb. 2.9) (Strupp et al. 2004). Valacyclovir hatte weder als Monotherapie noch in Kombination mit Methyprednisolon einen Einfluss auf den Verlauf der Erkrankung. Diese Studie zeigte, dass Kortikosteroide die Erholung der Funktion des N. vestibularis bei der akuten Neuritis

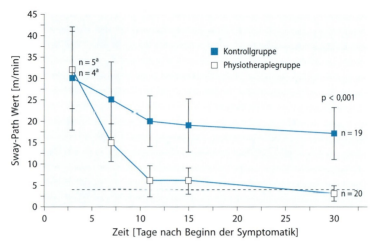

◘ Abb. 2.9 Zeitgang der Veränderungen der posturographisch gemessenen Sway-Path-Werte (SP) in einer Kontroll- und Patientengruppe jeweils nach akuter Neuritis vestibularis ohne Erholung der Labyrinthfunktion. Bei initial nicht signifikant unterschiedlichen Ausgangsbefunden für die SP-Werte (in m/min, Mittelwerte ± SD), gemessen unter den Bedingungen »Augen geschlossen, Stehen auf Schaumstoff«, zeigt sich im Verlauf eine signifikant raschere Normalisierung der SP-Werte in der Therapiegruppe. An Tag 30 (statistischer Endpunkt) findet sich ein signifikanter Unterschied zwischen den beiden Gruppen (ANOVA, p <0,001). Damit verbessert Gleichgewichtstraining die vestibulospinale Kompensation eines akuten einseitigen peripheren vestibulären Funktionsausfalls. Die gepunktete Linie zeigt den Referenzbereich an. [a] Während der ersten Tage nach Krankheitsbeginn bestanden bei einem Teil der Patienten so ausgeprägte Störungen der Standregulation, dass sie – ohne zu stürzen – nicht ausreichend lange (>10 Sekunden) auf der Plattform stehen konnten, um eine Messung durchzuführen (aus Strupp et al. 1998; mit freundl. Genehmigung)

vestibularis verbessern. Diese Befunde werden sowohl durch eine Metaanalyse (Goudakos et al. 2010) als auch durch eine weitere Studie (Karlberg u. Magnusson 2011) bestätigt. In einer Cochrane-Analyse wird dieser Trend einen Monat nach Erkrankung zwar auch gesehen, allerdings noch keine allgemeine Behandlungsempfehlung der akuten Neuritis vestibularis mit Kortikosteroiden gegeben, da nicht genügend Studien vorliegen und die Auswirkungen auf die Lebensqualität noch nicht ausreichend untersucht worden sind (Fishman et al. 2011).

Verbesserung der zentralen vestibulären Kompensation Wichtiges Behandlungsprinzip ist die Förderung der zentralen Kompensation durch physikalische Therapie. Die sog. zentrale Kompensation ist kein einheitlicher Vorgang, sondern umfasst unterschiedliche neuronale und strukturelle Mechanismen, die an unterschiedlichen Orten (vestibulospinal, vestibulookulär) mit unterschiedlichem Zeitgang und begrenzten Möglichkeiten stattfinden, mit inkomplettem Ergebnis vor allem für hochfrequente Kopfbeschleunigungen (Brandt et al. 1997). Die zentrale Gegenregulation (Kompensation) einer einseitigen Labyrinthläsion wird gefördert und beschleunigt, wenn Bewegungsreize inadäquate und intersensorisch inkongruente afferente Signale auslösen.

Vestibuläre Trainingsprogramme, erstmals von Cawthorne (1944) empfohlen, umfassen unter Berücksichtigung heutiger Kenntnisse der Vestibularisfunktion (Brandt 1999; Hamann 1988; Herdman 2007)
— willkürliche Augenbewegungen und Fixationen zur Verbesserung der gestörten Blickstabilisation,
— aktive Kopfbewegungen zur Neueineichung des VOR,
— Balance-, Zielbewegungen und Gehübungen zur Verbesserung der vestibulospinalen Haltungsregulation und Zielmotorik.

Die Wirksamkeit des Trainings zur Förderung der zentralen Kompensation von Nystagmus und Fallneigung nach einseitiger Labyrinthläsion ist tierexperimentell belegt (Igarashi 1986). Bei Patienten mit Neuritis vestibularis konnte ein signifikanter Erfolg einer intensiven Physiotherapie für die vestibulospinale Haltungsregulation in einer prospektiven, randomisierten, kontrollierten Studie gezeigt werden (Strupp et al. 1998) (◘ Abb. 2.9). Diese Befunde werden durch eine Cochrane-Analyse gestützt (Hillier u. McDonnell 2011).

Pharmakologische und metabolische Studien im Tierexperiment sprechen dafür, dass Alkohol, Phenobarbital, Chlorpromazin, Diazepam und ACTH-Antagonisten die zentrale vestibuläre Kompensation verzögern, während Coffein, Amphetamin und Glukokortikoide sie beschleunigen können (Übersicht in Dutia 2010). Ob und in wieweit diese Pharmaka die zentrale Kompensation beim Menschen beeinflussen, ist bislang nicht ausreichend untersucht.

- **Pragmatische Therapie**

Wie oben dargestellt beruht die Behandlung der akuten Neuritis vestibularis auf drei Prinzipien:
- symptomatische Therapie,
- kausale Therapie und
- Verbesserung der zentralen vestibulären Kompensation durch Physiotherapie.

- **Symptomatische Therapie**

In der akuten Phase können während des 1.–3. Tages zur symptomatischen Unterdrückung von Nausea und Erbrechen 100 mg Dimenhydrinat (Vomex A® Supp. 1–3/Tag) oder andere Antivertiginosa (◘ Tab. 1.6) gegeben werden. Sobald der Patient nicht mehr erbricht, werden diese abgesetzt, da dadurch die zentrale Kompensation des peripheren Vestibularisausfalls verzögert wird (s.o.).

- ■ **Kausale Therapie**

Eine kurz dauernde Behandlung mit Glukokortikoiden (Methylprednisolon, z.B. Urbason, initial 100 mg oral pro Tag, Dosis jeden 4. Tag um 20 mg reduzieren) führt zu einer signifikanten Verbesserung der Erholung der peripheren vestibulären Funktion (Strupp et al. 2004). Mit dieser Therapie erhöhte sich signifikant der Anteil der Patienten, bei denen eine Erholung der Funktion des betroffenen Labyrinths eintrat, von 39% auf 62%.

- ■ **Verbesserung der zentralen vestibulären Kompensation**

Zur Verbesserung der zentralen vestibulären Kompensation des peripheren Defizits erfolgt ein stufenförmiges physikalisches Training unter krankengymnastischer Betreuung mit anfänglich statischen Stabilisationen, dann vor allem dynamischen Übungen zur Gleichgewichtsregulation und Blickstabilisation während Augen-Kopf-Körper-Bewegungen. Wichtig ist, dass der Schwierigkeitsgrad der Gleichgewichts- und Balanceübungen bis zu einem Grad oberhalb der »Normalanforderung« sukzessiv gesteigert wird, und zwar sowohl mit als auch ohne visuelle Stabilisation.

Die Wirksamkeit der Physiotherapie zur Verbesserung der zentralen vestibulospinalen Kompensation bei Neuritis vestibularis ist durch eine prospektive, randomisierte, kontrollierte klinische Studie (Strupp et al. 1998) und eine Cochrane-Analyse (Hillier u. McDonnell 2011) belegt.

- ■ **Unwirksame Therapie**

Die Behandlung mit durchblutungsfördernden Maßnahmen (Vasodilatatoren, niedermolekularen Dextranen, Hydroxyäthylstärke, Lokalanästhetika oder Stellatumblockaden) ist unwirksam.

- **Differenzialdiagnosen und klinische Probleme**

Die Diagnose der Neuritis vestibularis ist eine Ausschlussdiagnose. Differenzialdiagnostisch sind sowohl andere periphere vestibuläre als auch zentrale vestibuläre Störungen in Betracht zu ziehen:
- die maximal einen Tag anhaltenden Attacken des Morbus Menière,
- die vestibuläre Migräne,
- Funktionsstörungen des Labyrinths oder N. vestibulocochlearis anderer Ursache (z.B. Vestibularisparoxysmie),
- die Pseudoneuritis vestibularis durch zentrale Läsionen im Eintrittsbereich des N. vestibularis (z.B. lakunärer Infarkt oder MS-Plaque) sowie
- zerebelläre Ischämien.

Hilfreich für die diagnostische Einordnung sind jeweils die Begleitsymptome, die Dauer und das rezidivierende Auftreten der Beschwerden sowie die sorgfältige klinische Untersuchung und in unklaren

Fällen apparative Zusatzuntersuchungen (CCT, MRT, Doppler/Duplex, Liquorpunktion, evozierte Potenziale):
- Typisch für den Herpes zoster oticus (Ramsey-Hunt-Syndrom) sind der initiale brennende Schmerz und die Bläscheneruption sowie Hörstörungen und Fazialisparese.
- Das Cogan-Syndrom (meist junge Frauen betreffend, relativ selten) ist eine Autoimmunerkrankung, charakterisiert durch die Trias:
  - interstitielle Keratitis (»rotes Auge«),
  - audiologische Symptome und
  - vestibuläre Symptome bzw. Defizite.
- Hirnstammzeichen finden sich bei lakunären Infarkten oder MS-Plaques im Bereich der Eintrittszone des VIII. Hirnnervs (Pseudoneuritis vestibularis). Letztere ist klinisch dadurch gekennzeichnet, dass die kalorische Untererregbarkeit inkomplett ist und zusätzlich zentrale Okulomotorikzeichen (s.o.) bestehen.

Unter Einschluss dieser fünf klinischen Zeichen:
- Skew Deviation (vertikale Divergenz, d.h., ein Auge steht über dem anderen; als Komponente der Ocular Tilt Reaction),
- normaler rascher Kopfimpulstest,
- sakkadierte Blickfolge,
- Blickrichtungsnystagmus entgegen der Richtung des Spontannystagmus,
- Auslenkung der subjektiven visuellen Vertikalen,

gelingt die Unterscheidung einer peripheren Neuritis vestibularis von einer zentralen Pseudoneuritis auch ohne Bildgebung mit einer Sensitivität und Spezifität von 92% (Cnyrim et al. 2008). Wird zusätzlich die visuelle Fixationssuppression des Nystagmus mittels Videookulographie in die Beurteilung miteinbezogen, lässt sich die diagnostische Sicherheit noch weiter erhöhen.

Konkret heißt dies, eine zentrale Störung i.S. einer Pseudoneuritis vestibularis liegt vor, wenn
- ein Patient die o.g. zentralen Zeichen hat,
- der Kopfimpulstest nicht pathologisch ist, und
- der Nystagmus sich durch visuelle Fixation nicht unterdrücken lässt.

Die Bedeutung des Kopfimpulstests für die Differenzialdiagnose wird durch eine weitere Studie unterstrichen (Newman-Toker et al. 2008): Akuter vestibulärer Schwindel mit Blickrichtungsnystagmus spricht bei normalem Kopfimpulstest für eine zentrale Genese. Die Befunde werden durch eine prospektive Studie an 100 Patienten mit akutem Schwindel gestützt. Die Kombination von Kopfimpulstest, Blickrichtungsnystagmus entgegen der Richtung des Spontannystagmus und Skew Deviation erlaubten in mehr als 95% der Fälle eine Differenzierung zwischen einer peripheren und zentralen vestibulären Läsion (Kattah et al. 2009).

2.3 Morbus Menière

■ **Anamnese**

Der Morbus Menière ist durch rezidivierende, viele Minuten bis Stunden anhaltende Attacken von Schwindel und jeweils einseitige Hörminderung, Tinnitus und Ohrdruckgefühl gekennzeichnet (▶ DVD). Die einzelnen Attacken treten oft ohne Prodromi oder erkennbare Auslöser und ohne tageszeitliche Bindung auf. In etwa einem Drittel der Fälle gehen jedoch eine Verstärkung des Ohrgeräuschs, des Ohrdrucks und eine Hörminderung dem abrupt einsetzenden Schwindel voraus. Monosymptomatische rein vestibuläre oder rein cochleäre Attacken sind vor allem zu Beginn eines Morbus Menière möglich. Im Verlauf der Erkrankung entwickelt sich meist eine bleibende Hörminderung auf dem betroffenen Ohr.

■ **Klinik und Verlauf**

Typisch für den Morbus Menière ist die Kombination von akut auftretenden vestibulären und/oder cochleären Symptomen in den mindestens 20 Minuten andauernden Attacken mit fluktuierender, langsam progredienter Hörminderung, Tinnitus und vestibulären Defiziten im Verlauf.

Die American Academy of Ophthalmology and Otolaryngology, Head and Neck Surgery hat 1995 die in ▶ Übersicht 2.1 genannten diagnostischen Kriterien formuliert.

> **Übersicht 2.1. Morbus Menière: Diagnostische Kriterien**
>
> **Bewiesener Morbus Menière:**
> - Histopathologischer Nachweis des Endolymphhydrops
> - Symptomatik wie bei sicherem Morbus Menière
>
> **Sicherer Morbus Menière:**
> - Zwei oder mehr Schwindelattacken von 20 Minuten Dauer oder länger
> - Nachgewiesene Hörminderung bei mindestens einer Untersuchung
> - Tinnitus oder Ohrdruck im betroffenen Ohr
> - Andere Ursache klinisch ausgeschlossen
>
> **Wahrscheinlicher Morbus Menière:**
> - Eine Schwindelattacke
> - Nachgewiesene Hörminderung bei mindestens einer Untersuchung
> - Tinnitus oder Ohrdruck im betroffenen Ohr
> - Andere Ursachen klinisch ausgeschlossen
>
> **Möglicher Morbus Menière:**
> - Schwindelattacke wie oben ohne dokumentierten Hörverlust oder
> - Innenohrschwerhörigkeit, fluktuierend oder konstant mit Schwankschwindel, aber ohne Schwindelattacken
> - Andere Ursachen klinisch ausgeschlossen

- Während der initialen vestibulären Erregung findet sich ein Drehschwindel und Nystagmus zur Seite des betroffenen Labyrinths (im Sinne eines Reiznystagmus).
- Während des vestibulären Funktionsausfalls entstehen Drehschwindel und Nystagmus zur Seite des nicht betroffenen Labyrinths (im Sinne eines Ausfallnystagmus) sowie Gangabweichung und Fallneigung.
- Zusätzlich bestehen cochleäre Symptome in Form von Tinnitus, Hörminderung sowie Druck- und Völlegefühl des betroffenen Ohrs.

Entsprechend den o.g. diagnostischen Kriterien ist eine audiologische Untersuchung notwendig und eine ergänzende vestibuläre Diagnostik hilfreich. Audiometrisch findet man meist eine tieftonbetonte Innenohrschwerhörigkeit (Savastano et al. 2006). In den meisten, aber nicht in allen Fällen hilft die audiologische Testung auch bei der Differenzierung zwischen Morbus Menière und vestibulärer Migräne (Battista 2004; Cha et al. 2007; de Valck et al. 2007). Die AEP zeigen Hinweise für eine Innenohrschwerhörigkeit. Mittels Elektro- oder Videookulographie mit kalorischer Prüfung und den VEMPs lassen sich das periphere vestibuläre Defizit und dessen Verlauf dokumentieren. Sie dienen auch dazu, die betroffene Seite zu identifizieren und die Frage zu beantworten, ob ein beidseitiger Morbus Menière vorliegt.

Beim Morbus Menière kann es auch zu sog. vestibulären Drop Attacks oder Tumarkinschen Otolithenkrisen kommen. Diese sind durch plötzliche, rezidivierende Stürze gekennzeichnet: Den Betroffenen zieht es im Stehen schlagartig die Beine weg. Tumarkinsche Otolithenkrisen beruhen wohl auf endolymphatischen Druckschwankungen mit einseitiger Otolithenfunktionsstörung und vestibulospinalem Tonusverlust (Baloh et al. 1990). Sie treten bei 3–7% der Patienten mit Morbus Menière auf, und zwar sowohl im Früh- als auch Spätverlauf. Häufig kommt es zu einer spontanen Remission, obwohl die anderen Symptome fortschreiten (Huppert et al. 2010).

Die Lebenszeitprävalenz des Morbus Menière liegt bei etwa 0,51% (Neuhauser 2007); dies bedeutet, dass etwa eine Million Menschen in Europa da-

Diese Empfehlungen sind durchaus verbesserungswürdig (Stapleton u. Mills 2008), und zwar sowohl bzgl. der klinischen Sicherung der Diagnose als auch bzgl. der differenzialdiagnostischen Abgrenzung, da die genannten Kriterien Überlappungen z.B. zur vestibulären Migräne, Perilymphfistel und Vestibularisparoxysmie zulassen. Insbesondere bei monosymptomatischem Beginn mit isolierten Hörstürzen oder isolierten Schwindelattacken ist die Diagnose häufig schwierig oder bleibt unsicher.

In der Attacke kommt es zunächst zu einer einseitigen Minuten dauernden vestibulären Erregung, dann zu einem länger dauernden vestibulocochleären Ausfall mit dem folgenden klinischen Befund:

von betroffen sind. Der Morbus Menière ist nach dem BPPV die zweithäufigste Ursache peripher vestibulären Schwindels. Der bevorzugte Beginn der Erkrankung liegt zwischen der 4.–6. Lebensdekade (Männer etwas häufiger als Frauen), selten in der Kindheit (Choung et al. 2006).

Die Erkrankung beginnt einseitig mit sehr unregelmäßiger, zunächst zunehmender, dann wieder abfallender Frequenz der Attacken, die im weiteren Verlauf auch das andere Ohr betreffen können. Je länger man Patienten mit Morbus Menière verfolgt, desto häufiger sieht man bilaterale Erkrankungen (Nabi u. Parnes 2009). Im frühen Stadium bis zu 2 Jahren sind etwa 15% der Fälle bilateral. Nach 10 Jahren entwickeln etwa 35% eine bilaterale Form, nach 20 Jahren bis zu 47% (Huppert et al. 2010). Dies erklärt auch, warum der Morbus Menière die zweithäufigste Ursache einer bilateralen Vestibulopathie darstellt (Zingler et al. 2007). Zunächst sind die Patienten im Intervall beschwerdefrei, dann entwickeln sich zunehmend Ohrensausen und Hörminderung (meist Tieftonverlust), die gegenüber anderen Innenohrerkrankungen in ihrem Ausmaß ungewöhnlich wechseln. Inzwischen ist allgemein anerkannt, dass der Verlauf bei vielen Patienten benigne ist (Huppert et al. 2010): Die Frequenz der Attacken nimmt innerhalb der ersten 5–10 Jahre ab.

- **Ätiologie, Pathophysiologie und therapeutische Prinzipien**

Ätiologie und Pathophysiologie des Morbus Menière sind trotz vieler Untersuchungen bislang nicht sicher geklärt (Übersicht in Minor et al. 2004; Sajjadi u. Paparella 2008; Semaan et al. 2005). Der pathognomisch-histopathologische Befund ist ein Endolymphhydrops (Merchant et al. 2005), der sich inzwischen mit hochlaufösender MRT des Felsenbeins nach transtympanaler Gabe von Gadolinium gut darstellen lässt (Gurkov et al. 2011) (◘ Abb. 2.10). Pathophysiologisch entsteht dieser durch eine relativ zu hohe Produktion und/oder zu geringe Resorption der Endolymphe. Der erhöhte endolymphatische Druck führt zu einer Ruptur der Endolymphmembran und/oder Öffnung spannungssensitiver unselektiver Kationenkanäle (Yeh et al. 1998); dies bedingt eine Erhöhung der Kaliumkonzentration im Perilymphraum mit kaliuminduzierter Depolarisation, die zunächst zu einer Exzitation und dann Depolarisation führt. Die Ursachen, die zu einem Endolymphhydrops führen, sind vielfältig und reichen von autoimmunologischen und erregerbedingten Erkrankungen (Selmani et al. 2005) bis zu Hypothesen, dass Ionenkanalerkrankungen (Gates 2005) oder Aquaphorin (Ishiyama et al. 2006) eine wichtige Rolle spielen können. Ferner werden aufgrund familiärer Häufungen (Frykholm et al. 2006; Klockars u. Kentala 2007) genetische Faktoren diskutiert, die durch Linkageanalysen gestützt werden (Klar et al. 2006).

Das primäre Ziel der Therapie des Morbus Menière ist, die Attacken zu verhindern, um so auch ein Fortschreiten der vestibulocochleären Defizite zu verhindern. Zur Therapie des Morbus Menière sind bislang mehr als 2.000 Arbeiten publiziert wor-

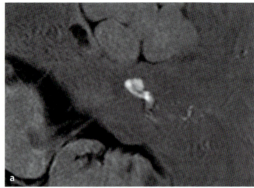
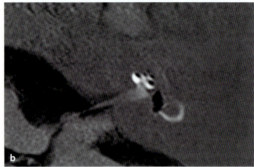

◘ **Abb. 2.10 a, b** Darstellung des Endolymphhydrops mittels hochauflösender MRT des Felsenbeins, 24 h nach transtympanaler Injektion von Gadolinium, das vorwiegend in den Perilymphraum diffundiert (mit freundl. Genehmigung von Dr. Robert Gürkov, modifiziert nach Gurkov et al. 2011). **a** Labyrinth einer gesunden Kontrollperson: Cochlea und Bogengänge kommen zur Darstellung. **b** Labyrinth eines Patienten mit Morbus Menière: Der Endolymphhydrops ist indirekt durch die Kontrastmittelaussparung zu erkennen

den. Dementsprechend reicht das Spektrum der Therapieempfehlungen von salzfreier Kost, über Diuretika, transtympanaler Gentamicin- oder Steroidgabe oder Betahistin bis zu verschiedenen operativen Verfahren (Übersicht in Minor et al. 2004). Positive Effekte auf die Attackenfrequenz wurden für die transtympanale Instillation von Gentamicin und Steroiden sowie für die hochdosierte lang dauernde Gabe von Betahistindihydrochlorid (3×48 mg/Tag für 12 Monate) publiziert (Übersicht in Strupp et al. 2011).

Gentamicin Die Wirkung von Gentamicin beruht auf einer direkten Schädigung von vestibulären Typ-I-Haarzellen (Carey et al. 2002; Ishiyama et al. 2007; Selimoglu 2007). Als mit dieser Behandlung begonnen wurde, erhielten die Patienten so lange Gentamicin, bis die Gleichgewichtsfunktion ausgefallen war. Damit erreichte man in den meisten Fällen Attackenfreiheit, verursachte aber auch in mehr als 50% der Fälle eine deutliche Innenohrschwerhörigkeit. Als nachgewiesen worden war, dass die ototoxische Wirkung der Aminoglykoside mit deutlicher Verzögerung einsetzt (Magnusson et al. 1991), wurde das Therapieregime geändert: entweder Einzelinjektionen im Abstand von mindestens 4 Wochen oder eine einzige Injektion und dann regelmäßige Verlaufskontrollen und erst bei weiteren Attacken weitere Injektionen (Lange et al. 2004).

Es liegen zwei prospektive, doppelblinde, randomisierte, kontrollierte Studien vor, die eine Wirksamkeit in Bezug auf die Schwindelsymptome gezeigt haben (Postema et al. 2008; Stokroos u. Kingma 2004); diese Ergebnisse werden durch eine Cochrane-Analyse gestützt (Pullens u. van Benthem 2011).

Wesentliches Problem der Behandlung mit Aminoglykosiden ist die begleitende Hörschädigung, die bei mindestens 20% der Patienten auftritt (Colletti et al. 2007; Flanagan et al. 2006), so dass eigentlich nur Patienten mit vorbestehender deutlicher Hörschädigung behandelt werden sollten. Erschwerend kommt hinzu, dass sich bei fast der Hälfte der Patienten nach etwa 5 Jahren Krankheitsdauer ein beidseitiger Morbus Menière entwickelt (Takumida et al. 2006; Huppert et al. 2010).

Transtympanale Gabe von Glukokortikoiden In einer retrospektiven Untersuchung wurden die Effekte transtympanaler Injektionen von Dexamethason bei 34 Patienten untersucht (Barrs 2004). Nach einer wöchentlichen Gabe von jeweils 10 mg/ml zeigte sich nur bei 24% der Patienten eine relevante Besserung; weitere 24% besserten sich im Verlauf, so dass die Hälfte der Behandelten davon profitierte. Diese Behandlung wird gut toleriert (Yilmaz et al. 2005). Eine kontrollierte, prospektive, doppelblinde Studie zeigte eine Besserung der Schwindelattacken in 82% gegenüber 57% in der Placebogruppe (Garduno-Anaya et al. 2005). In einer weiteren prospektiven, kontrollierten, randomisierten Studie wurde der Effekt einer intratympanalen Gentamicingabe mit der von Dexamethason verglichen (Casani et al. 2011): Die Reduktion der Schwindelattacken unter Getamicin war mit 93% der unter Dexamethason mit 61% deutlich überlegen. Laut einer Cochrane-Analyse (Phillips u. Westerberg 2011) gibt es bislang nur eine einzige methodisch sorgfältig durchgeführte Studie (Garduno-Anaya et al. 2005), so dass sich nur begrenzte Hinweise für die Wirksamkeit der transtympanalen Gabe von Glukokortikoiden ergeben.

Betahistin Metaanalysen zeigen, dass Betahistin offensichtlich einen prophylaktischen Effekt auf die Attacken bei Morbus Menière hat (Claes u. van de Heyning 1997; James u. Thorp 2005; Strupp et al. 2007), wobei bislang keine placebo-kontrollierten, doppelblinden Studien vorliegen. Betahistin ist ein H_1-Agonist und H_3-Antagonist. Über seine Wirkung auf die präkapillären Sphinkter der Stria vascularis verbessert es die Mikrozirkulation im Innenohr (Dziadziola et al. 1999). In Tierversuchen konnte gezeigt werden, dass Betahistin zu einer dosisabhängigen Zunahme des kapillären Blutflusses im Innenohr führt, und zwar im Bereich von äquivalenten Einzeldosen beim Menschen von 16–160 mg (Ihler et al. 2012). Dadurch verbessert es möglicherweise die Imbalance zwischen der Produktion und Resorption der Endolymphe. Auf der Basis klinischer Erfahrungen mit einer Dosierung von 3×48 mg Betahistindihydrochlorid/Tag erfolgte eine offene Anwendungsbeobachtung bei 112 Patienten, die zeigte, dass diese höhere Dosierung der bislang gebräuchlichen Dosierung von 3×16 bis 3×24 mg/d signifikant überlegen ist. Nach 12 Monaten nahm die mittlere Zahl der Attacken von 7,6 auf 4,4/Monat in der Niedrigdosis- und in der Hochdosisgruppe von 8,8 auf 1,0/Monat ab (p=0,0002 für den Gruppenvergleich) (Strupp et al. 2008). Wenn die Patienten nach 3 Monaten auf eine Dosierung von 3×48 mg/d nicht ausreichend ansprechen, kann die Dosis in Einzelfällen sukzessiv bis auf 480 mg/d erhöht werden (Lezius et al. 2011). Ziel der Therapie ist eine mindestens 6-monatige Attackenfreiheit, dann kann die Dosis wieder langsam auf eine Erhaltungsdosis reduziert werden.

- **Pragmatische Therapie**
- - **Attackenbehandlung**

Die akute Attacke selbst ist begrenzt. Schwindel und Nausea können durch Antivertiginosa vermindert werden, wie sie auch zur Behandlung anderer akuter Labyrinthfunktionsstörungen eingesetzt werden, z.B. Dimenhydrinat 100 mg als Suppositorien oder Infusion (1–3×100 mg/d), in schweren Fällen Benzodiazepine.

- - **Prophylaktische Therapie**

Ziel der prophylaktischen Behandlung ist es, den Endolymphhydrops zu vermindern, um so die Attacken und das Fortschreiten der vestibulocochleären Defizite zu verhindern. Wenn Patienten eine oder mehr Attacken pro Monat haben, ist eine prophylaktische Therapie indiziert.

Betahistindihydrochlorid Betahistindihydrochlorid (z.B. Vasomotal 24 mg), 3×2 Tbl. à 24 mg/d, d.h. 3×48 mg/d, wird über mindestens 6–12 Monate gegeben. Ist der Patient 6 Monate attackenfrei, kann die Dosis langsam reduziert werden (je nach Verlauf um 1 Tbl. alle 1–3 Monate). Es handelt sich also um eine Langzeitbehandlung. Diese Empfehlungen beruhen auf der o.g. Anwendungsbeobachtung (Strupp et al. 2008) (◘ Abb. 2.11).

Nimmt die Attackenfrequenz nach 3 Monaten nicht ab, kann die Dosis sukzessiv bis auf 480 mg/d (d.h. 20 Tbl. à 24 mg/d) erhöht werden. Ist der Patient 6 Monate attackenfrei, ist wiederum eine sukzessive Dosisreduktion von jeweils 24 mg alle 3 Monate sinnvoll.

Transtympanale Installation ototoxischer Antibiotika Selten ergibt sich bei medikamentös therapieresistenten häufigen Menière-Attacken mit Innenohrschwerhörigkeit und Identifizierung der betroffe-

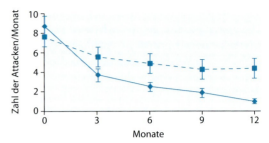

◘ **Abb. 2.11** Effekt von Betahistindihydrochlorid auf die Frequenz der Menière-Attacken bei 112 Patienten in einer offenen Anwendungsbeobachtung: niedrige Dosis (■) 16 oder 24 mg 3-mal/Tag vs. höhere Dosis (◆) 48 mg 3-mal/Tag). Angegeben ist die mittlere Zahl der Attacken pro Monat (±SEM), während der 3 Monate vor Beginn der Therapie und während der Therapie. Nach 12-monatiger Behandlung nahm der Mittelwert bzw. Median der Attacken in der Gruppe mit niedriger Dosis von 7,6 (4,5) auf 4,4 (2,0) (p <0,0001) ab; in der Gruppe mit der höheren Dosis sank die Zahl der Attacken von 8,8 (5,5) auf 1,0 (0,0) (p <0,0001). Nach 12 Monaten war die Anzahl der Attacken in der Gruppe mit der höheren Dosierung signifikant niedriger als in der Gruppe mit der niedrigen Dosierung (p12M=0,0002) (aus Strupp et al. 2008; mit freundl. Genehmigung)

nen Seite die Indikation für eine transtympanale Instillation ototoxischer Antibiotika (1–2 ml mit einer Konzentration von 20–40 mg/ml Gentamicin) in mehrwöchentlichem Abstand. Das Dosisintervall sollte sich nach der Wirksamkeit richten. Nach Metaanalysen liegt die Erfolgsrate der Gabe von Gentamicin zwischen 39–95% (Cohen-Kerem et al. 2004; Strupp et al. 2007).

Früher wurden die Instillationen täglich vorgenommen, bis nachgewiesen worden war, dass die ototoxischen Effekte von Gentamicin verzögert auftreten können (Magnusson u. Padoan 1991), weshalb heute allgemein Einzelinstillationen in mehrwöchigem Abstand empfohlen werden (Postema et al. 2008; Pullens u. van Benthem 2011; Stokroos u. Kingma 2004).

- - **Behandlung der vestibulären Drop Attacks (Tumarkinschen Otolithenkrisen)**

Rezidivierende vestibuläre Drop Attacks oder Tumarkinsche Otolithenkrisen sind für die Patienten im Alltag außerordentlich beeinträchtigend und wegen der hohen Verletzungsrate gefährlich. Je nach klinischer Einschätzung der Schwere der Störung wird hier – falls die hochdosierte Behandlung mit Betahistin zu keiner Besserung führt – die intratympanale Gentamicinbehandlung erfolgreich eingesetzt. Voraussetzung dieser Behandlung ist, dass das betroffene Ohr ausreichend sicher (z.B. mit Audiogramm, kalorischer Prüfung und VEMPs) identifiziert werden kann.

Unwirksame Therapie

Metaanalysen haben gezeigt, dass weder salzfreie Diät (Strupp et al. 2007) noch Diuretika (Thirlwall u. Kundu 2006) einen Therapieeffekt haben. Die Sakkotomie ist ebenfalls nicht wirksam, wie in einer Cochrane-Analyse nachgewiesen werden konnte (Pullens et al. 2010). Damit sind heute diese drei Therapieverfahren ebenso wie die früher weit verbreitete selektive Neurektomie obsolet.

Differenzialdiagnosen und klinische Probleme

Die typische Anamnese ist der Schlüssel zur Diagnose. Die oto-neurologische und neuro-ophthalmologische Untersuchung zeigt im Intervall eine fluktuierende, insgesamt progrediente Hörminderung und seltener ein peripheres vestibuläres Funktionsdefizit (je nach Befall ein- oder beidseitig). Die Frühdiagnose ist oft schwierig, da die Menière-Erkrankung nur bei 20% der Fälle mit der klassischen Trias beginnt. Bei 40% der Fälle markiert ein plötzlicher einseitiger »Hörsturz« den Beginn, bei weiteren 40% ein Minuten bis Stunden andauernder (Dreh-)Schwindel. Die beiden wichtigsten Differenzialdiagnosen sind bei
- der ersten Menière-Attacke: die Neuritis vestibularis (▶ Kap. 2.2) und
- rezidivierenden Attacken: die vestibuläre Migräne.

Hilfreich zur Differenzierung der Neuritis vestibularis ist die Dauer der Attacke, die beim Morbus Menière meist einige Stunden, maximal einen Tag anhält, und bei der Neuritis vestibularis meist mehrere Tage dauert. Auch die Begleitsymptome müssen berücksichtigt werden, wie z.B.
- »Ohrsymptome« beim Morbus Menière,
- entzündliche Augenzeichen mit Hörstörungen beim Cogan-Syndrom oder
- Hörstörungen und eventuelle zentrale Zeichen bei Infarkten der AICA/A. labyrinthi.

Zentrale Okulomotorikstörungen bzw. zentrale vestibuläre Funktionsstörungen finden sich bei lakunären Infarkten, MS-Plaques im Bereich der Eintrittszone des VIII. Hirnnervs (sog. faszikuläre Läsionen) oder der vestibulären Migräne. Da eine kalorische Untererregbarkeit bei allen genannten Erkrankungen vorhanden sein kann, lässt sich diese differenzialdiagnostisch nicht nutzen.

Bei rezidivierenden Attacken ist die vestibuläre Migräne die wichtige Differenzialdiagnose, die sich wegen ihrer variablen Attackendauer nicht nur in Form kurzer, sondern auch mehrstündiger Attacken manifestieren kann (▶ Kap. 3.2). In diesem Zusammenhang ist zu betonen, dass 60% der Patienten mit Morbus Menière auch die diagnostischen Kriterien für eine vestibuläre Migräne und umgekehrt erfüllen und eine pathogenetische Assoziation beider Erkrankungen diskutiert wird (Radtke et al. 2002). Für eine vestibuläre Migräne sprechen
- zentrale Okulomotorikstörungen im Intervall,
- das Fehlen einer progredienten Hörminderung trotz vieler Attacken,
- die Assoziation mit anderen neurologischen Symptomen wie z.B. Taubheitsgefühl im Gesicht oder Sprachstörungen (Migräne vom Basilaristyp),
- Kopf- und Nackenschmerzen sowie
- das Ansprechen auf eine prophylaktische Migränebehandlung.

Für den Morbus Menière sprechen neben den audiologischen Defiziten auch das typische Druckgefühl auf dem betroffenen Ohr. Häufig lässt sich die Diagnose nur aus dem Verlauf und dem Ansprechen auf die Therapie stellen. Ein Teil der Patienten wird sowohl prophylaktisch gegen den Morbus Menière als auch die vestibuläre Migräne behandelt werden müssen, bevor diese beschwerdefrei werden.

Anamnestisch schwer unterscheidbar von den Drop Attacks der vertebrobasilären Ischämie sind die vestibulären Drop Attacks oder Tumarkinschen Otolithenkrisen (s.o.) beim Morbus Menière.

Die Vestibularisparoxysmie, bedingt durch eine Gefäß-Nerv-Kompression, ist ebenfalls durch rezidivierende Attacken mit Schwindel und/oder gelegentlichen Ohrsymptomen charakterisiert. Diese Attacken sind im Gegensatz zum Morbus Menière typischerweise nur von Sekundendauer.

2.4 Vestibularisparoxysmie

▪ Anamnese

Leitsymptom (▶ DVD) der Vestibularisparoxysmie sind kurze, Sekunden bis wenige Minuten anhaltende Dreh- oder Schwankschwindelattacken mit oder ohne Ohrsymptome (Tinnitus und Hörminderung), die bei manchen Patienten von bestimmten Kopfpositionen abhängig sind und sich gelegentlich durch Hyperventilation provozieren lassen. Hörminderung und Tinnitus können auch zwischen den Attacken im Intervall vorhanden sein.

▪ Klinik und Verlauf

Eine Vestibularisparoxysmie wird bei kurzen und häufigen Schwindelattacken vermutet, wenn folgende Merkmale vorliegen (Brandt u. Dieterich 1994):
- kurze, Sekunden bis Minuten dauernde Attacken eines Dreh- oder Schwankschwindels mit Stand- und Gangunsicherheit,
- manchmal Auslösbarkeit der Attacken durch bestimmte Kopfpositionen, Hyperventilation oder Beeinflussung der Attacke durch Änderung der Kopfposition,
- gelegentlich einseitige Hörminderung oder Tinnitus während der Attacken oder permanent,
- im Verlauf in den neurophysiologischen Funktionstests (Audiogramm, AEPs, kalorische Testung, subjektive visuelle Vertikale) vermehrt messbare vestibuläre und/oder cochleäre Defizite in der Attacke und mit geringerer Ausprägung im Intervall,
- Besserung oder Abklingen der Attacken durch Carbamazepin (bereits in niedriger Dosis),
- kein Vorliegen von zentralen vestibulären/okulomotorischen Störungen oder Hirnstammzeichen.

Im Bereich der Okulomotorik und bei Funktionstestung des VIII. Hirnnervs zeigen sich bei ca. 20% der Patienten Zeichen für eine einseitige Vestibularisunterfunktion (Provokationsnystagmus, Kopfimpulstest). Ein Spontannystagmus lässt sich bei einem Teil der Fälle auch durch Hyperventilation provozieren (Hüfner et al. 2008a).

Die Art der Beschwerden – vestibuläre Symptome (vonseiten der Bogengänge oder Otolithenorgane) oder cochleäre Symptome – lassen einen Rückschluss auf die betroffenen Nervenanteile zu, und bei einer Kombination von Symptomen verschiedener Nerven eventuell auch auf den Läsionsort. So deuten z.B. gleichzeitig auftretende Symptome des VII. und VIII. Hirnnervs (mit Kontraktur des M. frontalis, Schwindel und schräg versetzten Doppelbildern [Straube et al. 1994]) auf eine Irritation beider Nerven im Meatus acusticus internus hin, dort wo beide nahe beieinanderliegen. Schließlich wurde ein analoges Krankheitsbild mit rezidivierendem Tinnitus beschrieben (Russell u. Baloh 2009). Es kann sich sowohl um Reiz- als auch Läsionszeichen handeln.

In einer Studie an 32 Patienten mit Vestibularisparoxysmie konnte bei 95% der betroffenen Patienten ein Gefäß-Nerv-Kontakt im Austrittsbereich des N. vestibulocochlearis nachgewiesen werden, weshalb sich die Diagnose durch ein hochauflösende MRT des Hirnstamms mit CISS-Sequenz stützen lässt; bei 42% der Patienten kamen beidseitige Gefäß-Nerv-Kontakte vor (Hüfner et al. 2008a). Da auch bei Gesunden solche Gefäß-Nerv-Kontakte nachweisbar sind, kann deren Vorliegen lediglich im Zusammenhang mit der entsprechenden klinischen Begleitsymptomatik (◘ Tab. 2.3) als pathologisch gewertet werden. Eine kranielle MRT sollte auch zum Ausschluss anderer Pathologien wie Raumforderungen im Bereich des Kleinhirnbrückenwinkels, Arachnoidalzysten, Megalodolichobasiliaris, Hirnstammplaques bei Multipler Sklerose (paroxysmale Hirnstammattacken) oder anderer Hirnstammläsionen durchgeführt werden.

Es scheint zwei Häufigkeitsgipfel zu geben, einen mit frühem Beginn bei vertebrobasilären Gefäßanomalien und einen zweiten mit späterem Beginn zwischen dem 40.–70. Lebensjahr bei Gefäßelongation aufgrund zunehmender Atherosklerose und stärkeren Pulsationen durch Bluthochdruck im Alter. Männer sind doppelt so häufig betroffen wie Frauen. Der Verlauf ist meist chronisch.

Für die Diagnosestellung der Vestibularisparoxysmie gilt:
- Sichere Vestibularisparoxysmie: mindestens 5 Attacken, und der Patient erfüllt die Kriterien A–E (◘ Tab. 2.3).
- Wahrscheinliche Vestibularisparoxysmie: mindestens 5 Attacken, und der Patient erfüllt
  - Kriterium A und
  - mindestens 3 der Kriterien B–E.

◘ Tab. 2.3 Diagnostische Kriterien der Vestibularisparoxysmie	
Kriterien	Beschreibung
A	Sekunden bis Minuten andauernde Schwindelattacken. Die einzelne Attacke ist selbstlimitiert und hört ohne spezifische Therapie auf
B	Einer oder mehrere der folgenden Faktoren lösen die Attacken aus: — Bereits in Ruhe auftretend — Bestimmte Kopf-/Körperpositionen (nicht BPPV-spezifische Lagerungsmanöver) — Veränderungen Kopf-/Körperposition (nicht BPPV-spezifische Lagerungsmanöver)
C	Keine, eines oder mehrere der folgenden Begleitsymptome während der Attacken: — Standunsicherheit — Gangunsicherheit — Einseitiger Tinnitus — Einseitiger Druck/Taubheit im Bereich des Ohrs — Einseitig reduziertes Hören
D	Eines oder mehrere der folgenden zusätzlichen diagnostischen Kriterien: — Gefäß-Nerv-Kontakt im MRT (CISS-Sequenz, TOF-MR-Angiographie) — Hyperventilations-induzierter Nystagmus — Zunahme des vestibulären Defizits bei Nachuntersuchungen (kalorische Testung) — Besserung der Symptome auf Antiepileptika (nicht bei der Erstvorstellung anzuwendendes Kriterium)
E	Die Symptome können nicht durch eine andere Krankheit erklärt werden

BPPV: Benigner peripherer paroxsmaler Lagerungsschwindel; CISS: Constructive Interference in Steady-State-Sequenz; TOF: Time of Flight (modifiziert nach Brandt u. Dieterich 1994, in Hüfner et al. 2008a)

- **Ätiologie, Pathophysiologie und therapeutische Prinzipien**

Wie bei der Trigeminusneuralgie, Glossopharyngeusneuralgie, dem Hemispasmus facialis oder der Obliquus-superior-Myokymie wird eine hirnstammnahe Gefäßkompression des VIII. Hirnnervs als Ursache dieser kurzen, Sekunden dauernden Schwindelepisoden angenommen (Brandt u. Dieterich 1994; Moller et al. 1986; Hüfner et al. 2008b). Aberierende, z.T. arteriosklerotisch elongierte, erweiterte und daher vermehrt pulsierende Gefäße im Kleinhirnbrückenwinkel sollen pathophysiologisch zu einer segmentalen Druckläsion mit Entmarkung des zentralen (Oligodendroglia) Myelins führen. Meist handelt es sich um eine Schlinge der AICA (70%), seltener der PICA (10%), A. vertebralis (10%) oder einer Vene (10%) (Best et al. 2012). Die Auslösung der Symptome geschieht durch direkte pulsatorische Kompression und/oder durch ephaptische Fehlschlüsse, d.h. pathologische paroxysmale Reizübertragung zwischen benachbarten, teilweise demyelinisierten Axonen. Zusätzlich wird eine durch die Kompression ausgelöste und aufrechterhaltene, zentrale Überaktivität im Kern diskutiert. Neben der Elongation und vermehrten Schlängelung kann die Nervenkompression auch durch eine Gefäßmalformation oder arterielle Ektasie in der hinteren Schädelgrube bedingt sein.

Diese Ätiologie wurde bereits früher als Ursache des sog. Disabling Positional Vertigo angenommen (Jannetta et al. 1984), der allerdings ein sehr uneinheitliches Schwindelsyndrom mit einer Vielzahl von Symptomen unterschiedlicher Dauer (von Sekunden bis Tagen), wechselnden Charakters (Dreh-, Schwank-, Benommenheitsschwindel oder Gangunsicherheit ohne Schwindel) und variablen Begleitsymptomen beschrieb. Da diese unscharfe Beschreibung auch für Patienten mit BPPV (► Kap. 2.1), Morbus Menière (► Kap. 2.3), bilateraler Vestibulopathie (► Kap. 2.5) oder phobischem Schwankschwindel (► Kap. 5.1) zutraf, wurde die klinische Definition im weiteren Verlauf präzisiert (Brandt u. Dieterich 1994).

Trotz der Hinweise für eine Kompression des VIII. Hirnnervs durch eine Arterie (selten eine Vene), die sich aus Kernspintomographieaufnahmen mit CISS-Sequenzen und TOF-MR-Angiographie ergeben (◘ Abb. 2.12), fehlen bisher größere prospektive klinische Studien, wie häufig ein solcher Gefäß-Nerv-Kontakt auch bei Gesunden darstellbar ist. Es ist bislang unklar, welcher Bereich der Myelinscheide des N. vestibulocochlearis genau (Abstand in Millimetern von der Nervenaustrittszone aus dem Hirnstamm) vulnerabel ist (◘ Abb. 2.13). Es ist jedoch anzuneh-

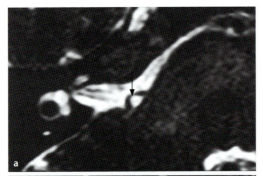
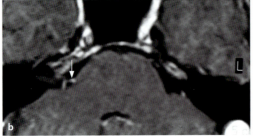
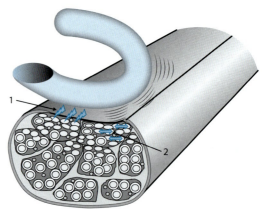

◘ Abb. 2.13 Pathophysiologie der Vestibularisparoxysmie in Analogie zu anderen neurovaskulären Kompressionssyndromen. Schematische Darstellung: **1** Ephaptische axonale Erregungsgeneration in den entmarkten Neuronen durch die pulsatorische Kompression; **2** Stelle intraaxonaler ephaptischer Fehlschlüsse, d.h. pathologischer paroxysmaler Reizübertragung zwischen benachbarten, teilweise demyelinisierten Axonen (Hüfner et al. 2009)

◘ Abb. 2.12 a, b Gefäß-Nerv-Kontakt (Pfeile) des rechten N. vestibulocochlearis durch eine Schlinge der rechten A. cerebelli inferior anterior in der MRT mit **a** dreidimensionaler Constructive Interference in Steady State-Sequenz (CISS) und **b** Time of Flight-Sequenz (TOF) (modifiziert nach Hüfner et al. 2008a; mit freundl. Genehmigung)

men, dass es der lange intrazisternale Verlauf ist, der von zentralem Myelin der Oligodendrozyten umgeben wird, und dies entspricht den ersten 15 mm nach Nervenaustritt (Lang 1982). In einer aktuellen MRT-Studie an 20 Patienten wurde ein Kontakt zwischen 0–10,2 mm festgestellt (Best et al. 2012).

Selten findet sich als Ursache der Sekunden dauernden, kopfbewegungsabhängigen Schwindelattacken eine Arachnoidalzyste, die den Nerven spannt (Arbusow et al. 1998). Bei dieser Pathogenese kann es zu einer Kombination aus länger andauernden Läsionssymptomen in eine Richtung (Stunden bis Tage) mit aufgepfropften, kopfbewegungsabhängigen, Sekunden dauernden Reizsymptomen in die entgegengesetzte Richtung kommen.

- Pragmatische Therapie
- - Medikamentöse Therapie

Ein Therapieversuch mit
- Carbamazepin (Tegretal®, Timonil®) in niedriger Dosis mit 200–600 mg/Tag oder
- Oxcarbazepin (Apydan® extent, Trileptal®; 300–600 mg/Tag)

ist sinnvoll und zudem diagnostisch verwertbar. In einer Verlaufsstudie von 32 Patienten über einen mittleren Zeitraum von 3 Jahren zeigten sich eine signifikante anhaltende Reduktion der Attackenfrequenz auf 10% der Ausgangswerte sowie eine Verminderung der Attackenintensität und -dauer (Hüfner et al. 2008a). Bei Unverträglichkeit stehen als Alternativen zur Verfügung:
- Phenytoin (Zentropil®),
- Gabapentin (Neurontin®) und
- Valproinsäure (Ergenyl®);

dazu liegen aber keine Studiendaten vor.

- - Operative Therapie

Die Indikation zur operativen mikrovaskulären Dekompression sollte trotz beschriebener Teilerfolge (Moller et al. 1986) zurückhaltend gestellt werden, da einerseits wegen eines intra- oder postoperativen Vasospasmus die Gefahr eines Hirnstamminfarkts besteht (ca. 3–5%), andererseits die betroffene Seite häufig nicht ausreichend sicher bestimmt werden kann. Bei nachgewiesenen anderen Ätiologien, wie der genannten Arachnoidalzyste im Kleinhirnbrückenwinkel, ist die Operation anzustreben, da es bei diesen Formen unter medikamentöser Therapie nur selten zur Beschwerdefreiheit kommt.

▪▪ Unwirksame Therapie
Die Behandlung mit durchblutungsfördernden Maßnahmen und Antivertiginosa ist unwirksam.

- **Differenzialdiagnosen und klinische Probleme**

Wichtige Differenzialdiagnosen sind:
- BPPV,
- paroxysmale Hirnstammattacken,
- vestibuläre Migräne,
- phobischer Schwankschwindel,
- kopfpositionsabhängige Okklusionssyndrome der A. vertebralis,
- zentraler Lage-/Lagerungsnystagmus.
- rotational vertebral artery syndrome

Wegen der charakteristischen Dauer (Sekunden bis wenige Minuten, sehr selten viele Stunden) der häufig rezidivierenden Schwindelattacken ergeben sich differenzialdiagnostisch meist keine wesentlichen Probleme. Allein paroxysmale Hirnstammattacken mit Schwindel und z.B. Ataxie können schwer abzugrenzen sein, da auch sie auf die Gabe von Carbamazepin in niedrigen Dosen reagieren. Als Ursache hierfür wird eine Hirnstammläsion (MS oder Infarkt) angenommen, die ebenfalls zu ephaptischen Fehlschlüssen an nebeneinanderliegenden Axonen von Hirnstammbahnen führt. Hier ist eine Hirnstammfeinschichtung in der MRT diagnostisch sinnvoll.

Der BPPV durch Kanalolithiasis kann mit den Lagerungsmanövern mit typischem Crescendo-Decrescendo-Nystagmus diagnostiziert werden, der bei der Vestibularisparoxysmie nicht mit dessen Charakteristika (► Kap. 2.1) und nur sehr selten durch die Lagerungsmanöver auslösbar ist.

2.5 Bilaterale Vestibulopathie

- **Anamnese**

Leitsymptome (► DVD) der bilateralen Vestibulopathie sind:
- bewegungsabhängiger Schwankschwindel und Gang- und Standunsicherheit (verstärkt in Dunkelheit und auf unebenem Grund) bei Beschwerdefreiheit im Sitzen und Liegen,
- Unscharfsehen beim Gehen und bei Kopfbewegungen (Oszillopsien) (40% der Patienten),
- Störungen des räumlichen Gedächtnisses und der Navigation.

Die Patienten klagen meist über bewegungsabhängigen Schwankschwindel und Gangunsicherheit. Typischerweise besteht unter statischen Bedingungen, d.h. im Sitzen und Liegen Beschwerdefreiheit. Etwa 40% der Betroffenen bemerken beim Gehen oder Laufen Scheinbewegungen der Umwelt (Oszillopsien) und können deshalb unter diesen Bedingungen z.B. Straßenschilder nicht lesen oder Gesichter entgegenkommender Menschen nicht erkennen. In der Anfangsphase der Erkrankung kann es vor allem bei sequenzieller bilateraler Vestibulopathie auch zu über Minuten bis Tage anhaltenden Dreh- oder Schwankschwindelattacken/-episoden kommen; dies sind wohl diejenigen Phasen, in denen sich die Funktion der Gleichgewichtsorgane einseitig verschlechtert.

- **Klinik und Verlauf**

Der bilaterale vestibuläre Funktionsausfall ist die häufigste Ursache für bewegungsabhängigen Schwankschwindel beim älteren Patienten (zur relativen Häufigkeit, ◘ Tab. 1.1). Sie wird aber häufig gar nicht oder zu spät diagnostiziert. Der klinische Verdacht auf eine bilaterale Vestibulopathie ergibt sich aus den o.g. Leitsymptomen. Die Diagnose wird durch die Testung des VOR gesichert, und zwar durch die Kombination von
- Kopfimpulstest (Halmagyi u. Curthoys 1988) (◘ Abb. 1.14) und
- kalorischer Prüfung (◘ Abb. 1.20).
    Beim Kopfimpulstest zeigen sich sowohl bei Kopfdrehung nach rechts und links Refixationssakkaden als Ausdruck des sog. Hochfrequenzdefizits des VOR. Ist das Ergebnis klinisch nicht sicher zu beurteilen, sollte zur Quantifizierung des VOR-Verstärkungsfaktors (sog. »VOR gain«) eine Untersuchung mit der Videookulographie erfolgen (◘ Abb. 1.21) (MacDougall et al. 2009). Zur Dokumentation, quantitativen Untersuchung – vor allem von Seitendifferenzen – und der Testung des VOR

im niedrigen Frequenzbereich dient die kalorische Prüfung mit Registrierung der Augenbewegungen. In Bezug auf die Testung des VOR gibt es drei Gruppen von Patienten, solche mit einem kombinierten Hoch- und Niedrigfrequenzdefizit (Mehrzahl) oder nur einem Hoch- oder einem Niedrigfrequenzdefizit (Kim et al. 2011; Zingler et al. 2007).
- Schließlich ist auch der VOR-Lesetest mit Bestimmung der Abnahme des Visus bei Kopfdrehungen (sog. Dynamic Visual Acuity) diagnostisch hilfreich (Vital et al. 2010). Darüber hinaus finden sich im Bereich der Okulomotorik keine Auffälligkeiten. Ausnahme sind Patienten mit einer Kombination von zerebellären Okulomotorikstörungen (sog. CANVAS-Syndrom, s.u.). Die Stand- und Gangprüfungen sind bei offenen Augen weitgehend normal. Bei geschlossenen Augen zeigt sich hingegen ein vermehrtes Körperschwanken im Romberg-Standversuch, deutlicher während des Tandem- und Einbeinstands sowie beim Fuß-vor-Fuß-Gehen. Bei den letzten beiden Untersuchungen besteht Fallgefahr. Asymmetrien der Vestibularisfunktion sind beim Geradeausgehen mit geschlossenen Augen zu erkennen: Die Richtung der Gangabweichung zeigt i.d.R. die stärker betroffene Seite an.

Im Verlauf der bilateralen Vestibulopathie können beide Labyrinthe und/oder Vestibularisnerven gleichzeitig oder sequenziell betroffen sein, akut oder langsam progredient, komplett oder inkomplett, mit oder ohne Seitendifferenz. Die bilaterale Vestibulopathie kann mit oder ohne begleitende Hörstörungen verlaufen. Die Diagnose der bilateralen Vestibulopathie wird i.d.R. klinisch durch die Funktionsprüfung der horizontalen Bogengänge gestellt. Eine Untersuchung der zervikalen vestibulär evozierten myogenen Potenziale (cVEMPs) ergab, dass die Funktion des Sakkulus weniger beeinträchtigt ist als die der Bogengänge (Zingler et al. 2008a). Andererseits gibt es offenbar auch eine seltene Untergruppe einer bilateralen Sakkulopathie mit normaler Bogengangfunktion (Fujimoto et al. 2009).

Eine Verlaufsbeobachtung von mehr als 80 Patienten mit bilateraler Vestibulopathie über etwa 5 Jahre zeigt, dass sich bei mehr als 80% der Patienten keine signifikante Besserung der vestibulären Funktionsdefizite ergibt, unabhängig von Ätiologie, Verlaufsform, Geschlecht und Lebensalter bei Manifestation der Erkrankung (Zingler et al. 2008b).

- **Pathophysiologie, Ätiologie und therapeutische Prinzipien**

Die Leitsymptome der bilateralen Vestibulopathie lassen sich durch den Ausfall vestibulookulärer und vestibulospinaler Funktionen erklären:
- **Stand-/Gangsicherheit sowie Schwankschwindel**, verstärkt im Dunkeln und auf unebenem Grund: Die defekte vestibulospinale Haltungsregulation kann wegen der redundanten sensomotorischen Haltungsregulation im Hellen durch das visuelle System weitgehend substituiert werden. Auch das somatosensorische System trägt über die Muskelspindelafferenzen und Mechanorezeptoren der Haut zur Gleichgewichtserhaltung bei. Wird der Beitrag des visuellen Systems (im Dunkeln oder durch Sehstörungen) vermindert, so verstärkt sich die Gangunsicherheit bis hin zur Fallneigung. Dies wird weiter verstärkt, wenn die Patienten im Dunkeln über einen unebenen oder federnden Boden gehen. Eine sensible Polyneuropathie vermindert ebenfalls den somatosensorischen Beitrag zur Standregulation und führt zu einer Verstärkung der Symptome bei bilateraler Vestibulopathie.
- **Oszillopsien und Unscharfsehen** (▶ DVD): Bei raschen Kopfbewegungen bleibt das Blickziel aufgrund des gestörten VOR nicht auf der Fovea: Es kommt zu einer unwillkürlichen retinalen Bildwanderung, die als Scheinbewegung erlebt wird, und die die Sehschärfe reduziert. Dieses Symptom findet sich bei etwa 40% der Patienten (Zingler et al. 2007). Bei langsamen Kopfbewegungen hingegen kann das Blickfolgesystem den Blick im Raum ausreichend sicher stabilisieren, ohne dass Scheinbewegungen und Unscharfsehen auftreten.
- **Störungen des räumlichen Gedächtnisses:** Eine intakte vestibuläre Funktion ist wichtig für die Raumorientierung, das räumliche Gedächtnis und die Navigation (Smith 1997). Bei bilateraler Vestibulopathie findet sich neben signifikanten Defiziten des räumlichen Gedächt-

2.5 · Bilaterale Vestibulopathie

nisses und der Navigation eine signifikante Atrophie des Hippocampus (Brandt et al. 2005). Die übrigen Gedächtnisleistungen bleiben intakt. Bei einseitigem Labyrinthausfall kommt es jedoch weder zu einer Störung des räumlichen Gedächtnisses noch zu einer Hippocampusatrophie (Hufner et al. 2007).

In mehr als 50% der Fälle bleibt die Ätiologie der bilateralen Vestibulopathie unklar (Zingler et al. 2007). Bei diesen Fällen ist eine degenerative Erkrankung (s.u.) anzunehmen. In einer Studie an 255 Patienten fanden sich als die drei häufigsten nachweisbaren Ursachen (Zingler et al. 2007):
- ototoxische Aminoglykoside (13%),
- Morbus Menière (7%),
- Meningitis (5%).

Die bilaterale Vestibulopathie kann darüber hinaus durch ein beidseitiges Vestibularisschwannom (Neurofibromatose Typ II) oder Autoimmunerkrankungen (Arbusow et al. 1998) wie das Cogan-Syndrom verursacht sein. Beim Cogan-Syndrom (▶ DVD) zeigt die MRT typischerweise Blutungen und eine Kontrastmittelaufnahme im Labyrinth und/oder in der Cochlea als Ausdruck der Erkrankungsaktivität (Helmchen et al. 1998). Bei Patienten mit bilateraler Vestibulopathie findet man häufiger ein zerebelläres Syndrom und einen Downbeat-Nystagmus und vice versa (Migliaccio et al. 2004; Wagner et al. 2008; Zingler et al. 2007). Es handelt sich in diesen Fällen wahrscheinlich um eine neurodegenerative Erkrankung, die die vestibulären Ganglienzellen und das Zerebellum betrifft und oft mit einer zusätzlichen Neuropathie einhergeht: Cerebellar Ataxia with Neuropathy and Vestibular Areflexia Syndrome (CANVAS); diese Symptomkombination findet sich bei bis zu 20% der bilateralen Vestibulopathien (Wagner et al. 2008; Kirchner et al. 2011; Pothier et al. 2012; Szmulewicz et al. 2011).

Die Behandlung der verschiedenen Formen der bilateralen Vestibulopathie verfolgt drei Ziele:
- Prophylaxe des progredienten Vestibularisausfalls,
- Erholung der vestibulären Funktion,
- Förderung der zentralen Kompensation (oder Substitution) des vestibulären Funktionsausfalls durch physikalische Therapie.

Pragmatische Therapie
Prävention
Prävention ist am wichtigsten für die Gruppe der Patienten mit ototoxischer Labyrinthschädigung, vor allem durch Aminoglykoside, die nur unter strenger Indikation und als tägliche Einmaldosis eingesetzt werden sollten. Es empfiehlt sich die Kontrolle der Plasmaspiegel. Patienten mit Nierenversagen, hohem Alter oder mit einer familiären ototoxischen Suszeptibilität sind besonders gefährdet. Ototoxische Antibiotika sollten nicht mit anderen ototoxischen Substanzen, wie z.B. Schleifendiuretika, kombiniert werden, da dies zu einer Potenzierung der Innenohrschädigung führen kann. Während der Behandlung sind sorgfältige Verlaufskontrollen der Hör- und Vestibularisfunktion notwendig. Dies kann den Arzt allerdings nicht in Sicherheit wiegen, da die ototoxischen Effekte meist über Tage oder Wochen verzögert auftreten (Magnusson u. Padoan 1991).

Immunbehandlung
Die Erholung der vestibulären Funktion ist bei den wahrscheinlich zu selten diagnostizierten autoimmunologisch bedingten Formen in Einzelfällen möglich. Auch ohne Vorliegen kontrollierter, prospektiver Studien macht theoretisch eine Immunbehandlung dann Sinn, wenn sich klinisch Zeichen einer systemischen Autoimmunerkrankung zeigen, oder wenn Antikörper gegen Innenohrstrukturen gefunden werden (Deutschlander et al. 2005; Schuler et al. 2003). Zunächst können Kortikosteroide (z.B. Prednisolon 80 mg/Tag, in absteigender Dosierung über ca. 3–4 Wochen) versucht werden. Beim Cogan-Syndrom können nach einer initialen hochdosierten Steroidtherapie (z.B. 1 g Urbason i.v./Tag über 5 Tage) und anschließender Dosisreduktion bei mangelhaftem Ansprechen zusätzlich vorübergehend Azathioprin oder Cyclophosphamid gegeben werden (Orsoni et al. 2002). Darüber hinaus ist die Behandlung der Grunderkrankung (▶ Übersicht 2.2) wichtig und in Einzelfällen erfolgreich.

Gang- und Gleichgewichtstraining
Die physikalische Therapie mit Gang- und Gleichgewichtstraining wird von den Patienten gern angenommen, erleichtert die Anpassung an den Funk-

tionsausfall durch Förderung der visuellen und somatosensorischen Substitution. Diese Substitution konnte u.a. mithilfe der funktionellen Bildgebung nachgewiesen werden. So wurden bei Patienten mit bilateraler Vestibulopathie während visueller Stimulation deutlich größere Anteile visueller und multisensorischer Kortexareale aktiviert als bei altersgleichen Gesunden (Dieterich et al. 2007). Zumindest für einseitige periphere vestibuläre Funktionsstörungen konnte die Wirksamkeit von Gleichgewichtstraining bestätigt werden (Hillier u. McDonnell 2011).

Aufklärung
Für den Patienten ist es wichtig, über die Art, den Mechanismus und den Verlauf der Erkrankung sorgfältig aufgeklärt zu werden. Es ist unsere Erfahrung, dass die Diagnose einer bilateralen Vestibulopathie trotz vieler Arztbesuche meist noch zu spät gestellt wird, was die Beschwerden für den Patienten verstärkt. Allein die Aufklärung führt häufig zu einer Erleichterung der subjektiven Beschwerden.

Differenzialdiagnosen und klinische Probleme
Differenzialdiagnostische Abwägungen verlaufen in zwei Richtungen:
- Einerseits kommt es darauf an, bei klinischen Zeichen einer bilateralen Vestibulopathie nach den in ▶ Übersicht 2.2 aufgelisteten Ursachen zu suchen,
- andererseits eine Abgrenzung zu anderen vestibulären und nicht vestibulären Erkrankungen vorzunehmen, die ebenfalls mit Oszillopsien und/oder einer Stand- und Gangunsicherheit (❒ Tab. 1.6, 1.7) einhergehen.

Differenzialdiagnostisch erscheinen wichtig:
- Differenzierung der unterschiedlichen Ursachen und Mechanismen der bilateralen Vestibulopathie (▶ Übersicht 2.2);
- Differenzierung von Erkrankungen mit ähnlichen Leitsymptomen:
  - zerebelläre Ataxien ohne bilaterale Vestibulopathie,
  - Downbeat-Nystagmus-Syndrom,
  - phobischer Schwankschwindel,
  - Intoxikationen,
  - Vestibularisparoxysmie,
  - Perilymphfistel,
- orthostatische Dysregulation,
- orthostatischer Tremor
- Sehstörungen (wenn Oszillopsien im Vordergrund stehen) oder
- einseitiger Vestibularisausfall.

Übersicht 2.2. Ursachen einer bilateralen Vestibulopathie und assoziierte Erkrankungen

- Idiopathisch (>50%)
- Ototoxisch:
  - Gentamycin und andere Aminoglykoside
  - Zytostatika
  - Schleifendiuretika
  - Aspirin
- Bilateraler Morbus Menière
- Zerebelläre Erkrankungen:
  - CANVAS (zerebelläre Ataxie, Neuropathie und vestibuläres Areflexie-Syndrom)
  - spinozerebelläre Ataxien
  - Multisystematrophien
- Meningitis oder Labyrinthitis
  - z.B. Streptokokken, Mycobacterium tuberculosis
- Tumoren:
  - Neurofibromatose Typ II (bilaterale Vestibularisschwannome)
  - Non-Hodgkin-Lymphom
  - Meningeosis carcinomatosa
  - Tumorinfiltration der Schädelbasis
- Autoimmunerkrankungen:
  - Cogan-Syndrom (▶ DVD)
  - Neurosarkoidose
  - Morbus Behçet
  - zerebrale Vaskulitis
  - systemischer Lupus erythematodes
  - Polychondritis
  - rheumatoide Arthritis
  - Polyarteriitis nodosa
  - Wegener-Granulomatose
  - Riesenzellarteriitis
  - primäres Antiphospholipidsyndrom
- Neuropathien:
  - Vitamin-B_{12}-Mangel
  - Vitamin-B_6-Mangel

▼

2.6 Perilymphfistel

> - hereditäre sensorische und motorische Neuropathien (HSMN IV)
> - Bilaterale sequenzielle Neuritis vestibularis
> - Kongenitale Fehlbildungen
>   - Usher-Syndrom und andere seltene erbliche Erkrankungen
> - Andere Ursachen:
>   - superfiziale Siderose
>   - beidseitige Felsenbeinfraktur
>   - Morbus Paget
>   - Makroglobulinämie
>   - vertebrobasiläre Dolichoektasie

2.6 Perilymphfistel

- **Anamnese**

Leitsymptome (▶ DVD) der Perilymphfistel sind durch Druckänderungen, z.B. Husten, Pressen, Niesen oder Heben sowie durch laute Geräusche, ausgelöste Schwank- oder Drehschwindelattacken mit Scheinbewegungen der Umwelt (Oszillopsien), Stand- und Gangunsicherheit, die mit oder ohne Hörstörungen einhergehen. Die Attacken, deren Dauer Sekunden bis Tage betragen kann, können auch bei Änderung der Kopfposition (z.B. Bücken) und Überwindung größerer Höhenunterschiede (z.B. Bergtouren, Fliegen) auftreten. Anamnestisch ist es wichtig, nach ursächlichen oder auslösenden Traumen zu fragen, wie z.B. Baro-, Schädel-Hirn- oder Ohrtrauma (auch Ohr-OP) sowie exzessives Valsalva-Manöver durch schweres Heben.

- **Klinik und Verlauf**

Das klinische Spektrum der Beschwerden in Form von rezidivierenden Dreh- oder Schwankschwindelattacken unterschiedlicher Intensität und Dauer (meist von Sekunden, selten Stunden bis Tage), Oszillopsien, Gleichgewichts- und Hörstörungen ist sehr variabel, weil in Abhängigkeit vom Ort der Fistel Bogengang- oder Otolithensymptome dominieren können. Entsprechend schwierig ist in manchen Fällen die Diagnosestellung:
- Drehschwindel spricht eher für den Bogengangtyp,
- Schwankschwindel eher für den Otolithentyp.

Meist vertikal-rotatorischer Nystagmus, Oszillopsien und gerichtete Fallneigung können bei beiden Formen auftreten. Eine Fistel der vertikalen Bogengänge ist durch einen vertikal-rotatorischen Nystagmus (▶ DVD), eine Fistel vom horizontalen Bogengang durch einen linear-horizontalen Nystagmus gekennzeichnet.

Folgende Verfahren sind diagnostisch hilfreich und wegweisend:
- Provokationstests durch Druckänderungen,
- vestibulär evozierte myogene Potenziale,
- hochauflösende CT mit Darstellung der Felsenbeine und in einigen Fällen
- die Untersuchung auf ein Tullio-Phänomen.

Das Ziel der Provokationstests ist die Auslösung der Attacken unter gleichzeitiger Beobachtung (Frenzel-Brille) oder Registrierung von Augenbewegungen mit der Videookulographie, dem Scanning-Laser-Ophthalmoskop oder der sog. Scleral Coil Technique. Auslösemanöver sind
- das Valsalva-Manöver,
- der Tragusdruckversuch und
- die Untersuchung mittels Politzer-Ballon (◘ Abb. 1.4).

Beim Druckversuch mit dem Politzer-Ballon oder beim Tragusdruckversuch lässt sich auch die betroffene Seite identifizieren. Manchmal weisen ein Ohrdruckgefühl, Tinnitus, Hörminderung oder eine Autophonie ebenfalls auf das betroffene Ohr hin.

Die Bildgebung mit CT (in Form hochauflösender Dünnschicht-CT, ▶ Kap. 1.3.7) ist vor allem wichtig zum Nachweis der Perilymphfistel des anterioren Bogengangs (sog. Superior Canal Dehiscence Syndrome), der häufigsten Form der Perilymphfistel (◘ Abb. 2.14). HNO-ärztlich werden bei begründetem Verdacht Tympanoskopien durchgeführt, mit der Frage nach einer Hypermobilität des Stapes, die man typischerweise auch bei der Perilymphfistel des anterioren Bogengangs findet, oder Fisteln des runden und ovalen Fensters. Diese Untersuchung muss mit den anderen o.g. Verfahren kombiniert werden, um zur richtigen Diagnose zu kommen.

Der Nachweis stabiler Perilymphproteine wurde als spezifischer Marker von Perilymphfisteln vorgeschlagen (Ikezono et al. 2010), allerdings mit

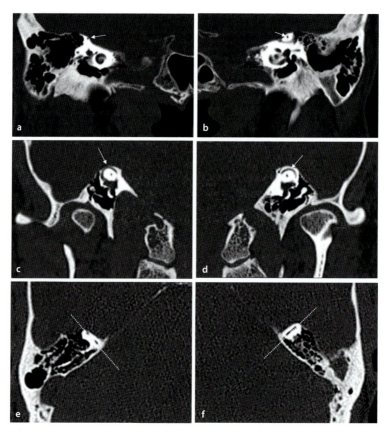

Abb. 2.14 a-f Bogengangsdehiszenz rechts. Hochauflösendes Felsenbein-CT. **a, c, e** Rechtes Felsenbein; **b, d, f** linkes Felsenbein. **a, b:** Koronare Rekonstruktionen; **c, d** halbschräge Rekonstruktionen parallel zur Achse des anterioren Bogengangs (Schnittebene als gestrichelte Linie in e und f eingezeichnet. **e, f** Axiale Schicht durch den anterioren Bogengang: Rechts zeigt sich eine fehlende knöcherne Deckung des anterioren Bogengangs zum Epiduralraum hin (Pfeile in a und c). Zum Vergleich ist die gesunde Gegenseite mit regelrechter knöcherner Deckung dargestellt (Pfeile in b und d) (mit freundl. Genehmigung von Jenny Linn)

fraglicher diagnostischer Selektivität (Bachmann-Harilstad et al. 2011).

Als Tullio-Phänomen wird das Auftreten vestibulärer Otolithen- oder Bogengangsymptome durch laute Geräusche bezeichnet. In diesem Fall sollte versucht werden, Schwindel und Augenbewegungen durch seitengetrennte laute Beschallung mit unterschiedlichen Frequenzen auszulösen.

Inzidenz und Prävalenz von Perilymphfisteln sind wegen der unsicheren Diagnostik nicht bekannt (offenbar relativ höher im Kindesalter), können jedoch während des gesamten Lebens ohne erkennbare Geschlechtspräferenz auftreten. Der Verlauf ist variabel: mit seltenen oder häufigen Attacken, die i.d.R. spontan abklingen, und unterschiedlich langen beschwerdefreien Intervallen, die durch erneute Traumen reaktiviert werden können.

2.6.1 Innere Perilymphfistel des anterioren Bogengangs (Dehiscence of the Superior Semicircular Canal)

Die von Minor et al. (1998) beschriebene neue Variante der Perilymphfistel durch eine Dehiszenz des anterioren Bogengangs (▶ DVD) ist eine mittlerweile gut etablierte Ursache episodischen Schwindels (Minor 2005; Chien et al. 2011). Wahrscheinlich ist diese Form besonders wichtig, weil sie nicht selten ist und oft übersehen wird. Leitsymptome sind durch Husten oder Pressen sowie durch laute Töne ausgelöste Dreh- oder Schwankschwindelattacken mit Oszillopsien. Bei mehr als der Hälfte der Patienten treten diese Beschwerden erstmalig nach einem leichten Schädel-Hirn- oder Barotrauma auf. Typischerweise ist ein Tullio-Phänomen, ein positives Hennebert-Zeichen (Fingerdruck im äußeren Gehörgang löst Augenbewegungen aus) oder ein pathologisches Valsalva-Manöver zu beobachten. Die Analyse der Augenbewegungen zeigt einen rotierenden vertikalen Nystagmus. Sehr ähnlich sind auch die Symptome bei der sehr seltenen Dehiszenz des posterioren (Chien et al. 2010) oder horizontalen Bogengangs (Zhang et al. 2011).

Die Diagnose der inneren Perilymphfistel lässt sich mittels Dünnschicht-CT des Felsenbeins (◘ Abb. 2.15) durch den Nachweis eines knöchernen Defekts des anterioren, posterioren oder horizontalen Bogengangs sichern sowie mithilfe der 3D-Analyse der durch Druckänderungen induzierten Augenbewegungen, die einen Nystagmus in der Ebene des betroffenen Bogengangs zeigen (◘ Abb. 2.15, Abb. 2.16). Die CT kann die Diagnose nicht allein sichern, die Kombination mit klinischen Symptomen ist erforderlich (Sequeira et al. 2011). Elektrophysiologisch zeigen die cVEMPs (VEMPs, ◘ Abb. 1.26) eine deutlich erniedrigte Reizschwelle auf dem betroffenen Ohr mit 81 +/- 9 dB gegenüber 99 +/- 7 dB auf dem gesunden Ohr (Watson et al. 2000; Minor 2005). Auch oVEMPs (Thabet et al. 2012) und elektrocochleographische Untersuchungen (Adams et al. 2011) können die Diagnose stützen. Bei ca. 8% der Patienten kommt es vorwiegend zu auditorischen Symptomen, so dass sie z.B. angeben, ihren Puls oder ihre Augenbewegungen zu hören (Watson et al. 2000). Dies ist durch eine höhere Sensitivität gegenüber der Knochenleitung des Schalls zu erklären. Dehiszenzsyndrome gibt es auch bei Kindern, häufig zunächst nur mit auditorischen Manifestationen (Lee et al. 2011).

- **Pathophysiologie und therapeutische Prinzipien**

Der Peri- und Endolymphraum liegt innerhalb des knöchernen Labyrinths. Die bindegewebige Grenze zwischen dem knöchernen Labyrinth und dem Mittelohr bilden das Lig. annulare stapediale und die Membran des runden Fensters. Diese Strukturen können durch Dehnung (stumpfes Schädel-Hirn-Trauma), intrakranielle Druckerhöhung (explosiver Pressdruck, Barotrauma) oder ein Druckwellentrauma (Implosion) rupturieren. Bei vorbestehender (z.B. kongenitaler) Membranschwäche (z.B. dünne, knöcherne, apikale Abdeckung des anterioren Bogengangs), einem Cholesteatom oder chronischen Entzündungen können jedoch bereits durch Bagatelltraumen wie z.B. Schnäuzen oder Heben schwerer Lasten – vom Patienten unbemerkt – Perilymphfisteln entstehen.

Allen Perilymphfisteln liegt eine pathologische Druckübertragung zwischen Perilymphraum und Mittelohr oder zwischen Perilymph- und intrakraniellem Raum zugrunde. Ursachen dafür können sein:

- Knöcherner Defekt zum Epiduralraum hin: bei der inneren Fistel des häufigeren anterioren Bogengangs, seltener des horizontalen und posterioren Bogengangs. Dieser Knochendefekt führt zu einem dritten mobilen Fenster (neben dem runden und ovalen Fenster am Mittelohr), welches eine pathologische Übertragung von intrakraniellen Druckänderungen auf den Perilymphraum des anterioren Bogengangs bedingt und damit eine Erregung/Hemmung (durch eine ampullofugale bzw. -petale Auslenkung der Cupula) dieses Bogengangs zur Folge hat (Chien et al. 2011). Bei der Auslösung der Attacken durch Schall (Tullio-Phänomen) erfolgt die Druckübertragung in umgekehrter Richtung.
- Pathologische Beweglichkeit des Stapes bzw. der Membran des ovalen oder runden Fensters oder der Gehörknöchelchenkette mit Hypermobilität des ovalen Fensters (Dieterich et al. 1989).
- Angeborene pathologische Vorwölbung des ovalen Fensters als Ursache einer transstapedialen Liquorfistel, die zu einem Perilymphhydrops und sensorineuralen Hörverlust bei Kindern führt (Ehmer et al. 2010).
- Angeborene Anomalien des Innenohrs wie z.B. die Mondini-Dysplasie, die oft mit einer unvollständigen Ausbildung der Stapesfußplatte einhergeht.

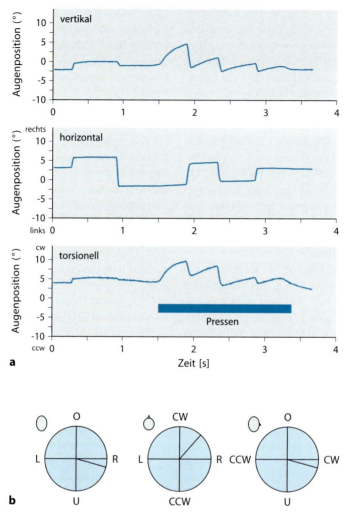

Abb. 2.15 a, b a Original-3D-Registrierung der vertikalen, horizontalen und torsionellen Augenbewegungen mit der Search-Coil-Technik vor, während und nach einem Valsalva-Manöver. Es zeigen sich druckinduzierte vertikale (langsame Phase nach oben) und torsionelle (langsame Phase aus Sicht des Patienten im Uhrzeigersinn) Augenbewegungen (cw: clockwise; ccw: counterclockwise), die mit Drehschwindel sowie Oszillopsien verbunden waren. b Darstellung der aus der Vektoranalyse der druckinduzierten Augenbewegungen errechneten Augenrotationsachsen beim Blick von hinten (links) und von oben auf den Kopf (Mitte) sowie von der rechten Seite (rechts) (aus Strupp et al. 2000)

- Mikrofissuren, die sich von der Ampulle des hinteren Bogengangs zum runden Fenster ausdehnen.
- Knöcherne Defekte im Bereich der lateralen Wand des Labyrinths (zum Mittelohr hin), zusammen mit einem partiellen Kollaps des Perilymphraums (»floating labyrinth«; Nomura et al. 1992), oder im Rahmen einer chronischen Otitis media, die mit einer Dehiszenz des horizontalen Bogengangs assoziiert sein kann (Chien et al. 2011). Beide führen zu einer pathologischen Druckübertragung vom Mittelohr zum Labyrinth, z.B. beim Valsalva-Manöver.

Aus der Pathophysiologie leiten sich die therapeutischen Prinzipien ab: spontaner oder operativer Verschluss der Fistel.

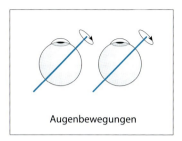

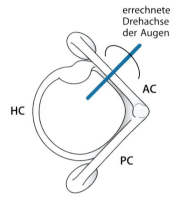

Abb. 2.16 Oben: Schematische Darstellung der bei Reizung des linken anterioren Bogengangs ausgelösten langsamen Augenbewegungen. Es kommt zu vertikal nach oben und (aus Sicht des Beobachters) torsionell entgegen dem Uhrzeigersinn gerichteten Augenbewegungen. **Unten:** Schematische Darstellung des linken Labyrinths sowie der Drehachse der Augen, die senkrecht zur Ebene des linken anterioren Bogengangs steht; errechnet aus der 3D-Vektoranalyse der druckinduzierten Augenbewegungen,. HC, AC, PC: horizontaler, anteriorer und posteriorer Bogengang

Pragmatische Therapie

Die Therapie der ersten Wahl ist bei den äußeren Fisteln konservativ, da sich die meisten spontan schließen.

Konservative Therapie

Die konservative Therapie besteht in 1- bis 3-wöchiger weitgehender Bettruhe, mäßiger Kopfhochlagerung, eventuell milder Sedierung und Gabe von Abführmitteln (Vermeiden von Pressen beim Stuhlgang) sowie – auch nach Besserung – noch mehrwöchiger körperlicher Schonung unter Vermeidung von z.B. schwerem Heben, Bauchpressen, heftigem Husten oder Naseschnäuzen. Hierunter kommt es fast immer zur Heilung (Singleton 1986). Versagt die konservative Therapie, und halten die störenden vestibulären Symptome an, so ist eine explorative Tympanoskopie zur Inspektion des ovalen und runden Fensters angezeigt.

Chirurgische Therapie

Die chirurgische Therapie durch Fisteloperation ist nur in bis zu 70% erfolgreich in Bezug auf den vestibulären Schwindel; der vorher bestehende Hörverlust bessert sich meist nicht. Bei der operativen Behandlung wird im Bereich der Fistel die Schleimhaut entfernt und stattdessen autologes Gewebe (perichondrales Gewebe von Tragus oder Faszie mit »Gelfoam«) aufgetragen. Fisteln im ovalen Fenster an der Stapesfußplatte erfordern eine Stapedektomie mit Prothese. Auch bei erfolgreicher Behandlung ist die postoperative Resistenz der Patienten gegenüber extremer sportlicher Belastung (Bauchpresse, Barotrauma) geringer als bei Gesunden, so dass es nicht selten zu Redizven kommt.

Möglicherweise hat es sich bei einem Teil der früher angenommenen Fisteln im Mittelohr tatsächlich um innere Fisteln des anterioren Bogengangs durch eine Dehiszenz gehandelt, da diese – indirekt – auch zu einer pathologischen Beweglichkeit der Mittelohrfenster führen können. Dies erklärt wahrscheinlich z.T. die geringe Besserungsrate nach o.g. Operationen.

Die **innere Perilymphfistel des anterioren Bogengangs** lässt sich durch eine neurochirurgische Deckung des Knochendefekts oder Okklusion des Bogengangs (Plugging) behandeln (Minor 2005; Minor et al. 2001; Strupp et al. 2000). Hier fehlen jedoch noch Erfahrungen aus prospektiven Studien. In einer retrospektiven Untersuchung an 65 Patienten mit innerer Fistel des anterioren Bogengangs hatten 20 Patienten persistierende störende Symptome, so dass eine operative Behandlung vorgenommen wurde (Minor 2005). Im Verlauf waren von 9 Patienten mit Bogengangverschluss 8 Patienten beschwerdefrei, von den 11 Patienten mit Deckung des Knochendefekts nur 7, da es bei 4 Patienten nach 3–6 Monaten zu einem Rezidiv gekommen war. Bei beidseitigen Dehiszenzsyndromen wurden auch doppelseitige Okklusionen der anterioren Bogengänge durchgeführt; die wenigen Patienten klagten zwar z.T. über Oszillopsien, waren jedoch wegen der Besserung der anderen Symptome offenbar mit dem Erfolg zufrieden (Agrawal et al. 2012).

- **Differenzialdiagnosen und klinische Probleme**

Die Differenzialdiagnosen der Perilymphfisteln umfassen die folgenden Erkrankungen:
- BPPV,
- zentraler Lageschwindel,
- Morbus Menière,
- Vestibularisparoxysmie,
- phobischer Schwankschwindel,
- Labyrinthkontusion,
- bilaterale Vestibulopathie.

Das Vorliegen einer Perilymphfistel sollte vor allem bei Kindern erwogen werden, die sich mit episodischem Schwindel mit oder ohne Hörstörung vorstellen, und bei Patienten, die über Schwindel und/oder Hörstörungen nach einem Ohr-, Schädel- oder Barotrauma klagen.

Literatur

Literatur zu Kap. 2.1

Asprella LG (2005) Diagnostic and treatment strategy of lateral semicircular canal canalolithiasis. Acta Otorhinolaryngol Ital 25:277-283

Baloh RW, Jacobsen K, Honrubia V (1993) Horizontal semicircular canal variant of benign positional vertigo. Neurology 43:2542-2549

Bisdorff AR, Debatisse D (2001) Localizing signs in positional vertigo due to lateral canal cupulolithiasis. Neurology 57:1085-1088

Brandt T, Daroff RB (1980) Physical therapy for benign paroxysmal positional vertigo. Arch Otolaryngol 106:484-485

Brandt T, Huppert D, Hecht J, Karch C, Strupp M (2006) Benign paroxysmal positioning vertigo: a long-term follow-up (6-17 years) of 125 patients. Acta Otolaryngol 126:160-163

Brandt T, Steddin S (1993) Current view of the mechanism of benign paroxysmal positioning vertigo: cupulolithiasis or canalolithiasis? J Vestib Res 3:373-382

Brandt T, Steddin S, Daroff RB (1994) Therapy for benign paroxysmal positioning vertigo, revisited. Neurology 44:796-800

Buttner U, Helmchen C, Brandt T (1999) Diagnostic criteria for central versus peripheral positioning nystagmus and vertigo: a review. Acta Otolaryngol 119:1-5

Casani AP, Vannucci G, Fattori B, Berrettini S (2002) The treatment of horizontal canal positional vertigo: our experience in 66 cases. Laryngoscope 112:172-178

Cohen HS, Jerabek J (1999) Efficacy of treatments for posterior canal benign paroxysmal positional vertigo. Laryngoscope 109:584-590

Cohen HS, Kimball KT (2004) Treatment variations on the Epley maneuver for benign paroxysmal positional vertigo. Am J Otolaryngol 25:33-37

Coppo GF, Singarelli S, Fracchia P (1996) Benign paroxysmal positional vertigo: follow-up of 165 cases treated by Semont's liberating maneuver. Acta Otorhinolaryngol Ital 16:508-512

Epley JM (1992) The canalith repositioning procedure: for treatment of benign paroxysmal positional vertigo. Otolaryngol Head Neck Surg 107:399-404

Froehling DA, Bowen JM, Mohr DN, Brey RH, Beatty CW, Wollan PC, Silverstein MD (2000) The canalith repositioning procedure for the treatment of benign paroxysmal positional vertigo: a randomized controlled trial. Mayo Clin Proc 75:695-700

Gordon CR, Gadoth N (2004) Repeated vs single physical maneuver in benign paroxysmal positional vertigo. Acta Neurol Scand 110:166-169

Gufoni M, Mastrosimone L, Di NF (1998) Repositioning maneuver in benign paroxysmal vertigo of horizontal semicircular canal. Acta Otorhinolaryngol Ital 18:363-367

Hain TC, Helminski JO, Reis IL, Uddin MK (2000) Vibration does not improve results of the canalith repositioning procedure. Arch Otolaryngol Head Neck Surg 126:617-622

Herdman SJ, Tusa RJ (1996) Complications of the canalith repositioning procedure. Arch Otolaryngol Head Neck Surg 122:281-286

Imai T, Ito M, Takeda N, Uno A, Matsunaga T, Sekine K, Kubo T (2005) Natural course of the remission of vertigo in patients with benign paroxysmal positional vertigo. Neurology 64:920-921

Imai T, Takeda N, Ito M, Nakamae K, Sakae H, Fujioka H, Kubo T (2006) Three-dimensional analysis of benign paroxysmal positional nystagmus in a patient with anterior semicircular canal variant. Otol Neurotol 27:362-366

Kim JS, Oh SY, Lee SH, Kang JH, Kim DU, Jeong SH, Choi KD, Moon IS, Kim BK, Oh HJ, Kim HJ (2012) Randomized clinical trial for apogeotropic horizontal canal benign paroxysmal positional vertigo. Neurology 78:159-166

Karlberg M, Hall K, Quickert N, Hinson J, Halmagyi GM (2000) What inner ear diseases cause benign paroxysmal positional vertigo? Acta Otolaryngol 120:380-385

Lempert T, Tiel-Wilck K (1996) A positional maneuver for treatment of horizontal-canal benign positional vertigo. Laryngoscope 106:476-478

Levrat E, van Melle G, Monnier P, Maire R (2003) Efficacy of the Semont maneuver in benign paroxysmal positional vertigo. Arch Otolaryngol Head Neck Surg 129:629-633

Lopez-Escamez JA, Gamiz MJ, Finana MG, Perez AF, Canet IS (2002) Position in bed is associated with left or right location in benign paroxysmal positional vertigo of the posterior semicircular canal. Am J Otolaryngol 23:263-266

Lynn S, Pool A, Rose D, Brey R, Suman V (1995) Randomized trial of the canalith repositioning procedure. Otolaryngol Head Neck Surg 113:712-720

Macias JD, Ellensohn A, Massingale S, Gerkin R (2004) Vibration with the canalith repositioning maneuver: a prospective randomized study to determine efficacy. Laryngoscope 114:1011-1014

Marciano E, Marcelli V (2000) Postural restrictions in labyrintholithiasis. Eur Arch Otorhinolaryngol 259:262-265

Massoud EA, Ireland DJ (1996) Post-treatment instructions in the nonsurgical management of benign paroxysmal positional vertigo. J Otolaryngol 25:121-125

McClure JA (1985) Horizontal canal BPV. J Otolaryngol 14:30-35

Nuti D, Agus G, Barbieri MT, Passali D (1998) The management of horizontal-canal paroxysmal positional vertigo. Acta Otolaryngol 118:455-460

Oh HJ, Kim JS, Han BI, Lim JG (2007) Predicting a successful treatment in posterior canal benign paroxysmal positional vertigo. Neurology 68:1219-1222

Radtke A, Neuhauser H, von Brevern M, Lempert T (1999) A modified Epley's procedure for self-treatment of benign paroxysmal positional vertigo. Neurology 53:1358-1360

Radtke A, von Brevern M, Tiel-Wilck K, Mainz-Perchalla A, Neuhauser H, Lempert T (2004) Self-treatment of benign paroxysmal positional vertigo: Semont maneuver vs Epley procedure. Neurology 63:150-152

Roberts RA, Gans RE, DeBoodt JL, Lister JJ (2005) Treatment of benign paroxysmal positional vertigo: necessity of postmaneuver patient restrictions. J Am Acad Audiol 16:357-366

Rosengren SM, Welgampola MS, Colebatch JG (2010) Vestibular evoked myogenic potentials: past, present and future. Clin Neurophysiol 121:636-651

Ruckenstein MJ, Shepard NT (2007) The canalith repositioning procedure with and without mastoid oscillation for the treatment of benign paroxysmal positional vertigo. ORL J Otorhinolaryngol Relat Spec 69:295-298

Salvinelli F, Casale M, Trivelli M, D'Ascanio L, Firrisi L, Lamanna F, Greco F, Costantino S (2003) Benign paroxysmal positional vertigo: a comparative prospective study on the efficacy of Semont's maneuver and no treatment strategy. Clin Ter 154:7-11

Semont A, Freyss G, Vitte E (1988) Curing the BPPV with a liberatory maneuver. Adv Otorhinolaryngol 42:290-293

Serafini G, Palmieri AM, Simoncelli C (1996) Benign paroxysmal positional vertigo of posterior semicircular canal: results in 160 cases treated with Semont's maneuver. Ann Otol Rhinol Laryngol 105:770-775

Soto-Varela A, Bartual-Magro J, Santos-Perez S, Velez-Regueiro M, Lechuga-Garcia R, Perez-Carro-Rios A, Caballero L (2001) Benign paroxysmal vertigo: a comparative prospective study of the efficacy of Brandt and Daroff exercises, Semont and Epley maneuver. Rev Laryngol Otol Rhinol (Bord) 122:179-183

Steddin S, Brandt T (1996) Horizontal canal benign paroxysmal positioning vertigo (h-BPPV): transition of canalolithiasis to cupulolithiasis. Ann Neurol 40:918-922

Steenerson RL, Cronin GW (1996) Comparison of the canalith repositioning procedure and vestibular habituation training in forty patients with benign paroxysmal positional vertigo. Otolaryngol Head Neck Surg 114:61-64

Steenerson RL, Cronin GW, Marbach PM (2005) Effectiveness of treatment techniques in 923 cases of benign paroxysmal positional vertigo. Laryngoscope 115:226-231

Strupp M, Brandt T, Steddin S (1995) Horizontal canal benign paroxysmal positioning vertigo: reversible ipsilateral caloric hypoexcitability caused by canalolithiasis? Neurology 45:2072-2076

Strupp M, Cnyrim C, Brandt T (2007) Vertigo and dizziness: Treatment of benign paroxysmal positioning vertigo, vestibular neuritis and Menère's disease. In: Candelise L (ed) Evidence-based Neurology – management of neurological disorders. Blackwell Publishing, Oxford; pp 59-69

Vannucchi P, Giannoni B, Pagnini P (2000) Treatment of horizontal semicircular canal benign paroxysmal positional vertigo. J Vestib Res 7:1-6

Von-Brevern M, Radtke A, Lezius F, Feldmann M, Ziese T, Lempert T, Neuhauser H (2007) Epidemiology of benign paroxysmal positional vertigo: a population based study. J Neurol Neurosurg Psychiatry 78:710-715

Von-Brevern M, Schmidt T, Schonfeld U, Lempert T, Clarke AH (2006a) Utricular dysfunction in patients with benign paroxysmal positional vertigo. Otol Neurotol 27:92-96

Von-Brevern M, Seelig T, Radtke A, Tiel-Wilck K, Neuhauser H, Lempert T (2006b) Short-term efficacy of Epley's manoeuvre: a double-blind randomised trial. J Neurol Neurosurg Psychiatry 77:980-982

Woodworth BA, Gillespie MB, Lambert PR (2004) The canalith repositioning procedure for benign positional vertigo: a meta-analysis. Laryngoscope 114:1143-1146

Yacovino DA, Hain TC, Gualtieri F (2009) New therapeutic maneuver for anterior canal benign paroxysmal positional vertigo. J Neurol 256:1851-1855

Yimtae K, Srirompotong S, Srirompotong S, Sae-Seaw P (2003) A randomized trial of the canalith repositioning procedure. Laryngoscope 113:828-832

Literatur zu Kap. 2.2

Arbusow V, Derfuss T, Held K, Himmelein S, Strupp M, Gurkov R, Brandt T, Theil D (2010) Latency of herpes simplex virus type-1 in human geniculate and vestibular ganglia is associated with infiltration of CD8+ T cells. J Med Virol 82:1917-1920

Arbusow V, Schulz P, Strupp M, Dieterich M, von Reinhardstoettner A, Rauch E, Brandt T (1999) Distribution of herpes simplex virus type 1 in human geniculate and vestibular ganglia: implications for vestibular neuritis. Ann Neurol 46:416-419

Arbusow V, Theil D, Schulz P, Strupp M, Dieterich M, Rauch E, Brandt T (2003) Distribution of HSV-1 in human geniculate and vestibulargGanglia: implications for vestibular neuritis. Ann N Y Acad Sci 1004:409-413

Arbusow V, Theil D, Strupp M, Mascolo A, Brandt T (2000) HSV-1 not only in human vestibular ganglia but also in the vestibular labyrinth. Audiol Neurootol 6:259-262

Ariyasu L, Byl FM, Sprague MS, Adour KK (1990) The beneficial effect of methylprednisolone in acute vestibular vertigo. Arch Otolaryngol Head Neck Surg 116:700-703

Baloh RW (2003) Clinical practice. Vestibular neuritis. N Engl J Med 348:1027-1032

Baloh RW, Ishyama A, Wackym PA, Honrubia V (1996) Vestibular neuritis: clinical-pathologic correlation. Otolaryngol Head Neck Surg 114:586-592

Brandt T (1999) Vertigo; its multisensory syndromes. Springer, Heidelberg London New York

Brandt T, Huppert T, Hufner K, Zingler VC, Dieterich M, Strupp M (2010) Long-term course and relapses of vestibular and balance disorders. Restor Neurol Neurosci 28:69-82

Brandt T, Strupp M, Arbusow V, Dieringer N (1997) Plasticity of the vestibular system: central compensation and sensory substitution for vestibular deficits. Adv Neurol 73:297-309

Büchele W, Brandt T (1988) Vestibular neuritis – a horizontal semicircular canal paresis? Adv Otorhinolaryngol 42:157-161

Cawthorne T (1944) The physiological basis for head exercises. J Chart Soc Physiother:106-107

Cnyrim CD, Newman-Toker D, Karch C, Brandt T, Strupp M (2008) Bedside differentiation of vestibular neuritis from central »vestibular pseudoneuritis«. J Neurol Neurosurg Psychiatry 79:458-460

Dutia MB (2010) Mechanisms of vestibular compensation: recent advances. Curr Opin Otolaryngol Head Neck Surg 18:420-424

Fetter M, Dichgans J (1996) Vestibular neuritis spares the inferior division of the vestibular nerve. Brain 119:755-763

Fishman JM, Burgess C, Waddell A (2011) Corticosteroids for the treatment of idiopathic acute vestibular dysfunction (vestibular neuritis). Cochrane Database Syst Rev: CD008607

Gacek RR, Gacek MR (2002) The three faces of vestibular ganglionitis. Ann Otol Rhinol Laryngol 111:103-114

Gianoli G, Goebel J, Mowry S, Poomipannit P (2005) Anatomic differences in the lateral vestibular nerve channels and their implications in vestibular neuritis. Otol Neurotol 26:489-494

Goudakos JK, Markou KD, Franco-Vidal V, Vital V, Tsaligopoulos M, Darrouzet V (2010) Corticosteroids in the treatment of vestibular neuritis: a systematic review and meta-analysis. Otol Neurotol 31:183-189

Halmagyi GM, Curthoys IS (1988) A clinical sign of canal paresis. Arch Neurol 45:737-739

Hamann KF (1988) Rehabilitation of patients with vestibular disorders. HNO 36:305-307

Herdman SJ (2007) Vestibular rehabilitation. F.A. Davis Company, Philadelphia

Hillier SL, McDonnell M (2011) Vestibular rehabilitation for unilateral peripheral vestibular dysfunction. Cochrane Database Syst Rev 2:CD005397

Huppert D, Strupp M, Theil D, Glaser M, Brandt T (2006) Low recurrence rate of vestibular neuritis: a long-term follow-up. Neurology 67:1870-1871

Karlberg ML, Magnusson M (2011) Treatment of acute vestibular neuronitis with glucocorticoids. Otol Neurotol 32:1140-1143

Kattah JC, Talkad AV, Wang DZ, Hsieh YH, Newman-Toker DE (2009) HINTS to diagnose stroke in the acute vestibular syndrome: three-step bedside oculomotor examination more sensitive than early MRI diffusion-weighted imaging. Stroke 40:3504-3510

Kim YH, Kim KS, Kim KJ, Choi H, Choi JS, Hwang IK (2011) Recurrence of vertigo in patients with vestibular neuritis. Acta Otolaryngol 131:1172-1177

Nadol JB Jr (1995) Vestibular neuritis. Otolaryngol Head Neck Surg 112:162-172

Newman-Toker DE, Kattah JC, Alvernia JE, Wang DZ (2008) Normal head impulse test differentiates acute cerebellar strokes from vestibular neuritis. Neurology 70:2378-2385

Ohbayashi S, Oda M, Yamamoto M, Urano M, Harada K, Horikoshi H, Orihara H, Kitsuda C (1993) Recovery of the vestibular function after vestibular neuronitis. Acta Otolaryngol (Stockh) Suppl 503:31-34

Okinaka Y, Sekitani T, Okazaki H, Miura M, Tahara T (1993) Progress of caloric response of vestibular neuronitis. Acta Otolaryng (Stockh) Suppl 503:18-22

Schmid-Priscoveanu A, Bohmer A, Obzina H, Straumann D (2001) Caloric and search-coil head-impulse testing in patients after vestibular neuritis. J Assoc Res Otolaryngol 2:72-78

Schuknecht HF (1993) Pathology of the ear. Lea & Febinger, Philadelphia

Schuknecht HF, Kitamura K (1981) Vestibular neuritis. Ann Otol 90(78):1-19

Sekitani T, Imate Y, Noguchi T, Inokuma T (1993) Vestibular neuronitis: epidemiological survey by questionnaire in Japan. Acta Otolaryngol (Stockh) Suppl 503:9-12

Strupp M, Arbusow V, Maag KP, Gall C, Brandt T (1998) Vestibular exercises improve central vestibulospinal compensation after vestibular neuritis. Neurology 51:838-844

Strupp M, Zingler VC, Arbusow V, Niklas D, Maag KP, Dieterich M, Bense S, Theil D, Jahn K, Brandt T (2004) Methylprednisolone, valacyclovir, or the combination for vestibular neuritis. N Engl J Med 351:354-361

Theil D, Arbusow V, Derfuss T, Strupp M, Pfeiffer M, Mascolo A, Brandt T (2001) Prevalence of HSV-1 LAT in human trigeminal, geniculate, and vestibular ganglia and its implication for cranial nerve syndromes. Brain Pathol 11:408-413

Literatur zu Kap. 2.3

Baloh RW, Jacobson K, Winder T (1990) Drop attacks with Meniere's syndrome. Ann Neurol 28:384-387

Barrs DM (2004) Intratympanic injections of dexamethasone for long-term control of vertigo. Laryngoscope 114:1910-1914

Battista RA (2004) Audiometric findings of patients with migraine-associated dizziness. Otol Neurotol 25:987-992

Brandt T, Dieterich M, Strupp M (2005) Vertigo and dizziness – common complaints. Springer, London

Carey JP, Hirvonen T, Peng GC, la-Santina CC, Cremer PD, Haslwanter T, Minor LB (2002) Changes in the angular vestibulo-ocular reflex after a single dose of intratympanic gentamicin for Meniere's disease. Auris Nasus Larynx 956:581-584

Cha YH, Brodsky J, Ishiyama G, Sabatti C, Baloh RW (2007) The relevance of migraine in patients with Meniere's disease. Acta Otolaryngol:1-5

Choung YH, Park K, Kim CH, Kim HJ, Kim K (2006) Rare cases of Meniere's disease in children. J Laryngol Otol 120:343-352

Claes J, van de Heyning PH (1997) Medical treatment of Meniere's disease: a review of literature. Acta Otolaryngol Suppl 526:37-42

Cohen-Kerem R, Kisilevsky V, Einarson TR, Kozer E, Koren G, Rutka JA (2004) Intratympanic gentamicin for Meniere's disease: a meta-analysis. Laryngoscope 114:2085-2091

Colletti V, Carner M, Colletti L (2007) Auditory results after vestibular nerve section and intratympanic gentamicin for Meniere's disease. Otol Neurotol 28:145-151

De Valck CF, Claes GM, Wuyts FL, van de Heyning PH (2007) Lack of diagnostic value of high-pass noise masking of auditory brainstem responses in Meniere's disease. Otol Neurotol 28:700-707

Dziadziola JK, Laurikainen EL, Rachel JD, Quirk WS (1999) Betahistine increases vestibular blood flow. Otolaryngol Head Neck Surg 120:400-405

Flanagan S, Mukherjee P, Tonkin J (2006) Outcomes in the use of intra-tympanic gentamicin in the treatment of Meniere's disease. J Laryngol Otol 120:98-102

Frykholm C, Larsen HC, Dahl N, Klar J, Rask-Andersen H, Friberg U (2006) Familial Meniere's disease in five generations. Otol Neurotol 27:681-686

Garduno-Anaya MA, de Couthino TH, Hinojosa-Gonzalez R, Pane-Pianese C, Rios-Castaneda LC (2005) Dexamethasone inner ear perfusion by intratympanic injection in unilateral Meniere's disease: a two-year prospective, placebo-controlled, double-blind, randomized trial. Otolaryngol Head Neck Surg 133:285-294

Gates P (2005) Hypothesis: could Meniere's disease be a channelopathy? Intern Med J 35:488-489

Gurkov R, Flatz W, Louza J, Strupp M, Krause E (2011) In vivo visualization of endolyphatic hydrops in patients with Meniere's disease: correlation with audiovestibular function. Eur Arch Otorhinolaryngol 268:1743-1748

Huppert D, Strupp M, Brandt T (2010) Long-term course of Meniere's disease revisited. Acta Otolaryngol 130:644-651

Ihler F, Bertlich M, Sharaf K, Strieth S, Canis M, Strupp M (2012) Betahistine exerts a dose-dependent effect on cochlear stria vascularis blood flow in guinea pigs in vivo. PLoS ONE (in press)

Ishiyama G, Lopez I, Baloh RW, Ishiyama A (2007) Histopathology of the vestibular end organs after intratympanic gentamicin failure for Meniere's disease. Acta Otolaryngol 127:34-40

Ishiyama G, Lopez IA, Ishiyama A (2006) Aquaporins and Meniere's disease. Curr Opin Otolaryngol Head Neck Surg 14:332-336

James A, Thorp M (2005) Meniere's disease. Clin Evid:659-665

Klar J, Frykholm C, Friberg U, Dahl N (2006) A Meniere's disease gene linked to chromosome 12p12.3. Am J Med Genet B Neuropsychiatr Genet 141:463-467

Klockars T, Kentala E (2007) Inheritance of Meniere's disease in the Finnish population. Arch Otolaryngol Head Neck Surg 133:73-77

Lange G, Maurer J, Mann W (2004) Long-term results after interval therapy with intratympanic gentamicin for Meniere's disease. Laryngoscope 114:102-105

Lezius F, Adrion C, Mansmann U, Jahn K, Strupp M (2011) High-dosage betahistine dihydrochloride between 288 and 480 mg/day in patients with severe Meniere's disease: a case series. Eur Arch Otorhinolaryngol 268:1237-1240

Magnusson M, Padoan S (1991) Delayed onset of ototoxic effects of gentamicin in treatment of Meniere's disease. Rationale for extremely low dose therapy. Acta Otolaryngol (Stockh) 111:671-676

Magnusson M, Padoan S, Karlberg M, Johansson R (1991) Delayed onset of ototoxic effects of gentamicin in patients with Meniere's disease. Acta Otolaryngol (Stockh) Suppl 485:120-122

Merchant SN, Adams JC, Nadol JB Jr (2005) Pathophysiology of Meniere's syndrome: are symptoms caused by endolymphatic hydrops? Otol Neurotol 26:74-81

Minor LB, Schessel DA, Carey JP (2004) Meniere's disease. Curr Opin Neurol 17:9-16

Nabi S, Parnes LS (2009) Bilateral Meniere's disease. Curr Opin Otolaryngol Head Neck Surg 17:356-362

Neuhauser HK (2007) Epidemiology of vertigo. Curr Opin Neurol 20:40-46

Phillips JS, Westerberg B (2011) Intratympanic steroids for Meniere's disease or syndrome. Cochrane Database Syst Rev:CD008514

Postema RJ, Kingma CM, Wit HP, Albers FW, van der Laan BF (2008) Intratympanic gentamicin therapy for control of vertigo in unilateral Menire's disease: a prospective, double-blind, randomized, placebo-controlled trial. Acta Otolaryngol 128:876-880

Pullens B, Giard JL, Verschuur HP, van Benthem PP (2010) Surgery for Meniere's disease. Cochrane Database Syst Rev:CD005395

Pullens B, van Benthem PP (2011) Intratympanic gentamicin for Meniere's disease or syndrome. Cochrane Database Syst Rev:CD008234

Radtke A, Lempert T, Gresty MA, Brookes GB, Bronstein AM, Neuhauser H (2002) Migraine and Meniere's disease: is there a link? Neurology 59:1700-1704

Sajjadi H, Paparella MM (2008) Meniere's disease. Lancet 372:406-414

Savastano M, Guerrieri V, Marioni G (2006) Evolution of audiometric pattern in Meniere's disease: long-term survey of 380 cases evaluated according to the 1995 guidelines of the American Academy of Otolaryngology-Head and Neck Surgery. J Otolaryngol 35:26-29

Selimoglu E (2007) Aminoglycoside-induced ototoxicity. Curr Pharm Res 13:119-126

Selmani Z, Marttila T, Pyykko I (2005) Incidence of virus infection as a cause of Meniere's disease or endolymphatic hydrops assessed by electrocochleography. Eur Arch Otorhinolaryngol 262:331-334

Semaan MT, Alagramam KN, Megerian CA (2005) The basic science of Meniere's disease and endolymphatic hydrops. Curr Opin Otolaryngol Head Neck Surg 13:301-307

Stapleton E, Mills R (2008) Clinical diagnosis of Meniere's disease: how useful are the American Academy of Otolaryngology Head and Neck Surgery Committee on Hearing and Equilibrium guidelines? J Laryngol Otol 122:773-779

Stokroos R, Kingma H (2004) Selective vestibular ablation by intratympanic gentamicin in patients with unilateral active Meniere's disease: a prospective, double-blind, placebo-controlled, randomized clinical trial. Acta Otolaryngol 124:172-175

Strupp M, Cnyrim C, Brandt T (2007) Vertigo and dizziness: Treatment of benign paroxysmal positioning vertigo, vestibular neuritis and Menère's disease. In: Candelise L (ed) Evidence-based Neurology – management of neurological disorders. Blackwell Publishing, Oxford; pp 59-69

Strupp M, Huppert D, Frenzel C, Wagner J, Zingler VC, Mansmann U, Brandt T (2008) Long-term prophylactic treatment of attacks of vertigo in Menière's disease -comparison of a high with a low dosage of betahistine in an open trial. Acta Otolaryngol (Stockh) 128:620-624

Strupp M, Thurtell MJ, Shaikh AG, Brandt T, Zee DS, Leigh RJ (2011) Pharmacotherapy of vestibular and ocular motor disorders, including nystagmus. J Neurol 258:1207-1222

Takumida M, Kakigi A, Takeda T, Anniko M (2006) Meniere's disease: a long-term follow-up study of bilateral hearing levels. Acta Otolaryngol 126:921-925

Thirlwall AS, Kundu S (2006) Diuretics for Meniere's disease or syndrome. Cochrane Database Syst Rev 3:CD003599

Yeh TH, Herman P, Tsai MC, Tran-Ba-Huy P, van den Abbeele T (1998) A cationic nonselective stretch-activated channel in the Reissner's membrane of the guinea pig cochlea. Am J Physiol 274:C566-C576

Yilmaz I, Yilmazer C, Erkan AN, Aslan SG, Ozluoglu LN (2005) Intratympanic dexamethasone injection effects on transient-evoked otoacoustic emission. Am J Otolaryngol 26:113-117

Zingler VC, Cnyrim C, Jahn K, Weintz E, Fernbacher J, Frenzel C, Brandt T, Strupp M (2007) Causative factors and epidemiology of bilateral vestibulopathy in 255 patients. Ann Neurol 61:524-532

Literatur zu Kap. 2.4

Arbusow V, Strupp M, Dieterich M, Jager L, Hischa A, Schulz P, Brandt T (1998) Alternating episodes of vestibular nerve excitation and failure. Neurology 51:1480-1483

Best C, Gawehn J, Thömke F, Müller-Forell W, Dieterich M (2012) MRI and neurophysiology in vestibular paroxysmia: contradiction and correlation. (submitted)

Brandt T, Dieterich M (1994) Vestibular paroxysmia: vascular compression of the eighth nerve? Lancet 343:798-799

Hüfner K, Jahn K, Linn J, Strupp M, Brandt T (2009) Vestibularisparoxysmie. Nervenheilkunde 28:26-30

Hüfner K, Barresi D, Glaser M, Linn J, Adrion C, Mansmann U, Brandt T, Strupp M (2008a) Vestibular paroxysmia: diagnostic features and medical treatment. Neurology 71:1006-1014

Hüfner K, Linn J, Strupp M (2008b) Recurrent attacks of vertigo with monocular oscillopsia. Neurology 71:863

Jannetta PJ, Moller MB, Moller AR (1984) Disabling positional vertigo. N Engl J Med 310:1700-1705

Lang J (1982) Anatomy, length and blood vessel relations of »central« and »peripheral« paths of intracisternal cranial nerves. Zentralbl Neurochir 43:217-58

Moller MB, Moller AR, Jannetta PJ, Sekhar L (1986) Diagnosis and surgical treatment of disabling positional vertigo. J Neurosurg 64:21-28

Russell D, Baloh RW (2009) Gabapentin responsive audiovestibular paroxysmia. J Neurol Sci 281:99-100

Straube A, Buttner U, Brandt T (1994) Recurrent attacks with skew deviation, torsional nystagmus, and contraction of the left frontalis muscle. Neurology 44:177-178

Literatur zu Kap. 2.5

Arbusow V, Strupp M, Dieterich M, Stocker W, Naumann A, Schulz P, Brandt T (1998) Serum antibodies against membranous labyrinth in patients with »idiopathic« bilateral vestibulopathy. J Neurol 245:132-136

Brandt T, Schautzer F, Hamilton D, Brüning R, Markowitsch HJ, Kalla R, Darlington CL, Smith PF, Strupp M (2005) Vestibular loss causes hippocampal atrophy and impaired spatial memory in humans. Brain:2732-2741

Deutschlander A, Glaser M, Strupp M, Dieterich M, Brandt T (2005) Steroid treatment in bilateral vestibulopathy with inner ear antibodies. Acta Otolaryngol (Stockh) 125:848-851

Dieterich M, Bauermann T, Best C, Stoeter P, Schlindwein P (2007) Evidence for cortical visual substitution of chronic

bilateral vestibular failure (an fMRI study). Brain 130:2108-2116
Fujimoto C, Murofushi T, Chihara Y, Suzuki M, Yamasoba T, Iwasaki S (2009) Novel subtype of idiopathic bilateral vestibulopathy: bilateral absence of vestibular evoked myogenic potentials in the presence of normal caloric responses. J Neurol 256:1488-1492
Halmagyi GM, Curthoys IS (1988) A clinical sign of canal paresis. Arch Neurol 45:737-739
Helmchen C, Jager L, Buttner U, Reiser M, Brandt T (1998) Cogan's Syndrome. High resolution MRI indicators of activity. J Vestib Res 8:155-167
Hillier SL, McDonnell M (2011) Vestibular rehabilitation for unilateral peripheral vestibular dysfunction. Cochrane Database Syst Rev 2:CD005397
Hufner K, Hamilton DA, Kalla R, Stephan T, Glasauer S, Ma J, Bruning R, Markowitsch HJ, Labudda K, Schichor C, Strupp M, Brandt T (2007) Spatial memory and hippocampal volume in humans with unilateral vestibular deafferentation. Hippocampus 17:471-485
Kim S, Oh YM, Koo JW, Kim JS (2011) Bilateral vestibulopathy: clinical characteristics and diagnostic criteria. Otol Neurotol 32:812-817
Kirchner H, Kremmyda O, Hufner K, Stephan T, Zingler V, Brandt T, Jahn K, Strupp M (2011) Clinical, electrophysiological, and MRI findings in patients with cerebellar ataxia and a bilaterally pathological head-impulse test. Ann N Y Acad Sci 1233:127-138
MacDougall HG, Weber KP, McGarvie LA, Halmagyi GM, Curthoys IS (2009) The video head impulse test: diagnostic accuracy in peripheral vestibulopathy. Neurology 73:1134-1141
Magnusson M, Padoan S (1991) Delayed onset of ototoxic effects of gentamicin in treatment of Meniere's disease. Rationale for extremely low dose therapy. Acta Otolaryngol (Stockh) 111:671-676
Migliaccio AA, Halmagyi GM, McGarvie LA, Cremer PD (2004) Cerebellar ataxia with bilateral vestibulopathy: description of a syndrome and its characteristic clinical sign. Brain 127:280-293
Orsoni JG, Zavota L, Pellistri I, Piazza F, Cimino L (2002) Cogan syndrome. Cornea 21:356-359
Pothier DD, Rutka JA, Ranalli PJ (2012) Double Impairment: clinical identification of 33 cases of cerebellar ataxia with bilateral vestibulopathy. Otolaryngol Head Neck Surg 146:804-808
Schuler O, Strupp M, Arbusow V, Brandt T (2003) A case of possible autoimmune bilateral vestibulopathy treated with steroids. J Neurol Neurosurg Psychiatry 74:825
Smith PF (1997) Vestibular-hippocampal interactions. Hippocampus 7:465-471
Szmulewicz DJ, Waterston JA, Halmagyi GM, Mossman S, Chancellor AM, Mclean CA, Storey E (2011) Sensory neuropathy as part of the cerebellar ataxia neuropathy vestibular areflexia syndrome. Neurology 76:1903-1910
Vital D, Hegemann SC, Straumann D, Bergamin O, Bockisch CJ, Angehrn D, Schmitt KU, Probst R (2010) A new dynamic visual acuity test to assess peripheral vestibular function. Arch Otolaryngol Head Neck Surg 136:686-691
Wagner JN, Glaser M, Brandt T, Strupp M (2008) Downbeat nystagmus: aetiology and comorbidity in 117 patients. J Neurol Neurosurg Psychiatry 79:672-677
Zingler VC, Cnyrim C, Jahn K, Weintz E, Fernbacher J, Frenzel C, Brandt T, Strupp M (2007) Causative factors and epidemiology of bilateral vestibulopathy in 255 patients. Ann Neurol 61:524-532
Zingler VC, Weintz E, Jahn K, Botzel K, Wagner J, Huppert D, Mike A, Brandt T, Strupp M (2008a) Saccular function less affected than canal function in bilateral vestibulopathy. J Neurol 255:1332-1336
Zingler VC, Weintz E, Jahn K, Mike A, Huppert D, Rettinger N, Brandt T, Strupp M (2008b) Follow-up of vestibular function in bilateral vestibulopathy. J Neurol Neurosurg Psych 79:284-288

Literatur zu Kap. 2.6

Adams ME, Kileny PR, Telian SA, El-Kashlan HK, Heidenreich KD, Mannrelli GR, Arts HA (2011) Electrocochlography as a diagnostic and intraoperative adjunct in superior semicircular canal dehiscence syndrome. Otol Neurotol 33:1506-1512
Agrawal Y, Minor LB, Schubert MC, Janky KL, Davalos-Bichara M, Carey JP (2012) Second side surgery in superior canal dehiscence syndrome. Otol Neurotol 33:72-77
Bachmann-Harildstad G, Stenklev NC, Myrvoll E, Jablonski G, Klingenberg O (2011) B-trace protein as a diagnostic marker for perilymphatic fluid fistula: a prospective controlled pilot study to test a sample collection technique. Otol Neurootol 32:7-10
Chien WW, Carey JP, Minor LB (2011) Canal dehiscence. Curr Opin Neurol 24:25-31
Dieterich M, Brandt T, Fries W (1989) Otolith function in man: Results from a case of otolithTullio phenomenon. Brain 112:1377-1392
Ehmer DR, Booth T, Kutz JW, Roland PS (2010) Radiographic diagnosis of trans-stapedial cerebrospinal fluid fistula. Otolaryngol Head Neck Surg 142(5):694-8
Ikezono T, Shindo S, Sekiguchi S, Moizane T, Pawankar R, Watanabe A, Miura M, Yagi T (2010) The performance of Chochlin-tomoprotein detection test in the diagnosis of perilymphatic fistula. Audiol Neurootol 15:168-174
Lee GS, Zhou G, Poe D, Kenna M, Amin M, Ohlms L, Gopen Q (2011) Clinical experience in diagnosisis and management of superior semicircular dehiscence in children. Laryngoscope 121:2256-2261
Minor LB (2005) Clinical manifestation of superior semicircular canal dehiscence. The Laryngoscope 115:1717-1727
Minor LB, Cremer PD, Carey JP, Della-Santina CC, Streubel SO, Weg N (2001) Symptoms and signs in superior canal dehiscence syndrome. Ann N Y Acad Sci 942:259-273
Minor LB, Solomon D, Zinreich JS, Zee DS (1998) Sound- and/or pressure-induced vertigo due to bone dehiscence of

the superior semicircular canal. Arch Otolaryngol Head Neck Surg 124:249-258

Nomura Y, Okuno T, Hara M, Young YH (1992) Floating labyrinth. Pathophysiology and treatment of perilymph fistula. Acta Otolaryngol (Stockh) 112:186-191

Sequeira SM, Whiting BR, Shimony JS, Vo KD, Hullar TE (2011) Accuracy of computed tomography detection of superior canal dehiscence. Otol Neurotol 32:1500-1505

Singleton GT (1986) Diagnosis and treatment of perilymph fistulas without hearing loss. Otolaryngol Head Neck Surg 94:426-429

Strupp M, Eggert T, Straube A, Jäger L, Querner V, Brandt T (2000) Innere Perilymphfistel des anterioren Bogengangs. Nervenarzt 71:138-142

Thabet EM, Abdelkhalek A, Zghloul H (2012) Superior Semicircular canal dehiscence syndrome as assessed byoVEMP and temporal bone computed tomography imaging. Eur Arch Otorhinolaryngol 269:1545-1549

Watson SR, Halmagyi GM, Colebatch JG (2000) Vestibular hypersensitivity to sound (Tullio phenomenon): structural and functional assessment. Neurology 54:722-728

Zhang LC, Sha Y, Dai CF (2011) Anotheretiology for vertigo due to idiopathic lateral semicircular canal bony defect. Auris Nasus Larynx 38:402-405

Zentrale Schwindelsyndrome

3.1 Zentrale vestibuläre Syndrome – 80

3.2 Vestibuläre Migräne und
Migräne vom Basilaristyp – 93

Literatur – 97

3.1 Zentrale vestibuläre Syndrome

- **Einteilung**

Zentrale vestibuläre Schwindelformen entstehen durch Läsionen entlang der vestibulären Verbindungen im Hirnstamm, von den Vestibulariskernen in der Medulla oblongata zu den okulomotorischen Kernen und Integrationszentren im rostralen Mittelhirn sowie zum Vestibulozerebellum, Thalamus und vestibulären Kortex im temporoparietalen Großhirn (Brandt u. Dieterich 1995; Baier et al. 2008, 2009). Es handelt sich oft um klar definierte klinische Syndrome unterschiedlicher Ätiologie, deren typische Befunde aus
- Okulomotorik,
- Wahrnehmung und
- Haltungsregulation

eine topische Hirnstammdiagnostik erlauben. Wichtig für die lokalisatorische Zuordnung ist die klinische Untersuchung der Augenbewegungen und des Nystagmus (Büttner et al. 1995; Büttner-Ennever 2008).

- **Differenzialdiagnostik: Peripherer vs. zentraler vestibulärer Schwindel**

In der akuten Phase nach dem plötzlichen Auftreten eines Dreh- oder Schwankschwindels stellt sich als Erstes die differenzialdiagnostische Frage, ob es sich um einen peripheren oder einen zentralen vestibulären Schwindel z.B. durch einen akuten Schlaganfall handelt. Letzteres muss unverzüglich einer spezifischen Diagnostik und Therapie zugeführt werden. Ist das Leitsymptom akuter Schwindel, empfiehlt sich bei der Erstuntersuchung folgendes 5-schrittiges Vorgehen:
1. Untersuchung auf eine Skew Deviation (vertikale Divergenz) mittels Cover Test (◘ Abb. 1.4),
2. Untersuchung auf einen peripheren vestibulären Spontannystagmus versus zentralen Fixationsnystagmus mithilfe der Frenzel-Brille (◘ Abb. 1.10),
3. Untersuchung auf Blickrichtungsnystagmus entgegen der Richtung eines möglichen Spontannystagmus,
4. Untersuchung auf eine Blickfolgesakkadierung, insbesondere vertikal und
5. Durchführung des Kopfimpulstests (Cnyrim et al. 2008; Kattah et al. 2009, Newman-Toker et al. 2008).

Das Vorliegen einer Skew Deviation, eines normalen Kopfimpulstests (Newman-Toker et al. 2008) und eines Blickrichtungsnystagmus entgegen der Richtung des Spontannystagmus weisen bei einem akuten vestibulären Syndrom auf eine Hirnstamm-, seltener Kleinhirnläsion hin.

Es kann damit einen Schlaganfall anzeigen, selbst wenn der Kopfimpulstest pathologisch ist und damit eine periphere vestibuläre Störung suggeriert. Die Sensitivität für den Nachweis einer zentralen Ischämie ist bei diesem 5-schrittigen Vorgehen über 90%, und damit höher als die eines früh durchgeführten MRTs mit diffusionsgewichteten Sequenzen (88%) (Kattah et al. 2009). In diesem Zusammenhang ist zu betonen, dass das Risiko, nach einem akuten isolierten Schwindel in den folgenden 4 Jahren einen Schlaganfall zu erleiden, bei ca. 6% liegt und damit 3-mal höher ist als bei einer altersangepassten Kontrollgruppe; liegen zusätzliche Gefäßrisikofaktoren vor, ist das Risiko sogar 5,5-mal höher (Lee et al. 2011).

- **Strukturen für zentrale vestibuläre Schwindelformen**

Wichtigste Strukturen für zentrale vestibuläre Schwindelformen sind die neuronalen Verbindungen zur Vermittlung des vestibulookulären Reflexes (VOR), die vom Labyrinth über die Vestibulariskerne im medullären Hirnstamm zu den okulomotorischen Kernen in der Brücke und im Mittelhirn (Nuclei abducens, oculomotorius und trochlearis) reichen (Brandt u. Dieterich 1994, 1995) (◘ Abb. 3.1). Über diesen 3-Neuronen-Reflexbogen werden kompensatorische Augenbewegungen während rascher Kopf- und Körperbewegungen generiert. Wichtig sind darüber hinaus der Nucleus interstitialis Cajal (INC) als Integrationszentren im Mittelhirn für vertikale und torsionelle Augenbewegungen und der rostrale interstitielle Nucleus des MLF (riMLF) sowie der Nucleus präpositus hypoglossi zusammen mit den Vestibulariskernen und dem Zerebellum als Integrationszentrum für horizontale Augenbewegungen.

Aufsteigende Verbindungen laufen sowohl kontra- als auch ipsilateral (Zwergal et al. 2008) über

3.1 · Zentrale vestibuläre Syndrome

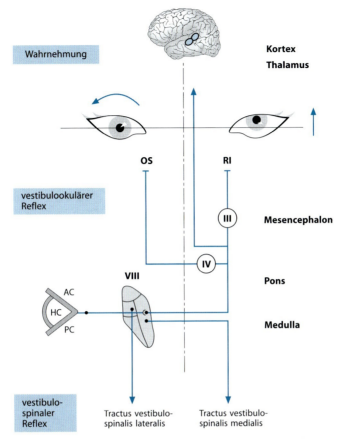

Abb. 3.1 Schematische Darstellung des VOR mit seinem 3-Neuronen-Reflexbogen und der Vermittlung der okulomotorischen, perzeptiven und posturalen Funktionen und einer Ocular Tilt Reaction mit Augenverrollung und vertikaler Divergenz bei Tonusimbalance graviceptiver Bahnen. AC, HC, PC = anteriorer, horizontaler, posteriorer Kanal; OS = M. obliquus superior; RI = M. recuts inferior; III, IV, VIII = Hirnnervenkerne

den posterolateralen Thalamus bis zu einem Netzwerk von vestibulären Arealen im parietotemporalen Kortex und in der Insel, wie z.B. zum parietoinsulären vestibulären Kortex (PIVC), zu Arealen im Gyrus temporalis superior und inferioren Parietallappen, die u.a. für die Wahrnehmung verantwortlich sind.

Absteigende Bahnverbindungen führen von den Vestibulariskernen entlang des medialen und lateralen vestibulospinalen Trakts ins Rückenmark zur Vermittlung der Haltungsregulation. Darüber hinaus gibt es zahlreiche Verbindungen zum Vestibulozerebellum.

Damit sind Störungen des VOR klinisch nicht nur durch okulomotorische Defizite gekennzeichnet, sondern auch durch Störungen der Wahrnehmung (Beeinträchtigung vestibulokortikaler Projektionen) und der Haltungsregulation (Beeinträchtigung vestibulospinaler Projektionen; **◘** Abb. 3.1).

Ursachen zentraler vestibulärer Syndrome

Ursachen zentraler vestibulärer Syndrome sind meist Läsionen dieser Bahnen oder Kerngebiete durch
- Infarkt,
- Blutung,
- Tumor,
- Multiple Sklerose oder
- degenerative Hirnerkrankungen.

Seltener sind pathologische Reizungen wie bei den paroxysmalen Hirnstammattacken (mit Ataxie und

Tab. 3.1 Zentral-vestibulärer Schwindel: Klinische Syndrome und zugehörige Gefäßterritorien bei einseitigen vaskulären Läsionen

Klinisches Syndrom	Gefäß
Medulla oblongata	
Wallenberg-Syndrom (▶ DVD) mit OTR (Komponenten sind Kopfneigung, vertikale Divergenz der Augen [Skew Deviation], Augentorsion und Auslenkung der SVV jeweils ipsiversiv): durch Läsion der Vestibulariskerne	Äste der A. vertebralis oder A. cerebelli inferior posterior (PICA)
Pseudoneuritis vestibularis (▶ DVD)	Äste der A. vertebralis oder PICA
OTR ipsiversiv: durch Läsion des superioren Vestibulariskerns	A. cerebelli inferior anterior (AICA)
Pons und Mittelhirn	
OTR mit ihren Komponenten kontraversiv: durch Läsion des MLF	Paramediane Arterien der A. basilaris
UBN in Kombination mit INO: durch Läsion des superioren Vestibulariskerns und des CVTT	Paramediane Arterien der A. basilaris
SVV-Auslenkung ipsiversiv: durch Läsion des Lemniscus medialis (IVTT)	Paramediane Arterien der A. basilaris
Rostrales Mittelhirn	
OTR mit ihren Komponenten kontraversiv: durch Läsion des INC und riMLF	Paramediane Mittelhirnarterien der A. basilaris
Paramedianer Thalamus	
OTR kontraversiv nur wenn rostrales Mittelhirn mitbetroffen ist (INC-Läsion)	Paramediane Mittelhirnarterien; entspringen in ca. 50% gemeinsam mit den paramedianen Thalamusarterien aus der A. basilaris
Posterolateraler Thalamus	
Fallneigung zur Seite, SVV-Auslenkung	Aa. thalamogeniculatae
Evtl. Astasie ipsi- oder kontraversiv	Evtl. Äste der A. cerebri posterior
Temporoparietaler Kortex	
Fallneigung zur Seite, SVV-Auslenkung meist kontraversiv, evtl. Pusher-Syndrom	Äste der A. cerebri media
Vestibulozerebellum	
OTR mit ihren Komponenten kontra- (ca. 60%) oder ipsiversiv (ca. 25%): durch Läsion von Uvula/Nodulus/Nucleus dentatus oder Anteilen der Kleinhirnhemisphären	Äste der PICA und AICA

OTR: Ocular Tilt Reaction; MLF: Fasciculus longitudinalis medialis; riMLF: rostraler interstitieller Kern des MLF; INC: interstitieller Nucleus Cajal; INO: internukleäre Ophthalmoplegie; UBN: Upbeat-Nystagmus; CVTT: zentraler ventraler tegmentaler Trakt; IVTT: ipsilateraler vestibulothalamischer Trakt

Dysarthrie) bei Multipler Sklerose oder lakunären Infarkten. Noch seltener ist die vestibuläre Epilepsie. ◘ Tab. 3.1 gibt eine Übersicht der ischämischen Läsionen durch lakunäre oder territoriale Infarkte im Bereich des zentralen vestibulären Systems mit den typischen klinischen Syndromen und Gefäßterritorien.

- **Klinik, Verlauf, Pathophysiologie und therapeutische Prinzipien**

Beginn und Dauer der Symptomatik sind bei der differenzialdiagnostischen Einordnung zentraler vestibulärer Schwindelformen hilfreich:
- Kurze, Sekunden bis Minuten oder wenige Stunden andauernde Dreh- oder Schwankschwindelattacken entstehen bei transient ischämischen Attacken im vertebrobasilären Strombahngebiet, vestibulärer Migräne, paroxysmalen Hirnstammattacken mit Ataxie/Dysarthrie bei Multipler Sklerose und der seltenen vestibulären Epilepsie.
- Stunden bis wenige Tage anhaltende Dreh- oder Schwankschwindelattacken, meist mit weiteren Hirnstammdefiziten, können durch einen Infarkt, eine Blutung oder einen MS-Plaque im Hirnstamm, selten durch eine lang andauernde Attacke bei vestibulärer Migräne verursacht sein.
- Dauerschwankschwindel (selten Dauerdrehschwindel) über viele Tage bis Wochen, verbunden mit gerichteter Fallneigung, beruht meist auf einer persistierenden Schädigung des Hirnstamms oder Kleinhirns bilateral, z.B. beim Downbeat-Nystagmus-Syndrom (▶ DVD) durch degenerative Kleinhirnerkrankungen permanent oder beim Upbeat-Nystagmus-Syndrom (▶ DVD) durch eine paramediane medulläre oder pontomesenzephale Schädigung (Infarkt, Blutung, Tumor, Intoxikation).

- **Zentrale vestibuläre Syndrome in den drei Arbeitsebenen des VOR**

Die zentralen vestibulären Hirnstammsyndrome lassen sich zur einfachen klinischen Übersicht (▶ Übersicht 3.1) entsprechend der drei Hauptarbeitsebenen des VOR klassifizieren (Brandt u. Dieterich 1994, 1995) (◘ Abb. 3.2, 3.3).

Übersicht 3.1. Syndrome des VOR und deren klinische Symptomatik

Horizontal- (Yaw-)Ebene:
- Pseudoneuritis vestibularis (▶ DVD)
- Horizontaler Spontannystagmus (Fixationsnystagmus)
- Horizontales Vorbeizeigen rechts/links (subjektives Geradeaus)
- Standunsicherheit
- Fallneigung zur Seite
- Drehen im Unterberger-Tretversuch zur Seite

Sagittal- (Pitch-)Ebene:
- Downbeat-/Upbeat-Nystagmus (▶ DVD)
- Vorbeizeigen nach oben/unten (»subjektives Geradeaus«)
- Standunsicherheit
- Fallneigung nach vorne oder hinten

Frontal- (Roll-)Ebene:
- Ocular Tilt Reaction (▶ DVD) mit
  - Skew Deviation
  - Augenverrollung
  - Kopfneigung und
  - Auslenkung der SVV
- Standunsicherheit
- Fallneigung zur Seite
- evtl. Pushen

■ ■ **Zentrale vestibuläre Syndrome in der horizontalen (Yaw-)Ebene**

Diese sind selten z.B. als horizontaler benigner paroxysmaler Lagerungsschwindel durch eine Kanalolithiasis oder Cupulolithiasis im horizontalen Bogengang des Labyrinths zu finden (Baloh et al. 1993). Zentrale Syndrome entstehen, soweit heute bekannt, durch Läsionen im Bereich
- der Eintrittszone des Vestibularisnervs in der Medulla oblongata,
- des medialen Vestibulariskerns sowie
- der benachbarten Integrationszentren für horizontale Augenbewegungen (Nucleus praepositus hypoglossi und paramediane pontine Formatio reticularis, PPRF) (◘ Abb. 3.3, Abb. 3.4). Weitere klinische Zeichen sind:

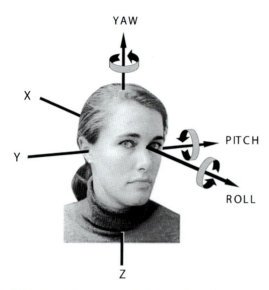

◘ Abb. 3.2 Orientierung der drei Ebenen des VOR: Yaw-, Pitch- und Roll-Ebene

- ipsilaterale kalorische Untererregbarkeit,
- horizontale Blickdeviation,
- seitliche Fallneigung zur erkrankten Seite sowie
- Vorbeizeigen entsprechend einer Auslenkung des »subjektiven Geradeaus«.

Die klinische Symptomatik ähnelt derjenigen einer akuten peripheren vestibulären Schädigung wie bei der Neuritis vestibularis und wird deshalb auch Pseudoneuritis vestibularis genannt.

Das reine zentrale Yaw-Ebenen-Syndrom ist selten, weil der kleine Läsionsort benachbart und teilweise überlappend zu Strukturen im Vestibulariskern liegt, die auch für die vestibuläre Funktion in der Roll-Ebene verantwortlich sind. So ist die Skew Deviation das einzige spezifische, aber nicht sehr sensitive Zeichen, das eine zentrale Pseudoneuritis gegenüber einer Neuritis vestibularis anzeigt (Cnyrim et al. 2008). Auch erlaubt der horizontale Kopfimpulstest keine eindeutige Differenzierung zwischen Neuritis und Pseudoneuritis, da 9% der Patienten mit einem pontozerebellären Infarkt ebenfalls einen pathologischen Kopfimpulstest zeigen (Newman-Toker et al. 2008).

Ein normaler Kopfimpulstest bei einem Patienten mit akutem Nystagmus zeigt aber in praktisch allen Fällen eine zentrale Läsion an (Newman-Toker et al. 2008).

Ätiologisch handelt es sich meist um ischämische Infarkte oder MS-Plaques im Vestibulariskerngebiet oder -faszikel (Brandt et al. 1986; Hopf 1987;

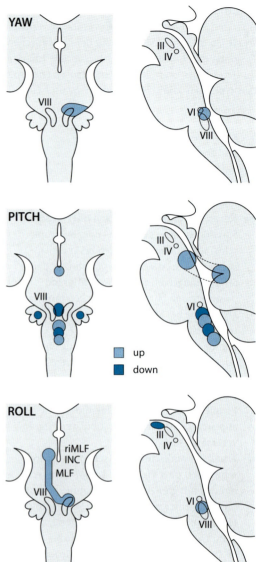

◘ Abb. 3.3 Schematische Darstellung von Hirnstamm und Kleinhirn mit den typischen Läsionsorten der vestibulären Syndrome in den drei Ebenen des VOR. III, IV, VI, VIII: Hirnnervenkerne; MLF: Fasciculus longitudinalis medialis; riMLF: rostraler interstitieller Kern des MLF; INC: interstitieller Nucleus Cajal

3.1 · Zentrale vestibuläre Syndrome

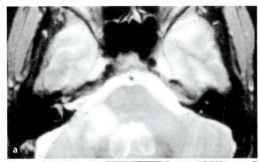
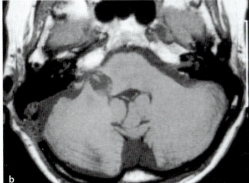
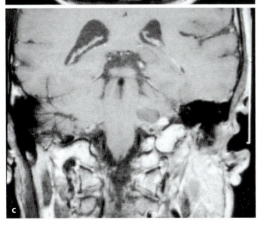

Abb. 3.4 a-c Magnetresonanztomographie eines Patienten mit Pseudoneuritis, einer Störung des VOR in der Yaw-Ebene. In den **a** T2- und **b, c** T1-gewichteten Sequenzen stellt sich ein pontomedullärer Hirnstamminfarkt dar, der in den zerebellären Pedunkel hineinreicht und den Faszikel des VIII. Hirnnervs sowie das mediale Kerngebiet schädigt

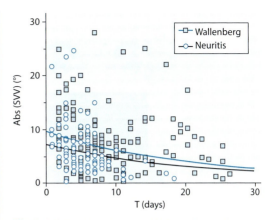

Abb. 3.5 Der Zeitverlauf von SVV-Auslenkungen bei 50 Patienten mit ischämischer Läsion im Vestibulariskern (Wallenberg-Syndrom) und 50 Patienten mit Neuritis vestibularis zeigt eine Normalisierung innerhalb von ca. 4 Wochen (aus Cnyrim et al. 2007; mit freundl. Genehmigung)

die Prognose wegen der Kompensation über die Gegenseite günstig und eine langsame Rückbildung der Symptome – ähnlich der bei Neuritis vestibularis – innerhalb von Tagen bis Wochen zu erwarten (Dieterich u. Brandt 1992; Cnyrim et al. 2007) (Abb. 3.5). Hier kann die zentrale Kompensation – bei gleichzeitiger Behandlung der Grunderkrankung – durch eine frühzeitige physikalische Therapie mit Gleichgewichtstraining gefördert werden.

Zentrale vestibuläre Syndrome in der sagittalen (Pitch-)Ebene

Diese sind bislang durch Läsionen an folgenden Orten beschrieben worden:
- paramedian bilateral im medullären und pontomedullären Hirnstamm,
- im pontomesenzephalen Hirnstamm (mit den angrenzenden Kleinhirnpedunkeln),
- in der paramedianen Brücke oder
- im Flokkulus/Paraflokkulus des Kleinhirns beidseits.

Kim u. Lee 2010). Geht die Läsion in ihrem Umfang über den Vestibulariskern hinaus, so sind weitere begleitende Hirnstammsymptome nachweisbar. Da es sich i.d.R. um einseitige medulläre ischämische oder entzündliche Hirnstammläsionen handelt, ist

Trotz vieler klinischer Studien zum Upbeat- (UBN) und Downbeat-Nystagmus (DBN) und vieler Hypothesen zum Pathomechanismus ist die Pathophysiologie bislang nicht geklärt (Halmagyi u. Leigh 2004; Glasauer et al. 2003, 2005a, 2005b; Marti et al. 2005; Pierrot-Deseilligny u. Milea 2005). Es scheint verschiedene Formen des DBN zu geben, mit unter-

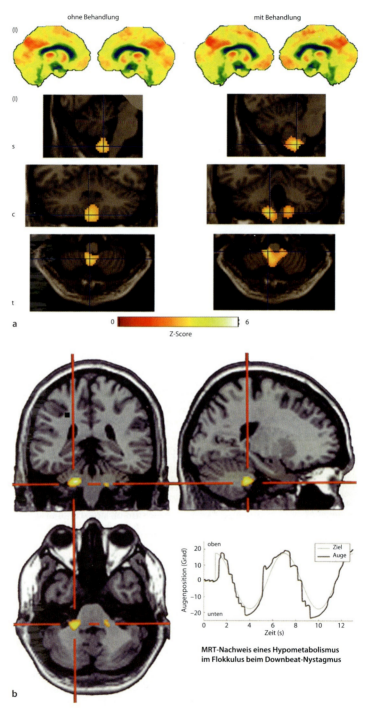

Abb. 3.6 a, b Patient mit idiopathischem Downbeat-Nystagmus. **a** In der FDG-PET zeigte sich ein signifikant reduzierter Glukosemetabolismus im Flokkulus/Paraflokkulus, der sich bei Besserung des klinischen Syndroms unter Therapie mit 4-Aminopyridin ebenfalls besserte (aus Bense et al. 2006; mit freundl. Genehmigung). **b** Eine Verminderung der Aktivierungen (fMRT) konnte auch bei Patienten mit Downbeat-Nystagmus während vertikaler Blickfolgebewegungen im Flokkulus festgestellt werden (aus Kalla et al. 2006; mit freundl. Genehmigung)

schiedlichen Störungsanteilen. Diskutiert werden derzeit mehrere Pathomechanismen, die zu einer Instabilität in den Hirnstamm-Kleinhirn-Netzwerken führen, die normalerweise den vertikalen Blick stabilisieren: z.B. eine Asymmetrie
- im vertikalen neuronalen Integrator mit Störung des Sakkadengenerators, die bei exzentrischen Blickpositionen auffällig wird,
- in den zentralen Verbindungen des VOR für vertikale Augenbewegungen einschließlich der Otolithenbahnen, die die häufige Schwerkraftabhängigkeit erklärt, oder
- im vertikalen Blickfolgesystem mit spontanem Aufwärtsdrift.

Hierbei scheint der Flokkulus/Paraflokkulus eine besondere Rolle zu spielen, da eine Flokkulusschädigung zu einer Disinhibition von vestibulären Bahnen des superioren Vestibulariskerns zum Okulomotoriuskern führt. Dazu passen Befunde aus funktionellen Bildgebungsstudien, die bei Patienten mit idiopathischem DBN einen Hypometabolismus bzw. eine reduzierte Aktivität im Flokkulus/Paraflokkulus sowie im pontomedullären Hirnstamm nachgewiesen haben (Bense et al. 2006; Kalla et al. 2006; Hüfner et al. 2007) (◘ Abb. 3.6, Abb. 3.7). Demgegenüber finden sich im strukturellen MRT zwar Atrophien der grauen Substanz in den lateralen Anteilen der Kleinhirnhemisphären (Lobulus VI) sowie im okulomotorischen Vermis, nicht jedoch im Flokkulus/Paraflokkulus (Hüfner et al. 2007).

Für eine Störung der Otolithenbahnen spricht die Abhängigkeit der Intensität des DBN von der Kopfposition (er ist in aufrechter Position geringer als in Bauch- oder Rückenlage) sowie das lageabhängige Ansprechen auf eine medikamentöse Therapie mit dem Kaliumkanalblocker 4-Aminopyridin (Spiegel et al. 2010; Sander et al. 2011).

Downbeat-Nystagmus-Syndrom (DBN) Beim Downbeat-Nystagmus-Syndrom (DBN) (▶ DVD) handelt es sich um den häufigsten erworbenen Fixationsnystagmus, der in Primärposition nach unten schlägt, bei Seitwärtsblick und in Kopfhängelage verstärkt wird und eine rotatorische Komponente haben kann. Er ist der häufigste erworbene Fixationsnystagmus und begleitet von einer Kombination aus visueller und vestibulozerebellärer Ataxie mit

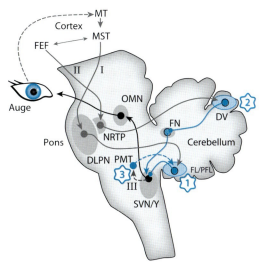

◘ **Abb. 3.7** Schematische Darstellung eines Modells zum Pathomechanismus bei Downbeat-Nystagmus, das eine gemeinsame Endstrecke für die Bahnen annimmt, die eine Enthemmung der Neurone des superioren Vestibulariskerns und der Y-Gruppe verursachen (aus Hüfner et al. 2007; mit freundl. Genehmigung). Betroffen sind okulomotorische Verbindungen des Blickfolgesystems (I, II) und der vertikalen Blickstabilisierung (III). Verschiedene Läsionsorte (1–3) und Mechanismen können den Downbeat-Nystagmus auslösen. FEF: frontales Augenfeld; DLPN: dorsolaterale pontine Kerne; DV: okulomotorischer Vermis; FN: Nucleus fastigii; MT: Area MT; MST: Area MST; NRTP: Nucleus reticularis tegmenti pontis; OMN: Augenmuskelkerne; PMT: Nucleus des paramedianen Trakts; SVN: superiorer Vestibulariskern; Y: Neurone der Y-Gruppe; FL/PFL: Flokkulus/Paraflokkulus

- Fallneigung nach hinten,
- Vorbeizeigen nach oben und
- Störung der vertikalen Blickfolge (Leigh u. Zee 2006).

Oft besteht eine Assoziation mit anderen okulomotorischen, zerebellären und vestibulären Störungen z.B. der Blickfolge, des OKN oder der visuellen Suppression des VOR. Die Intensität des idiopathischen DBN ist kopfpositionsabhängig, in Bauchlage stärker als in aufrechter Kopfposition und Rückenlage (Spiegel et al. 2010; Sander et al. 2010) sowie in Abhängigkeit von der Tageszeit morgens stärker als mittags und am Nachmittag (Spiegel et al. 2009). Das Syndrom ist häufig persistierend. Oft ist der DBN Folge einer bilateralen Funktionsstörung des Flokkulus oder Paraflokkulus (Kalla et al. 2006) (meist Kleinhirnatrophie, selten Intoxikation durch Antiepileptika). Seltener ist ein DBN durch eine Läsion am Boden des IV. Ventrikels bedingt (Leigh u. Zee 2006). Dementsprechend finden sich ätiologisch am häufigsten in 38% idiopathische Fälle und in 20% degenerative Kleinhirnerkrankungen, in 9% vaskuläre Läsionen, in 7% Malformationen sowie seltener in absteigender Häufigkeit medikamentöstoxische Schäden, Läsionen bei Multipler Sklerose und paraneoplastischen Syndromen, vestibuläre Migräne, Vitamin-B_{12}-Mangel oder traumatische und hypoxische Schädigungen (Wagner et al. 2008). Er kann seltener aber auch durch eine paramediane Läsion in der Medulla oblongata verursacht sein, z.B. bei Multipler Sklerose, Blutung, Infarkt, Tumor.

Bei der idiopathischen Form des DBN fallen zwei Untergruppen auf,
- eine mit deutlichen zerebellären Zeichen ohne Kleinhirnpathologie im MRT,
- die andere als Kombination mit bilateraler Vestibulopathie, peripherer Polyneuropathie oder Kleinhirnsyndrom, so dass eine Multisystemdegeneration zu vermuten ist. Bei diesem sog. CANVAS-Syndrom (Cerebellar Ataxia with Neuropathy and Bilateral Vestibular Areflexia Syndrome) zeigte sich in 89% eine umschriebene Kleinhirnatrophie des anterioren und dorsalen Vermis und Crus I im MRT (Kirchner et al. 2011; Szmulewicz et al. 2011).

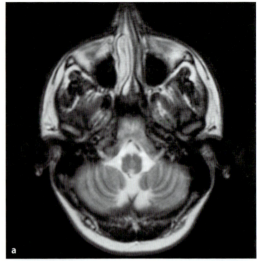
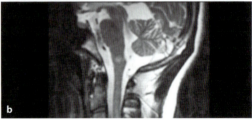

Abb. 3.8 a, b Magnetresonanztomographie (mit Kontrastmittel) eines Patienten mit einem Upbeat-Nystagmus-Syndrom, ausgelöst durch einen Kontrastmittel aufnehmenden Tumor paramedian in der Medulla oblongata. **a** Transversale Schichtung, **b** sagittale Schichtung

Upbeat-Nystagmus-Syndrom (UBN) Der Upbeat-Nystagmus (UBN) (▶ DVD), seltener als der DBN, ist ein Fixationsnystagmus, der in Primärposition ruckförmig nach oben schlägt, teilweise lageabhängig ist. Er ist verbunden mit einer Störung der vertikalen Augenfolgebewegungen und einer visuellen und vestibulospinalen Ataxie mit Fallneigung nach hinten und Vorbeizeigen nach unten.

Pathoanatomisch finden sich
- einerseits meist akute Läsionen paramedian in der Medulla oblongata in den Neuronen des paramedianen Trakts (PMT), nahe des kaudalen Anteils des Nucleus praepositus hypoglossi, die für die vertikale Blickstabilisation verantwortlich sind (Janssen et al. 1998; Pierrot-Deseilligny et al. 2007);
- andererseits wurden Läsionen paramedian in der pontomesenzephalen Brückenhaube, im Brachium conjunctivum sowie evtl. im anterioren Vermis beschrieben (Leigh u. Zee 2006; Pierrot-Deseilligny et al. 2005).

Darüber hinaus gibt es Hinweise dafür, dass eine lateral gelegene Läsion in der kaudalen Pons, die den superioren Vestibulariskern und seine Verbindung zum zentralen ventralen tegmentalen Trakt (CVTT) einschließt (Tiliket et al. 2008), auch zu einem UBN führen kann.

Die Symptomatik bleibt i.d.R. über mehrere Wochen, jedoch nicht auf Dauer bestehen. Die Oszillopsien sind beim UBN wegen der meist größeren Amplitude sehr störend und den Visus beeinträchtigend. Ein UBN durch Schädigung im pontomesenzephalen Hirnstamm ist häufig – besonders bei MS-Patienten – kombiniert mit einer uni- oder bilateralen internukleären Ophthalmoplegie (INO), was auf eine Affektion des MLF hinweist. Ätiologisch stehen meist bilaterale Läsionen bei MS, Hirnstammischämie oder -tumor (◘ Abb. 3.8), Wernicke-Enzephalopathie, Kleinhirndegeneration und Intoxikation mit Funktionsstörungen des Kleinhirns im Vordergrund.

Therapie von DBN und UBN Therapeutisch lohnt sich beim meist persistierendem DBN ein symptomatischer medikamentöser Versuch mit verschiedenen Substanzen. In den letzten Jahren konnte der positive Effekt der Kaliumkanalblocker
- 3,4-Diaminopyridin und
- 4-Aminopyridin

vor allem beim DBN und in Einzelfällen auch beim UBN nachgewiesen werden (◘ Abb. 3.9) (Strupp et al. 2003; Kalla et al. 2004, 2007; Tsunemi et al. 2010). Daher ist beim DBN ein Therapieversuch mit 3×5–10 mg/d 4-Aminopyridin indiziert. Wie in Tierversuchen gezeigt, können durch Aminopyridine die Ruheaktivität und Erregbarkeit von Purkinjezellen gesteigert (Etzion u. Grossman 2001) und damit der verminderte inhibitorische GABA-vermittelte Einfluss des Kleinhirns auf die superioren Vestibulariskerne verbessert werden. Da in seltenen Fällen epileptische Anfälle oder Herzrhythmusstörungen – besonders unter höheren Dosierungen – auftreten können, sollte vor und ca. 60 Minuten nach der ersten Einnahme von 5 mg 4-Aminopyridin ein EKG gemacht werden mit der Frage nach einer Verlängerung der QT-Zeit (Strupp et al. 2011). Es handelt sich jeweils um einen Einzelheilversuch.

Da der UBN meist nach akutem Auftreten langsam wieder abklingt, ist eine symptomatische Therapie oft nicht notwendig. Bei sehr störenden Oszillopsien durch eine große Nystagmusamplitude oder bei längerer Dauer kann ein Versuch mit 4-Aminopyridin (3×5–10 mg/d oral) (Glasauer et al. 2005a) oder Memantin (2×10–20 mg/d) (Averbuch-Heller et al. 1997) unternommen werden. Falls beide nicht wirksam sind, kann Baclofen (2×5–10 mg/d oral) versucht werden.

Zentrale vestibuläre Syndrome in der vertikalen (Roll-)Ebene

- Sie zeigen eine akute einseitige Schädigung der »graviceptiven« vestibulären Bahnen im Hirnstamm an: von den vertikalen Bogengängen und Otolithen über den ipsilateralen (medialen und superioren) Vestibulariskern und den kontralateralen MLF zu den Augenmuskelkernen sowie Integrationszentren für vertikale und torsionelle Augenbewegungen (INC) im rostralen Mittelhirn (Brandt u. Dieterich 1994; Dieterich u. Brandt 1992, 1993) (◘ Abb. 3.2). Auch einseitige Läsionen vestibulozerebellärer Strukturen (wie z.B. Uvula, Nodulus, Nucleus dentatus) können Zeichen in der Rollebene auslösen (Baier et al. 2008, 2009).
- Weiter rostral verläuft nur noch die vestibuläre Projektion des VOR für die Wahrnehmung in der Rollebene (Bestimmung der subjektiven visuellen Vertikalen, SVV), über die vestibulären Subnuklei im posterolateralen Thalamus (Dieterich u. Brandt 1993b) zum parietoinsulären vestibulären Kortex (PIVC) in der hinteren Insel (Brandt u. Dieterich 1994; Brandt et al. 1994).
- Auch ipsilateral zum Vestibulariskern gelegene Läsionen nahe des aufsteigenden Lemniscus medialis (ipsilateraler vestibulothalamischer Trakt, IVTT) lösen isolierte Auslenkungen der SVV ohne vertikale Divergenz und Augenverrollung aus (Zwergal et al. 2008).
- Die pontine Kreuzung dieser Bahnen ist besonders wichtig für die topische Hirnstammdiagnostik:
    - Alle Läsionszeichen in der Rollebene – einzeln oder als komplette Ocular Tilt Reaction (► DVD) (d.h. Kopfneigung, vertikale Divergenzstellung der Augen, Augenverrollung, SVV-Auslenkung) – zeigen eine ipsiversive Neigung (ipsilaterales Auge tiefer) bei den sehr seltenen unilateralen peripher-vestibulären oder den häufigen pontomedullären Läsionen (medialer und superiorer Vestibulariskern) unterhalb der Hirnstammkreuzung.
    - Alle Zeichen in der Rollebene – okulomotorische, perzeptive und posturale – zeigen eine kontraversive Auslenkung (kontralaterales Auge tiefer) bei unilateralen pontomesenzephalen Hirnstammläsionen oberhalb der Kreuzung und weisen auf eine Schädigung des MLF oder des supranukleären Kerns des INC hin.

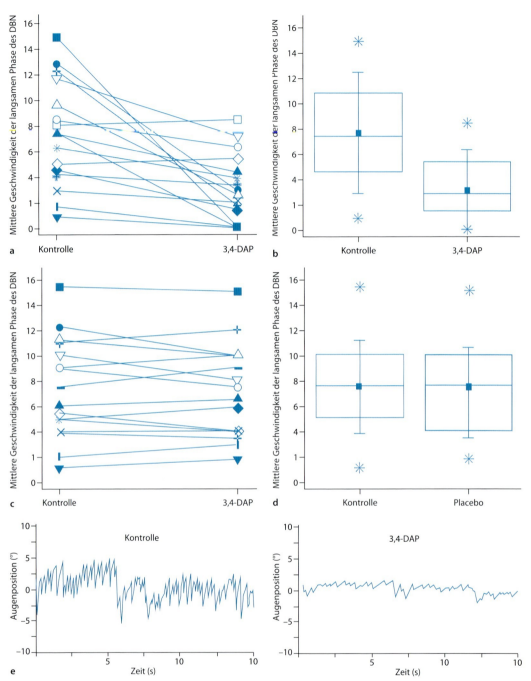

Abb. 3.9 Effekt von 3,4-Diaminopyridin auf den Downbeat-Nystagmus: Einfluss von 3,4-Diaminopyridin (3,4-DAP) auf die mittlere Geschwindigkeit der langsamen Phase des Downbeat-Nystagmus (DBN, gemessen mit 2D-Videookulographie). Die Graphiken a–d zeigen die mittlere Geschwindigkeit der langsamen Phase des DBN für jeden einzelnen Patienten; (a) Kontrolle gegen 3,4-DAP, (c) Kontrolle gegen Placebo. Die beiden Graphiken b und d zeigen einen sog. Box Plot mit Mittelwert, Median und 50% Perzentile sowie Standardabweichung für die Kontrolle vs. 3,4-DAP (B) und Kontrolle vs. Placebo (d). 3,4-DAP reduzierte die maximale Geschwindigkeit der langsamen Phase des DBN von 7,2°/s auf 3,1°/s 30 Minuten nach der Einnahme von 20 mg 3,4-DAP (p <0,001). In (e) ist eine Originalregistrierung der vertikalen Augenposition vor Einnahme (links) und 30 Minuten nach Einnahme (rechts) des Medikaments zu sehen (aus Strupp et al. 2003; mit freundl. Genehmigung)

3.1 · Zentrale vestibuläre Syndrome

- Einseitige Läsionen des Vestibulozerebellums lösen abhängig von der geschädigten Kleinhirnregion vorwiegend kontraversive (ca. 60%) und seltener (ca. 25%) ipsiversive Auslenkungen aus (Baier et al. 2009). Die bei kontraversiven Zeichen am häufigsten beeinträchtigte Struktur war der Nucleus dentatus.
- Einseitige Läsionen vestibulärer Strukturen rostral des INC manifestieren sich mit perzeptiven Störungen (Auslenkung der SVV) ohne begleitende Okulomotorikstörung und Kopfneigung.
- Ocular Tilt Reaction bei einseitigen paramedianen Thalamusinfarkten (bei 50%) ist durch eine gleichzeitige Läsion im paramedianen rostralen Mittelhirn (INC und riMLF) verursacht.
- Unilaterale Läsionen des posterolateralen Thalamus können eine thalamische Astasie mit mäßiger ipsi- oder kontraversiver Auslenkung der visuellen Vertikalen auslösen, was auf eine Schädigung der sog. vestibulären Thalamuskerne hindeutet und sich meist innerhalb von Tagen bis wenigen Wochen wieder zurückbildet.
- Akute einseitige Läsionen des parietoinsulären vestibulären Kortex (PIVC) und des Gyrus temporalis superior der rechten oder linken Hemisphäre führen oft zu einer vestibulären Funktionsstörung mit mäßigen ipsi- oder häufiger kontraversiven Auslenkungen der SVV für einige Tage (Brandt et al. 1994; Barra et al. 2010; Baier et al. 2012b) (◘ Abb. 3.11).
- Einige der Patienten mit Läsionen des parietoinsulären vestibulären Kortex (PIVC), des Gyrus temporalis superior, des Operculums und der anterioren Insel weisen gleichzeitig ein Pusher-Syndrom auf (Johannsen et al. 2006), mit einer positiven Korrelation zwischen dem Ausmaß des Pushens und der SVV-Auslenkung (Baier et al. 2012a). Dies kommt bei Läsionen der rechten Hemisphäre häufiger (42%) vor als bei Läsionen der linken Hemisphäre (25%) und deutet auf einen engen Zusammenhang zwischen Haltungsregulation und vestibulärem System hin (◘ Abb. 3.11).
- Wahrnehmungsstörungen im Sinne pathologischer Auslenkungen der SVV treten bei einseitigen Schäden entlang der gesamten VOR-Projektion und des Vestibulozerebellums auf und sind eines der sensitivsten Zeichen bei akuten Hirnstammläsionen (in ca. 90% positiv bei akuten einseitigen Hirnstamminfarkten) (Dieterich u. Brandt 1993a; Baier et al. 2009). Die Auslenkung der SVV in der akuten Phase ist bei Patienten mit zentralen Läsionen im Vestibulariskerngebiet (Wallenberg-Syndrom) stärker als bei Patienten mit Neuritis vestibularis mit im Mittel 9,8° gegenüber 7° (Cnyrim et al. 2007). Die Rückbildung der Wahrnehmungsstörung über ca. 2–4 Wochen ist für beide Krankheitsbilder ähnlich (◘ Abb. 3.5).
- Kommt es anstelle eines Funktionsausfalls durch Läsion zu einer Reizung der VOR-Projektion einer Seite, so werden dieselben Effekte – jedoch in entgegengesetzter Richtung – ausgelöst.
- Tritt in der akuten Phase ein torsioneller Nystagmus auf, so ist die rasche Nystagmusphase der tonischen Skew Deviation und Augenverrollung entgegengerichtet (Helmchen et al. 1998).

Bei Mittelhirnläsionen werden gelegentlich komplizierte okulomotorische Syndrome ausgelöst durch die Kombination aus
- einer zentral-vestibulären Funktionsstörung in der Rollebene (z.B. durch INC-Schädigung) und gleichzeitiger
- nukleärer oder faszikulärer Okulomotorius- oder Trochlearisschädigung.

Dies führt zu Mischbefunden, die sich mithilfe der Bestimmung der SVV binokulär und vor allem für jedes Auge getrennt (monokuläre Messung) sowie der Messung der tonischen Fundusverrollung gut differenzieren lassen (Dichgans u. Dieterich 1995): Eine zentral-vestibuläre Läsion induziert an beiden Augen eine kontralaterale, gleichsinnige SVV-Auslenkung von meist 10–20°. Kommt eine Okulomotorius- oder Trochlearisläsion hinzu – meist an einem Auge – so wird die SVV-Auslenkung an diesem betroffenen Auge gemindert oder gar antagonisiert, so dass die SVV-Auslenkung für beide Augen deutlich differiert oder sogar in entgegengesetzte Richtungen zeigt, mit dem zusätzlich betroffenen Auge nach ipsilateral (sog. Mischbefund).

Mit der SVV-Messung für jedes Auge getrennt (monokulär) lassen sich auch klinisch ähnlich er-

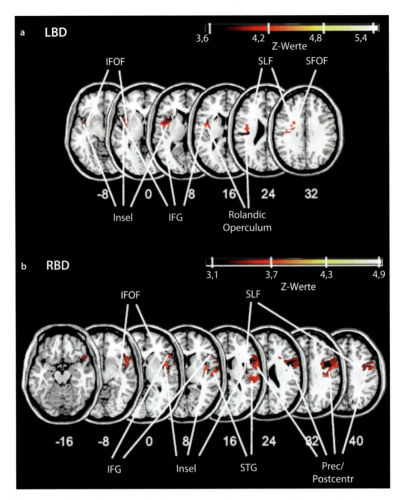

◘ Abb. 3.10 a, b Das statistische voxelweise durchgeführte Läsions-Funktions-Mapping (VLBM) vergleicht **a** 22 Patienten mit einer Läsion der linken Hemisphäre (LBD) mit **b** 32 Patienten mit einer Läsion der rechten Hemisphäre (RBD) in Bezug auf die absoluten SVV-Auslenkungen (T-Test). Dargestellt sind alle Voxel, die nach einer Korrektur für multiple Vergleiche mit 1% FDR- (False Discovery Rate-)Schwelle übrig geblieben sind. SVV-Auslenkungen sind mit Läsionen in der Insel beider Hemisphären assoziiert, darüber hinaus u.a. mit Läsionen im Gyrus temporalis superior (STG) und Gyrus frontalis inferior (IFG). LBD: Läsion linke Hemisphäre; RBD: Läsion rechte Hemisphäre; IFOF: inferiorer orbitofrontaler Faszikel; SLF: superiorer longitudinaler Faszikel; SFOF: superiorer okzipitofrontaler Faszikel; IFG = inferiorer frontaler Gyrus; STG: superiorer temporaler Gyrus; Rolandic Operculum: Operculum; prec/postcentr: prä-/postzentraler Gyrus.

scheinende, periphere infranukleäre Okulomotorius- und Trochlearisparesen von zentral-vestibulären Syndromen abgrenzen, da die infranukleären Paresen natürlich keine SVV-Auslenkung oder Fundusverrollung an beiden Augen induzieren (Dieterich u. Brandt 1993c). Selbst der Bielschowsky-Neigetest erlaubt keine eindeutige Differenzierung zwischen Trochlearisparese (► DVD) und Ocular Tilt Reaction.

Ätiologisch handelt es sich bei diesen einseitigen Läsionen häufig um Hirnstamminfarkte, paramediane Thalamusinfarkte oder Blutungen, die bis ins rostrale Mittelhirn reichen (Dieterich u. Brandt 1993a, 1993b). Verlauf und Prognose sind auch hier von der Ätiologie der Grundkrankheit abhängig. Bei den häufigen Ischämien ist wegen der zentralen Kompensation über die Gegenseite innerhalb von Tagen bis Wochen mit einer deutlichen, meist voll-

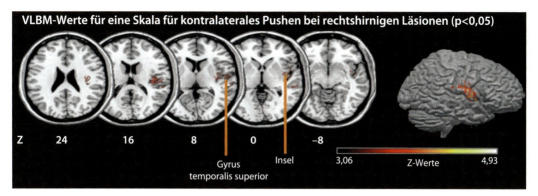

☐ **Abb. 3.11** Das statistische voxelweise durchgeführte Läsions-Funktions-Mapping (VLBM) vergleicht hier den Läsionsort mit dem Ausmaß des Pushens (Skala für kontraversives Pushen in %) bei rechtshirnigen Läsionen (FDR-korrigierte Alphaschwelle p <0,05). Die Läsionsareale sind in der hinteren Insel, dem Gyrus temporalis superior und in der weißen Substanz gelegen

ständigen Rückbildung der Symptome in der Rollebene zu rechnen (Dieterich u. Brandt 1992, 1993b; Cnyrim et al. 2007) (☐ Abb. 3.5).

3.2 Vestibuläre Migräne und Migräne vom Basilaristyp

- **Anamnese**

Leitsymptome der vestibulären Migräne als Unterform der Migräne vom Basilaristyp sind:
- rezidivierende Attacken unterschiedlicher Kombinationen aus Schwindel, Stand- und Gangataxie,
- Sehstörungen und andere Hirnstammsymptome, begleitet oder gefolgt von meist okzipital betontem Kopfdruck oder Kopfschmerz,
- Übelkeit und Erbrechen.

Bewegung verstärkt die Beschwerden, so dass die Patienten oft ein Ruhebedürfnis haben. Die Attacken können aber auch monosymptomatisch nur mit Schwindel, evtl. auch mit Hörstörung im Sinne einer vestibulären Migräne verlaufen, wobei die monosymptomatischen audiovestibulären Attacken beim Leitsymptom »Schwindel« mit ca. 75% überwiegen (Dieterich u. Brandt 1999; Strupp et al. 2010).

- **Klinik und Verlauf**

Wenn Schwindel das Kardinalsymptom bei der Migräne ist, wird diese alternativ auch »migränöser Schwindel« (Neuhauser et al. 2001; Neuhauser u. Lempert 2004) oder »Migräne-assoziierter Schwindel« (Brantberg et al. 2005) genannt. In letzter Zeit hat sich der Terminus »vestibuläre Migräne« auch in der internationalen Literatur zunehmend durchgesetzt (Radtke et al. 2011). Die Attacken sind schwieriger zu erkennen, insbesondere wenn Kopfschmerzen fehlen (ca. 30%; Dieterich u. Brandt 1999). Die Diagnose ist einfach, wenn die Attacken meist oder immer gefolgt sind von okzipital betontem Kopfdruck oder Kopfschmerz und eine positive Familienanamnese oder eigene Anamnese für andere Migräneformen (ca. 50%; Dieterich u. Brandt 1999) vorliegt. Auch das Auftreten von Symptomen wie Licht- und Geräuschempfindlichkeit, Ruhebedürfnis, Müdigkeit nach der Attacke und Harnflut erleichtern die Diagnosefindung. Die Dauer der Schwindelattacken ist sehr variabel und beträgt entweder nur Sekunden bis Minuten oder viele Stunden bis Tage (Cutrer u. Baloh 1992; Dieterich u. Brandt 1999; Neuhauser et al. 2001). Wie bei der Migräne ohne Aura können Trigger wie Stress, Hormonveränderungen und Schlafentzug vorkommen (Lempert et al. 2009). Eine diagnostische Hilfe kann sein, dass im Gegensatz zu anderen Migräneformen mehr als 60% der Patienten mit vestibulärer Migräne auch im attackenfreien Intervall leichte zentrale Augenbewegungsstörungen aufweisen, in Form z.B.
- eines Blickrichtungsnystagmus,
- einer über die Altersnorm hinaus sakkadierten Blickfolge (insbesondere vertikal),

- eines horizontalen oder vertikalen Spontannystagmus oder
- eines zentralen Lagenystagmus (Dieterich u. Brandt 1999).

Während einer Attacke wurde oftmals ein pathologischer Nystagmus, z.B. ein zentraler Lagenystagmus, beobachtet, der in ca. 50% einer zentral-vestibulären und in 15% einer peripher-vestibulären Dysfunktion zugeordnet werden konnte (von Brevern et al. 2005). Die Patienten sind allgemein, vor allem aber während der Migräneattacke besonders empfindlich gegenüber Bewegungen und Bewegungskrankheit (Cutrer u. Baloh 1992), was – vergleichbar der Phono- und Photophobie in der Migräneattacke – möglicherweise auf eine neuronale sensorische Übererregbarkeit, hier der Innenohrrezeptoren, zurückgeführt werden kann und in die Diagnosekriterien Eingang gefunden hat (Neuhauser et al. 2001).

In den meisten monosymptomatischen audiovestibulären Fällen mit isoliertem Schwindel erfüllen die Symptome nicht die Kriterien der Internationalen Kopfschmerzgesellschaft (IHS) für eine Migräne vom Basilaristyp, da diese mindestens zwei Aurasymptome des hinteren Strombahngebiets fordert, die sich normalerweise in 5–20 Minuten entwickeln und nicht länger als 60 Minuten andauern (IHS 2004). Häufig sind die Attacken der vestibulären Migräne kürzer oder länger, oder die Attacke ist rein monosymptomatisch. Daher hat man sich darauf verständigt, die von Neuhauser et al. (2001) vorgeschlagenen diagnostischen Kriterien für die vestibuläre Migräne anzuwenden, die auf der Kombination von Schwindelattacken und assoziierten Migränesymptomen basieren (▶ Übersicht 3.2).

Übersicht 3.2. Vestibuläre Migräne: Diagnosekriterien (nach Neuhauser et al. 2001)

Definitive vestibuläre Migräne:
- ≥2 Attacken mit vestibulärem Schwindel (Drehschwindel, Gefühl, dass man selbst oder die Umwelt sich bewegt, Lage-/Lagerungsschwindel, Kopfbewegungsintoleranz)
▼
- Migräne ohne Aura entsprechend der ICHD-Klassifikation (International Classification of Headache Disorders)
- Begleitende Migränesymptome bei mindestens 2 Schwindelattacken (Migränekopfschmerz, Phonophobie, Photophobie, Aurasymptome)
- Ausschluss anderer Schwindelursachen

Mögliche vestibuläre Migräne:
- ≥2 Attacken mit vestibulärem Schwindel
- Zumindest eines der folgenden Kriterien:
  - Migräne ohne Aura entsprechend der ICHD-Klassifikation
  - zumindest ein Migränesymptom bei mindestens 2 Schwindelattacken:
    - Migränekopfschmerz
    - Lichtempfindlichkeit
    - Geräuschempfindlichkeit
    - visuelle oder andere Auren
- Ausschluss anderer Schwindelursachen

In einer aktuellen Studie wurde eine Langzeitevaluation der hier genannten Kriterien einer definitiven und einer möglichen vestibulären Migräne an 75 Patienten vorgenommen (Radtke et al. 2011). Die Nachuntersuchung fand im Mittel 8,75±1,3 Jahre nach Diagnosestellung statt. Die Hälfte der Patienten mit möglicher vestibulärer Migräne entwickelte im Verlauf eine definitive Migräne. Bei 85% der Patienten mit definitiver vestibulärer Migräne konnte die Diagnose bestätigt werden, so dass die Diagnose anhand der klinischen Kriterien mit einer hohen Validität gestellt werden kann. Bei 8 Patienten hatte sich eine leichte sensorineurale Hörstörung beidseits entwickelt, die formal die Kriterien für einen bilateralen Morbus Menière erfüllen könnten, ohne dass typische Attacken aufgetreten wären, was im Einzelfall die Abgrenzung erschwert und im klinischen Alltag zu einer Behandlung beider Erkrankungen führt (z.B. Migräneprophylaxe plus Betahistin).

Ursprünglich wurde die Migräne vom Basilaristyp von Bickerstaff 1962 als typische Erkrankung der Adoleszenz mit deutlichem Überwiegen des weiblichen Geschlechts beschrieben. Aufgrund retrospektiver Studien zeigt sich jedoch, dass sich die Migräne vom Basilaristyp mit Schwindel und die vestibuläre Migräne über das gesamte Leben manifestieren können, am häufigsten bei jungen Erwachsenen und auch zwischen dem 60.–70. Lebensjahr (Dieterich u. Brandt 1999; Neuhauser et al. 2001; Lempert u. Neuhauser 2009; Strupp et al. 2010). Frauen und Männer sind im Verhältnis 1,5:1 von vestibulärer Migräne betroffen.

Sowohl Schwindel als auch Migräne ohne Aura sind in der Bevölkerung häufig, mit einer Lebenszeitprävalenz von 7% für Schwindel und bis zu 16% für Migräne. Ein gleichzeitiges Auftreten kann per Zufall bei 1,1% erwartet werden, kommt aber nach epidemiologischen Untersuchungen bei 3,2% der Bevölkerung vor (Lempert u. Neuhauser 2009). Dies kann zum Teil dadurch erklärt werden, dass verschiedene Schwindelsyndrome bei Patienten mit Migräne häufiger vorkommen, wie z.B. gutartiger Lagerungsschwindel, Morbus Menière (Radtke et al. 2002) oder phobischer Schwindel (Best et al. 2009). Die Häufigkeit einer eigentlichen vestibulären Migräne wird in Spezialambulanzen für Schwindel mit 7–10% angegeben (Dieterich u. Brandt 1998; Neuhauser et al. 2001; Strupp et al. 2010), in Kopfschmerzambulanzen mit mindestens 9% (Lempert u. Neuhauser 2009). Die Lebenszeitprävalenz der vestibulären Migräne liegt bei 1%, die 1-Jahres-Prävalenz 0,89% (Neuhauser et al. 2006); die für Migräne ohne Aura liegt natürlich deutlich höher mit einer 1-Jahres-Prävalenz nach der Pubertät von 12–14% für Frauen und 7–8% bei Männern, wobei Frauen 2- bis 3-mal häufiger betroffen sind als Männer.

Verläuft die Attacke in der Kindheit monosymptomatisch ohne Kopfschmerzen, so ist sie vom benignen paroxysmalen Schwindel der Kindheit klinisch nicht zu trennen. Dieser wird als ein Migräneäquivalent betrachtet, mit Attacken, die zwischen dem 1.–4. Lebensjahr beginnen, nur Sekunden bis Minuten dauern und spontan innerhalb weniger Jahre wieder sistieren.

- **Pathophysiologie und therapeutische Prinzipien**

Im Hinblick auf die Pathogenese ist interessant, dass die seltene episodische Ataxie Typ 2 (Mutation im PQ-Kalziumkanalgen auf Chromosom 19p13) in einigen Familien in Kombination mit einer hemiplegischen Migräne vorkommt, die ebenfalls auf Chromosom 19p13 lokalisiert wurde (Ophoff et al. 1996). Für die familiären Formen der hemiplegischen Migräne (FHM) kennt man mittlerweile drei ursächliche Gene (FHM1: CACNA1A, FHM2: ATP1A2, FHM3: SCN1A) (De Fusco et al. 2003; Dichgans et al. 2005). Weiterhin könnten die zentralen Okulomotorikbefunde im Intervall – ähnlich wie bei der episodischen Ataxie – auch bei den Patienten mit vestibulärer Migräne auf vererbte neuronale Funktionsstörungen in Hirnstammkernen (Kanalkrankheiten?) hindeuten. Neuronale Funktionsstörungen im Hirnstamm werden auch in der Pathophysiologie der Migräne ohne Aura diskutiert. Bei diesem primär neurovaskulären Kopfschmerzsyndrom, bei dem das trigeminovaskuläre System mit neurogenen Entzündungsreaktionen im Zentrum steht, wurde in tierexperimentellen Studien der Nucleus locus coeruleus im pontinen Hirnstamm – der wichtigste zentrale Kern des noradrenergen Systems – als Modulator des zerebralen Blutflusses identifiziert (Goadsby 2000). Weiterhin scheint dem serotonergen Nucleus raphe dorsalis im Mittelhirn eine bedeutende Rolle zuzukommen. Diese Region und der dorsale Pons mit dem Nucleus coeruleus finden sich auch bei Patienten während einer Migräneattacke ohne Aura in PET-Studien aktiviert (Weiller et al. 1995). Diese Hirnstammkerne finden sich auch noch unmittelbar nach erfolgreicher Behandlung einer Migräneattacke, jedoch nicht mehr im Intervall aktiviert. Die medikamentöse Therapie der Migräne ohne Aura setzt an verschiedenen Stellen des trigeminovaskulären Prozesses und der neurogenen Entzündungskaskade an.

Ein anderer pathogenetischer Ansatz bezieht sich auf die kortikale Spreading Depression als Ursache der Aura, bei der die vestibulären Symptome eventuell als Hirnstammaura i.S. einer nicht kortikalen Spreading Depression eingeordnet werden könnten (Furman et al. 2003). Dazu passt eine tierexperimentelle Studie, die tatsächlich eine Spreading Depression im Hirnstamm der Ratte nachweisen konnte, mit Veränderungen der lokalen Hirndurchblutung sowie des systemischen Blutdrucks (Richter et al. 2008). Darüber ließe sich auch eine Migräne-induzierte Ischämie im Hirnstamm und

Labyrinth durch Vasospasmus erklären. Die rezidivierende passagere Ischämie im Labyrinth könnte wiederum einen endolymphatischen Hydrops und damit eine Menière-ähnliche Symptomatik sowie einen benignen Lagerungsschwindel erklären, die beide gehäuft in Assoziation mit der vestibulären Migräne vorkommen (Radtke et al. 2002; Lee et al. 2000).

- **Pragmatische Therapie**

Bislang fehlen Ergebnisse prospektiver kontrollierter Studien. Die Therapie wurde in Analogie zur Behandlung der Migräne ohne Aura eingeführt, wobei sich die gleichen Prinzipien sowohl für die Behandlung der Attacken als auch für die Migräneprophylaxe bewährt haben. Hierbei können die Schwindelsymptomatik und der begleitende Kopfschmerz unterschiedlich reagieren.

■ ■ **Attackenkoupierung**

Zur Attackenkoupierung, die dann sinnvoll ist, wenn die Attacken 45 Minuten und länger anhalten, ist die frühzeitige Einnahme eines Antiemetikums (z.B. Metoclopramid, Domperidon) in Kombination mit einem nichtsteroidalen Antiphlogistikum (z.B. Ibuprofen, Diclofenac) oder einem Analgetikum (Acetylsalicylsäure als Brausetablette oder Paracetamol als Suppositorien) sinnvoll.

In Einzelfällen wurden positive Effekte von Triptanen, die an den 5-HT$_{1B}$-Rezeptoren der Gefäßwände wirken, auf die Schwindelattacken beschrieben (Bikhazi et al. 1997). Das in einer randomisierten, placebo-kontrollierten Studie untersuchte Zolmitriptan hatte allerdings bei Patienten mit vestibulärer Migräne keinen positiven Effekt (Neuhauser et al. 2003).

■ ■ **Migräneprophylaxe**

Mittel der ersten Wahl bei der Migräneprophylaxe ist die Gabe des Beta-Rezeptorenblockers Metoprolol retard (ca. 100 mg/Tag, z.B. abends) für die Dauer von ca. 6 Monaten. Alternativen wären Topiramat (z.B. Topamax Migräne® 50–150 mg/Tag) oder Valproinsäure (z.B. Ergenyl® 600–1.200 mg/Tag). Allerdings liegen für alle diese Medikamente bislang keine guten prospektiven, randomisierten Studien vor, sondern meist Anwendungsbeobachtungen mit kleineren Fallzahlen. In einer retrospektiven Studie an 100 Patienten mit vestibulärer Migräne zeigte sich, dass die 74 mit einer o.g. medikamentösen Migräneprophylaxe behandelten Patienten eine signifikante Besserung der Dauer, Intensität und Frequenz ihrer Schwindelattacken sowie der assoziierten Migränesymptome erlebt hatten (Baier et al. 2009a).

■ ■ **Unwirksame Therapie**

Als unwirksam gegen die vestibuläre Migräneattacke gilt die alleinige Behandlung mit Opioiden oder Antivertiginosa (Dimenhydrinat, z.B. Vomex A®) sowie mit den Antikonvulsiva Carbamazepin, Diphenylhydantoin und Primidon.

- **Differenzialdiagnosen und klinische Probleme**

Die Differenzialdiagnostik gegenüber
- transient ischämischen Attacken,
- dem Morbus Menière,
- der Vestibularisparoxysmie und
- der episodischen Ataxie Typ 2

kann gelegentlich schwierig sein, so dass in einigen Fällen die Diagnose erst durch das Ansprechen auf eine »spezifische« Therapie gestellt werden kann. Insbesondere für den Morbus Menière und die vestibuläre Migräne werden Übergänge, Mischformen oder pathophysiologische Verbindungen (s.o.) diskutiert. Dazu würde passen, dass sowohl bei Patienten mit vestibulärer Migräne als auch mit Morbus Menière ein größerer Prozentsatz von 68–70% eine meist beidseitige Schädigung des Labyrinths in Form einer signifikanten Amplitudenminderung der Sakkulus-vermittelten zervikalen vestibulären evozierten myogenen Potenziale aufwiesen (Baier et al. 2009b). Verlässliche Daten liegen hierzu bislang kaum vor, teilweise deshalb, weil es unter den Patienten mit überwiegend vestibulärer Symptomatik wahrscheinlich häufiger zu Fehlzuordnungen zum Morbus Menière kommt. Das würde die erheblichen Unterschiede der Prävalenz einer Migräne bei Patienten mit »klassischem« Morbus Menière (22%) und »vestibulärem« Morbus Menière (81%) erklären (Rassekh u. Harker 1992). In einer Interviewstudie an 78 Patienten mit gesichertem uni- oder bilateralem Morbus Menière konnte eine Lebenszeitprävalenz für Migräne ohne und mit Aura von 56% im Vergleich zu 25% bei einer altersangepassten

Kontrollgruppe festgestellt werden (Radtke et al. 2002). Diese Prozentzahlen sprechen entweder für einen Zusammenhang zwischen beiden Erkrankungen oder dafür, dass die diagnostischen Kriterien bislang noch keine eindeutige Abgrenzung erlauben, oder aber für das Zusammentreffen beider Möglichkeiten.

Da der BPPV aufgrund einer retrospektiven Studie (Ishiyama et al. 2000) 3-mal häufiger bei Migränepatienten als bei Traumapatienten beobachtet wurde, wird über eine zugrunde liegende rezidivierende Funktionsstörung im Innenohr während der Migräneattacken spekuliert (z.B. in Form eines Vasospasmus). Die Therapie des BPPV bei Migränepatienten entspricht den Befreiungsmanövern beim idiopathischen BPPV.

Die episodische Ataxie Typ 2 ist ebenfalls durch episodische Schwindelattacken mit zentralen Okulomotorikstörungen – auch im Intervall – gekennzeichnet (Griggs u. Nutt 1995); hier können nach einer placebo-kontrollierten Studie 4-Aminopyridin (Strupp et al. 2011) und empirisch Azetazolamid (Diamox®) mit Erfolg eingesetzt werden.

Bei Patienten mit vestibulärer Migräne ist eine frühe differenzialdiagnostische Abgrenzung besonders wichtig, da
- sie signifikant häufiger als Patienten mit anderen vestibulären Syndromen einen somatoformen Schwindel entwickeln,
- Komorbiditäten von 65% mit somatoformen Erkrankungen (wie Angsterkrankungen und Depression) vorkommen (Eckhardt-Henn et al. 2008),
- sie sich oft stärker in ihrem täglichen Leben beeinträchtigt fühlen und
- die vestibulären Symptome stärker empfinden und mehr Angst haben (Best et al. 2009).

Patienten mit somatoformem Schwindel schildern häufiger Schwank- oder diffusen Schwindel (Benommenheitsgefühl, Leeregefühl im Kopf etc.) bei regelrechten Befunden in den neurootologischen Tests. Je nach zugrunde liegender psychischer Erkrankung sind weitere Symptome vorhanden, wie
- Antriebs- und Konzentrationsstörungen,
- Leistungsabfall,
- subjektiv empfundene Einschränkungen der Berufs- und Alltagsaktivitäten,
- vegetative Symptome, die die Schwindelsymptome begleiten (Herzrasen, Übelkeit, Schweißausbrüche, Luftnot, Erstickungsangst, Appetitmangel und Gewichtsverlust),
- Störungen von Affekt- und Stimmungslage,
- Schlafstörungen oder
- Angstsymptome.

Wichtige und rasch zu klärende Differenzialdiagnosen sind
- transiente ischämische Attacken im vertebrobasilären System,
- Basilaristhrombose und
- Hirnstamm-/Kleinhirnblutung,

die auch mit nackenbetonten Kopfschmerzen einhergehen können.

Basilaristhrombose und Hirnstammblutung zeigen meist eine z.T. rasche Progredienz mit
- Vigilanzstörungen bis zum Koma,
- zunehmenden Ausfällen von Hirnnerven und
- Paresen bzw. Sensibilitätsstörungen der Extremitäten.

Nach einem Trauma oder nach chiropraktischen Manövern kann es zu einer Vertebralisdissektion mit begleitenden Hinterhaupt- und Nackenschmerzen, Druckschmerz im Nacken, Schwindel und anderen Hirnstammsymptomen kommen. Da die im Rahmen verschiedener Mechanismen ausgelösten Hirnstammischämien eine akute vitale Bedrohung darstellen, muss insbesondere beim Auftreten der ersten oder der ersten drei Migräneattacken differenzialdiagnostisch zunächst an die gefährlichere Hirnstammischämie gedacht werden.

Literatur

Literatur zu Kap. 3.1

Averbuch-Heller L, Tusa RJ, Fuhry L, Rottach KG, Ganser GL, Heide W, Büttner U, Leigh RJ (1997) A double-blind controlled study of gabapentin and baclofen as treatment for acquired nystagmus. Ann Neurol 41:818-825

Baier B, Bense S, Dieterich M (2008) Are signs of ocular tilt reaction in patients with cerebellar lesions mediated by the dentate nucleus? Brain 131:1445-1454

Baier B, Dieterich M (2009) Ocular tilt reaction – a clinical sign of cerebellar infarctions? Neurology 72:572-3

Baier B, Janzen J, Fechir M, Müller N, Dieterich M (2012a) Pusher syndrome – its anatomical correlate. J Neurol 259:277-83

Baier B, Suchan J, Karnath HO, Dieterich M (2012b) Neuronal correlate of verticality perception – a voxelwise lesion study. Neurology 78:728-35

Baloh RW, Jacobson K, Honrubia V (1993) Horizontal semicircular canal variant of benign positional vertigo. Neurology 43:2542-2549

Baloh RW, Spooner JW (1981) Downbeat nystagmus. A type of central vestibular nystagmus. Neurology 31:304-310

Baloh RW, Yee RD (1989) Spontaneous vertical nystagmus. Rev Neurol 145:527-532

Barra J, Marquer A, Joassin R et al. (2010) Humans use internal models to construct and update sense of verticality. Brain 133:3552-3563

Bense S, Best C, Buchholz HG, Wiener V, Schreckenberger M, Bartenstein P, Dieterich M (2006) 18F-fluorodeoxyglucose hypometabolism in cerebellar tonsil and flocculus in downbeat-nystagmus. Neuroreport 17:599-603

Brandt T, Dieterich M (1994) Vestibular syndromes in the roll plane: Topographic diagnosis from brainstem to cortex. Ann Neurol 36:337-347

Brandt T, Dieterich M (1995) Central vestibular syndromes in roll, pitch, and yaw planes. Topographic diagnosis of brainstem disorders. Neuro-ophthalmol 15:291-303

Brandt T, Dieterich M, Danek A (1994) Vestibular cortex lesions affect the perception of verticality. Ann Neurol 35:528-534

Brandt T, Dieterich M, Büchele W (1986) Postural abnormalities in central vestibular brain stem lesions. In: Bles W, Brandt T (eds) Disorders of Posture and Gait. Elsevier, Amsterdam New York Oxford; pp 141-56

Büttner U, Helmchen C, Büttner-Ennever JA (1995) The localizing value of nystagmus in brainstem disorders. Neuro-ophthalmology 15:283-290

Büttner U, Hoshi M, Kempermann U, Eggert T, Glasauer S (2002) Neural integrator-saccade generator mismatch: A possible cause of downbeat nystagmus? J Vest Res 11:294

Büttner-Ennever JA, Horn AKE, Schmidtke K (1989) Cell groups of the medial longitudinal fasciculus and paramedian tracts. Rev Neurol 145:533-539

Büttner-Ennever JA (2008) Mapping the oculomotor system. Prog Brain Res 171:3-11

Cnyrim CD, Newman-Toker D, Karch C, Brandt T, Strupp M (2008) Beside differentiation of vestibular neuritis from central »vestibular pseudoneuritis«. J Neurol Neurosurg Psychiatry 79(4):458-460

Cnyrim CD, Rettinger N, Mansmann U, Brandt T, Strupp M (2007) Central compensation of deviated subjective visual vertical in Wallenberg's syndrome. J Neurol Neurosurg Psychiatry 78:527-528

Cox TA, Corbett JJ, Thompson S et al. (1981) Upbeat nystagmus changing to downbeat nystagmus with convergence. Neurology 31:891-892

De Jong JMBV, Cohen B, Matsuo V, Uemura T (1980) Midsagittal pontomedullary brainstem section: effects on ocular adduction and nystagmus. Exp Neurol 68:420-442

Dichgans M, Dieterich M (1995) Third nerve palsy with contralateral ocular torsion and binocular tilt of visual vertical, indicating a midbrain lesion. Neuro-ophthalmol 15:315-320

Dieterich M, Brandt T (1992) Wallenberg's syndrome: Lateropulsion, cyclorotation, and subjective visual vertical in thirty-six patients. Ann Neurol 31:399-408

Dieterich M, Brandt T (1993a) Ocular torsion and tilt of subjective visual vertical are sensitive brainstem signs. Ann Neurol 33:292-299

Dieterich M, Brandt T (1993b) Thalamic infarctions: Differential effects on vestibular function in roll plane (35 patients). Neurology 43:1732-1740

Dieterich M, Brandt T (1993c) Ocular torsion and perceived vertical in oculomotor, trochlear and abducens nerve palsies. Brain 116:1095-1104

Dieterich M, Grünbauer M, Brandt T (1998) Direction-specific impairment of motion perception and spatial orientation in downbeat and upbeat nystagmus in humans. Neurosci Lett 245:29-32

Dieterich M, Straube A, Brandt T, Paulus W, Büttner U (1991) The effects of baclofen and cholinergic drugs on upbeat and downbeat nystagmus. J Neurol, Neurosurg Psychiatry 54:627-632

Etzion Y, Grossman Y (2001) Highly 4-aminopyridine sensitive delayed rectifier current modulates the excitability of guinea pig cerebellar Purkinje cells. Exp Brain Res 139:419-425

Glasauer S, Kalla R, Buttner U, Strupp M, Brandt T (2005a) 4-aminopyridine restores visual ocular motor function in upbeat nystagmus. J Neurol Neurosurg Psychiatry 76:451-453

Glasauer S, Strupp M, Kalla R, Büttner U, Brandt T (2005b) Effect of 4-aminopyridine on upbeat and downbeat nystagmus elucidates the mechanism of downbeat nystagmus. Ann NY Acad Sci 1039:528-531

Helmchen C, Rambold H, Fuhry L, Büttner U (1998) Deficits in vertical and torsional eye movements after uni- and bilateral muscimol inactivation of the interstitial nucleus of Cajal of the alert monkey. Exp Brain Res 119:436-452

Hopf HC (1987) Vertigo and masseter paresis. A new local brain-stem syndrome probably of vascular origin. J Neurol 235:42-5

Hüfner K, Stephan T, Kalla R, Deutschländer A, Wagner J, Holtmannspötter M, Schulte-Altedorneburg G, Strupp M, Brandt T, Glasauer S (2007) Structural and functional MRIs disclose cerebellar pathologies in idiopathic downbeat nystagmus. Neurology 69:1128-1135

Janssen JC, Larner AJ, Morris H, Bronstein AM, Farmer SF (1998) Upbeat nystagmus: clinicoanatomical correlation. J Neurol, Neurosurg Psychiatry 65:380-381

Johannsen L, Fruhmann, Berger M, Karnath HO (2006) Subjective visual vertical (SVV) determined in a representative sample of 15 patients with pusher syndrome. J Neurol 253:1367-9

Kalla R, Deutschländer A, Hüfner K et al. (2006) Detection of floccular hypometabolism in downbeat nystagmus by fMRI. Neurology 66:281-3

Kalla R, Glasauer S, Buttner U, Brandt T, Strupp M (2007) 4-aminopyridine restores vertical and horizontal neural integrator function in downbeat nystagmus. Brain 130:2441-2450

Kalla R, Glasauer S, Schautzer F, Lehnen N, Büttner U, Strupp M, Brandt T (2004) 4-Aminopyridine improved downbeat-nystagmus, smooth pursuit, and VOR-gain. Neurology 62:1228-1229

Kattah JC, Talkad AV, Wang DZ et al. (2009) HINTS to diagnose stroke in acute vestibular syndrome. Three-step bedside oculomotor examination more sensitive than early MRI diffusion-weighted imaging. Stroke 40:3504-3510

Kim HA, Lee H (2010) Isolated vestibular nucleus infarction mimicking acute peripheral vestibulopathy. Stroke 41:558-560

Kirchner H, Kremmyda O, Hüfner K, Stephan T, Zingler V, Brandt T, Jahn K, Strupp M (2011) Clinical, electrophysiological, and MRI findings in patients with cerebellar ataxia and a bilaterally pathological head-impulse test. Ann NY Acad Sci 1233:127-138

Lee CC, Suy C, Ho HC, Hung SK, Lee MS, Chou P, Huang YS (2011) Risk of stroke in patients hospitalized for isolated vertigo. A four year follow-up study. Stroke 42:48-52

Leigh RJ, Zee DS (2006) The Neurology of Eye Movements, 4th ed. Oxford University Press, New York Oxford

Marti S, Straumann D, Glasauer S (2005) The origin of downbeat-nystagmus: An asymmetry in the distribution of on-directions of vertical gaze-velocity Purkinje-cells. Ann NY Acad Sci 1039:548-553

Nakada T, Remler MP (1981) Primary position upbeat nystagmus. J Clin Neuroophthlmol 1:185-189

Newman-Toker DE, Kattah JC, Alvernia JE, Wang DZ (2008) Normal head impulse test differentiates acute cerebellar strokes from vestibular neuritis. Neurology 70:2378-2385

Pierrot-Deseilligny C, Milea D (2005) Vertical nystagmus: clinical facts and hypotheses. Brain 128:1237-46

Pierrot-Deseilligny C, Milea D, Sirmai J, Papeix C, Rivaud-Pechoux S (2005) Upbeat nystamus due to a small pontine lesion: evidence for the existence of a crossing ventral tegmental tract. Eur Neurol 54:186-90

Pierrot-Deseilligny C, Richeh W, Bolgert F (2007) Upbeat nystagmus due to a caudal medullary lesion influenced by gravity. J Neurol 254:120-121

Ranalli RJ, Sharpe JA (1988) Upbeat nystagmus and the ventral tegmental pathway of the upward vestibulo-ocular reflex. Neurology 38:1329-1330

Sander T, Sprenger A, Mart S, Naumann T, Straumann D, Helmchen C (2011) Effect of 4-aminopyridine on gravity dependence and neural integrator function in patients with idiopathic downbeat nystagmus. J Neurol 258:618-22

Spiegel R, Kalla R, Rettinger N, Schneider E, Straumann D et al. (2010) Head position during resting modifies spontaneous daytime decrease of downbeat nystagmus. Neurology 75:1928-1932

Spiegel R, Rettinger N, Kalla R, Lehnen N et al. (2009) The intensity of downbeat nystagmus during daytime. Ann NY Acad Sci 1164:293-299

Strack M, Albrecht H, Pöllmann W, Straube A, Dieterich M (2010) Acquired pendular nystagmus in MS: an examiner-blind cross-over study of memantine and gabapentin. J Neurol 257:322-227

Strupp M, Kalla R, Dichgans M, Freilinger T, Glasauer S, Brandt T (2004) Treatment of episodic ataxia type 2 with the potassium channel blocker 4-aminopyridine. Neurology 62:1623-1625

Strupp M, Schüler O, Krafczyk S, Jahn K, Schautzer F, Büttner U, Brandt T (2003) Treatment of downbeat-nystagmus with 3,4-diaminopyridin - placebo-controlled study. Neurology 61:165-170

Strupp M, Thurtell MJ, Shaikh AS, Brandt T, Zee DS, Leigh RJ (2011) Pharmacotherapy of vestibular and ocular motor disorders, including nystagmus. J Neurol 258:1207-1222

Szmulewicz DJ, Waterson JA, Halamgyi GM, Mossmann S, Chancellor AM, McLean CA, Storey E (2011) Sensory neuropathy as part of the cerebellar ataxia neuropathy vestibular areflexia syndrome. Neurology 76:1903-1910

Thurtell MJ, Joshi AC, Leone AC, Tomsak RL, Kosmorsky GS, Stahl JS, Leigh RJ (2010) Cross over-trail of gabapentin and memantine as treatment for aquired nystagmus. Ann Neurol 67:676-680

Tilikete C, Milea D, Pierrot-Deseilligny C (2008) Upbeat nystagmus from a demyelinating lesion in the caudal pons. J Neuro-ophthalmol 28:202-6

Tsunemi T, Ishikawa K, Tsukui K, Sumi T, Kitamura K, Mizusawa H (2010) The effect of 3,4-diaminopyridine on the patients with hereditary pure cerebellar ataxia. J Neurol Sci 292:81-84

Wagner JN, Glaser M, Brandt T, Strupp M (2008) Downbeat nystagmus: aetiology and comorbidity in 117 patients. J Neurol Neurosurg Psychiatry 79:672-677

Zee DS, Yamazaki A, Butler PH, Gücer F (1981) Effects of ablation of flocculus and paraflocculus on eye movements in primate. J Neurophysiol 46:878-899

Zwergal A, Büttner-Ennever J, Brandt T, Strupp M (2008) An ipsilateral vestibulothalamic tract adjacent to the medial lemniscus in humans. Brain 131:2928-2935

Literatur zu Kap. 3.2

Baier B, Winkenwerder E, Dieterich M (2009a) Vestibular migraine: Effects of prophylactic therapy. J Neurol 256:426-442

Baier B, Stieber N, Dieterich M (2009b) Vestibular-evoked myogenic potentials in »vestibular migraine«. J Neurol 256:1447-1454

Best C, Eckhardt-Henn A, Tschan R, Bense S, Dieterich M (2009) Psychiatric morbidity and comorbidity in different vestibular vertigo syndomes: Results of a prospective longitudinal study over one year. J Neurol 256:58-65

Bickerstaff ER (1962) The basilar artery and the migraine - epilepsy syndrome. Proc R Soc Med 55:167-169

Bikhazi P, Jackson C, Ruckenstein MJ (1997) Efficacy of antimigrainous therapy in the treatment of migraine-associated dizziness. Am J Otol 18:350–354

Cutrer FM, Baloh RW (1992) Migraine-associated dizziness. Headache 32:300-304

De Fusco M, Marconi R, Silvestri L et al. (2003) Haploinsufficiency of ATP1A2 encoding the Na+/K+ pump alpha2 subunit associated with familial hemiplegic migraine type 2. Nat Genet 33:192-196

Dichgans M, Freilinger T, Eckstein G et al. (2005) Mutation in the neuronal voltage-gated sodium channel SCN1A in familial hemiplegic migraine. Lancet 366:371-377

Dieterich M, Brandt T (1999) Episodic vertigo related to migraine (90 cases): vestibular migraine? J Neurol 246:883-892

Eckhardt-Henn A, Best C, Bense S, Breuer P, Diener G, Tschan R, Dieterich M (2008) Psychiatric comorbidity in different organic vertigo syndromes. J Neurol 255:420-8

Furman JM, Marcus DA, Balaban CD (2003) Migrainous vertigo: development of a pathogenetic model and structured diagnostic interview. Curr Opin Neurol 16:5-13

Goadsby PJ (2000) The pharmacology of headache. Prog Neurobiol 62:509-525

Griggs RC, Nutt JG (1995) Episodic ataxias as channalopathies. Ann Neurol 37:285-287

International Headache Society (2004) International Classification of Headache Disorders, 2nd ed. Cephalalgia 24: 9-160

Ishiyama A, Jacobson KM, Baloh RW (2000) Migraine and benign positional vertigo. Otol Rhinol Laryngol 109:377-380

Lee H, Lopez I, Ishiyama A, Baloh RW (2000) Can migraine damage the inner ear? Arch Neurol 57:1631

Lempert T, Neuhauser H (2009) Epidemiology of vertigo, migraine and vestibular migraine. J Neurol 256: 333-338

Lempert T, Neuhauser H, Daroff RB (2009) Vertigo as a symptom of migraine. Ann NY Acad Sci 1164:242-251

Neuhauser H, Leopold M, von Brevern M, Arnold G, Lempert T (2001) The interrelations of migraine, vertigo and migrainous vertigo. Neurology 56:436-441

Neuhauser H, Radtke A, von Brevern M, Lempert T (2003) Zolmitriptan for treatment of migrainous vertigo: a pilot randomised placebo-controlled trial. Neurology 60:882-883

Neuhauser H, Radtke A, von Brevern M, Feldmann M, Lezius F, Ziese T, Lempert T (2006) Migrainous vertigo: prevalence and impact on quality of life. Neurology 67:1028-1033

Ophoff RA, Terwindt GM, Vergouwe MN, van Eijk R, Oefner PJ, Hoffman SM et al. (1996) Familian hemiplegic migraine and episodic ataxaia type-2 are caused by mutations in the Ca2+ channel gene CACNL1A4. Cell 87:543-552

Radtke A, Lempert T, Gresty MA, Brookes GB, Bronstein AM, Neuhauser H (2002) Migraine and Meniere's disease. Is there a link? Neurology 59:1700-1704

Radtke A, Neuhauser H, von Brevern M et al. (2011) Vestibular migraine – validity of clinical diagnostic criteria. Cephalalgia 31:906-913

Rassekh CH, Harker LA (1992) The prevalence of migraine in Meniere's disease. Laryngoscope 102:135-138

Richter F, Bauer R, Lehmenkühler A, Schaible HG (2008) Spreading depression in the brainstem of the adult rat: electrophysiological parameters and influences on regional brainstem blood flow. J Cereb Blood Flow Metab 28:984-994

Strupp M, Kalla R, Claassen J, Adrion C, Mansmann U, Klopstock T, Freilinger T, Neugebauer H, Spiegel R, Dichgans M, Lehmann-Horn F, Jurkat-Rott K, Brandt T, Jen JC, Jahn K (2011) A randomized trial of 4-aminopyridine in EA2 and related familial episodic ataxias. Neurology 77:269-275

Strupp M, Versino M, Brandt T (2010) Vestibular migraine. Handb Clin Neurol 97:755-771

Von Brevern M, Zeise D, Neuhauser H, Clarke AH, Lempert T (2005) Acute migrainous vertigo: clinical and oculographic findings. Brain 128:365-374

Weiller C, May A, Limmroth V, Jüpter M, Kaube H, van Schayck R, Coenen HH, Diener HC (1995) Brain stem activation in spontaneous human migraine attacks. Nat Med 1:658-660

Traumatische Schwindelsyndrome

4.1 Traumatische periphere vestibuläre Schwindelformen – 102

4.2 Traumatische zentrale vestibuläre Schwindelformen – 105

4.3 Traumatischer zervikogener Schwindel – 105

4.4 Somatoformer Schwindel nach Trauma – 105

Literatur – 106

- **Einteilung**

Schwindel ist nach Kopf- und Nackenschmerz die häufigste, auch chronische Komplikation eines leichten Schädel-Hirn-Traumas (Friedman 2004; Kaschluba et al. 2006; Schütze et al. 2008) oder einer HWS-Distorsion (Ernst et al. 2005). Wenn nicht radiologisch eine Felsenbeinfraktur mit Hämatotympanon oder Luft im Labyrinth (Pneumolabyrinth) oder klinisch eine Hirnstammkontusion gesichert sind, ergeben sich als erste Fragen:
- Handelt es sich um einen organischen oder einen psychogenen Schwindel (Staab 2006)?
- Welcher Mechanismus (peripher oder zentral vestibulär, psychogen) liegt dem Schwindel zugrunde?

Anerkannte posttraumatische Schwindelformen sind:
- BPPV,
- posttraumatischer Otolithenschwindel,
- ein- oder beidseitige periphere vestibuläre Störung bis zum Labyrinthausfall (z.B. durch eine Labyrinthkontusion oder Felsenbeinfraktur),
- Perilymphfistel (die zu einer pathologischen Druckübertragung führt) und
- Schwindel durch Barotrauma.

Häufig wird fälschlich ein »zervikogener Schwindel« nach HWS-Distorsionstrauma als Ursache der Schwindelbeschwerden diagnostiziert. Ob es diese Schwindelform überhaupt gibt, und was der Pathomechanismus sein könnte, wird weiterhin unterschiedlich eingeschätzt (s.u.). Wahrscheinlich kommt es jedoch in vielen Fällen eines Schädel- oder HWS-Distorsionstraumas zu einer Absprengung von Otokonien (auch ohne BPPV) mit einem posttraumatischen Otolithenschwindel in Form von passagerer Gang- und Standunsicherheit.

4.1 Traumatische periphere vestibuläre Schwindelformen

- **Posttraumatischer BPPV**

Der häufigste periphere labyrinthäre Schwindel ist der BPPV (▶ Kap. 2.1) (▶ DVD), mit kurzen durch Kopflagerung auf das betroffene Ohr oder Kopfreklination auslösbaren Drehschwindelattacken und typischem, rotierendem, innerhalb von Sekunden erschöpflichem Crescendo-Decrescendo-Nystagmus (▶ Kap. 2.1). Drehschwindel und Nystagmus treten nach Lagerung mit einer kurzen Latenz von Sekunden auf und sistieren vorübergehend nach wiederholten Lagemanövern. Der BPPV tritt in ca. 10% als posttraumatischer Lagerungsschwindel auf (Gordon et al. 2004; Motin et al. 2005), dann häufig beidseitig asymmetrisch (ca. 20%), gelegentlich auch bei Kindern. In zwei Dritteln der Fälle ist der posteriore Bogengang betroffen, in einem Drittel der horizontale (Ahn et al. 2011). Das Intervall zwischen Kopf- oder Schleudertrauma und Manifestation des Lagerungsschwindels kann nach unserer Erfahrung Tage bis mehrere Wochen betragen. Möglicherweise lösen sich Otokonien vom Makulabett zweizeitig oder verbleiben zunächst noch im endolymphatischen Utrikulusraum, bis sie später in den Bogengang gelangen und den typischen Lagerungsschwindel auslösen. Dies kann auch gutachterlich von Bedeutung sein. Die Patienten klagen gelegentlich unmittelbar nach dem Trauma über Schwankschwindel und Gangunsicherheit (Gehen wie auf einer Matratze), wahrscheinlich bedingt durch einen »Otolithenschwindel«, bevor dann die typischen Symptome des BPPV eintreten. Traumatischer BPPV wurde wiederholt auch nach neuro- oder kieferchirurgischen Eingriffen und HNO-Operationen des Schädels beschrieben (Chiarella et al. 2007).

Pathophysiologie und Therapie entsprechen denen des idiopathischen BPPV. Die Therapie mit Befreiungsmanövern muss bis zur Beschwerdefreiheit signifikant länger durchgeführt werden als beim idiopathischen BPPV (Ahn et al. 2011), z.T. wegen des häufigeren bilateralen Auftretens. Die Rezidivrate ist beim traumatischen BPPV offenbar nicht höher als beim idiopathischen (Ahn et al. 2011; Brandt et al. 2006, 2010). Auch bei dieser Ätiologie werden die verschiedenen Typen von Befreiungsmanövern (Semont, Epley) zur Behandlung einer Kanalolithiasis des posterioren Bogengangs mit Erfolg eingesetzt (Herdman 1990; Fife et al. 2008). Nach einer Woche Behandlung sind mehr als 90% der Patienten asymptomatisch (von Brevern et al. 2006). Der seltener betroffene horizontale Bogengang wird mit einem Barbecue-Manöver oder durch 12 Stunden Liegen auf dem nicht betroffenen Ohr (Fife et al. 2008) bzw. das Gufoni Manöver befreit. Therapieversager sind sehr selten (<1%).

Traumatischer Labyrinthausfall

Durch eine einseitige Felsenbeinfraktur oder Blutung (bei Querfrakturen häufiger vestibulocochleäre Funktionsstörungen als bei Längsfrakturen) kann es zu einer direkten Schädigung des vestibulären Nervs oder des Labyrinths kommen (▶ Kap. 2.2), mit
- über Tage anhaltendem heftigem Drehschwindel,
- horizontal rotierendem Nystagmus zur gesunden Seite,
- Stand- und Gangunsicherheit sowie
- Übelkeit und Erbrechen.

Die klinische Symptomatik entspricht der bei Neuritis vestibularis (▶ DVD) (▶ Kap. 2.2). Bei den Felsenbeinfrakturen können drei Formen differenziert werden: die gemischte Fraktur sowie die Längs- und Querfraktur (Rafferty et al. 2006; Gladwell u. Viozzi 2008):
- Felsenbeinlängsfrakturen mit Schädigung des Mittelohrs und Blutung aus dem Ohr sind häufiger (◘ Abb. 4.1),
- Felsenbeinquerfrakturen mit Labyrinthläsion und daraus resultierendem Drehschwindel und Hörverlust sowie möglicher Schädigung des N. facialis sind seltener.

Bei direktem Trauma des Felsenbeins und entsprechender Symptomatik mit Drehschwindel und Hörminderung, aber ohne makroskopisch und röntgenologisch nachweisbare Schädigung spricht man von einer Labyrinthkontusion.

Die erste Phase des manifesten Funktionsverlusts ist durch ein schweres Krankheitsgefühl mit andauerndem Drehschwindel, Übelkeit und Erbrechen gekennzeichnet, was langsam über 2–3 Wochen abklingt. Bettruhe und Antivertiginosa (z.B. Dimenhydrinat, Vomex A® Supp.) sollten genau wie bei der Neuritis vestibularis nur innerhalb der ersten Tage bei schwerer Übelkeit und Brechreiz verordnet werden, da sie später die zentrale Kompensation verzögern. Sobald wie möglich sollten vestibuläre Trainingsprogramme zum Einsatz kommen, die die zentrale vestibulospinale Kompensation beschleunigen und verbessern (Strupp et al. 1998). Eine Behandlung mit Glukokortikoiden (Methylprednisolon, z.B. Urbason®) ist auch bei der traumatischen Genese wegen der Ödembildung in den meisten Fällen für einige Tage indiziert.

Schwindel, Oszillopsien und Hörminderung sind auch häufige Komplikationen militärischer oder terroristischer Explosionstraumen (Scherer et al. 2007) und können progredient verlaufen (Hoffer et al. 2010).

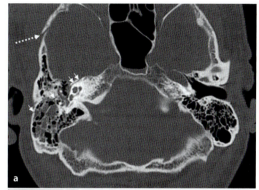
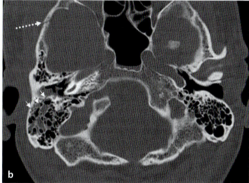

◘ **Abb. 4.1 a, b** Felsenbeinlängsfraktur: Schädelbasis-CT im Knochenkernel, zwei konsekutive Schichten (**a, b**). Kurze Pfeile: Frakturlinie durch das rechte Felsenbein mit Verschattung mehrerer Mastoidzellen. Gestrichelte Pfeile: zusätzliche Fraktur der Pars squamosa des rechten Os temporale (mit freundl. Genehmigung von Jenny Linn)

Traumatische Perilymphfistel

Normalerweise findet sich im Mittelohr Luft mit normalem atmosphärischen Druck, wobei die Belüftung vom Nasopharynx über die Eustachische Tube erfolgt. Bei Belüftungsstörungen der Eustachischen Tube kommt es zu schmerzhaften Druckgradienten an Trommelfell und Mittelohr. Im Rahmen eines Schädel-Hirn-Traumas kann es zu extremen Druckanstiegen im Mittelohr kommen und dadurch zu einem Defekt am runden und ovalen Fens-

ter oder seltener zu einer Luxation der Stapesfußplatte in Richtung Innenohr mit pathologischer Druckübertragung auf den Perilymphraum oder mit einem Pneumolabyrinth (Sarac et al. 2006; Hatano et al. 2009). Die Druckänderungen können auch zur Entstehung einer Dehiszenz des anterioren Bogengangs (Superior Canal Dehiscence Syndrome) führen. Folgen sind:
- meist durch Druckänderungen (Husten, Pressen, Niesen, Heben schwerer Lasten) ausgelöste Schwindelattacken, teilweise mit Oszillopsien,
- fluktuierende Hörminderung, selten Autophonie,
- Ohrdruck und/oder
- Tinnitus.

Die Beschwerden können auch kopflage- oder bewegungsabhängig sein wie bei Perilymphfisteln anderer Ätiologie (Maitland 2001; Bourgeois et al. 2005) (▶ Kap. 2.6) (▶ DVD). Im hochauflösenden CT des Felsenbeins lässt sich die Ätiologie (z.B. Nachweis eines knöchernen Defekts des anterioren Bogengangs) meist nachweisen. Sieht man hier nach einem Trauma Luft im Labyrinth (Pneumolabyrinth), spricht das für eine traumatische Perilymphfistel (Tsubota et al. 2009).

Klinisch kann man den Schwindel entweder einem Bogengangtyp mit Drehschwindel und Nystagmus sowie Oszillopsien zuordnen oder aber einem Otolithentyp (bei Fisteln des ovalen Fensters) mit Schwankschwindel, Stand- und Gangstörung besonders bei linearen Kopfbeschleunigungen (Aufstehen, Gehen). Zum Schwindel vom Otolithentyp kann es auch durch eine Luxation der Stapesfußplatte ohne kontinuierliches Perilymphleck kommen, indem eine mechanische Stimulation der Otolithen durch eine luxierte Stapesfußplatte während des akustisch ausgelösten Stapediusreflexes erfolgt (otolithisches Tullio-Phänomen). Dabei werden paroxysmale Erregungen des anterioren Bogengangs bei knöcherner Dehiszenz (vertikaltorsioneller Nystagmus, Oszillopsien und Fallneigung) oder Otolithensymptome (Kopfneigung und Standunsicherheit) durch laute Töne bestimmter Frequenzen induziert.

In der Mehrzahl der Fälle kommt es unter zunächst konservativer Therapie mit mehrtägiger Bettruhe bei Kopfhochlagerung und Vermeidung von Druckänderungen (evtl. Gabe von Abführmitteln) zur Heilung. Versagt die konservative Therapie, nehmen die Hörminderung oder die vestibulären Symptome zu, so ist eine explorative Tympanoskopie oder bei der Dehiszenz des anterioren Bogengangs ein sog. Kanal-Plugging angezeigt.

- **Alternobarischer Schwindel**

Durch rasche Mittelohrdruckänderungen – vorwiegend während der Dekompression beim Tauchen (Klingmann et al. 2006) oder beim Fliegen (Subtil et al. 2007) – kann es zu einem passageren Drehschwindel, dem sog. alternobarischen Schwindel, kommen. Zu Beginn des Drehschwindels und Nystagmus, der nach Sekunden bis Stunden spontan abklingt, wird ein Völlegefühl im Ohr angegeben. Der akute Drehschwindel spricht für eine inadäquate Bogengangstimulation, die durch einen akuten asymmetrischen Überdruck im Mittelohr mit Druck auf das runde und ovale Fenster ausgelöst wird (Molvaer u. Albrektsen 1988), entsprechend dem Mechanismus bei Perilymphfisteln.

Ein besonderer Risikofaktor zur Auslösung eines alternobarischen Schwindels sind Dysfunktionen der Eustachischen Tube (Uzun 2005). Frauen haben offenbar ein größeres Risiko, beim Tauchen alternobarischen Schwindel zu entwickeln (Klingmann et al. 2006), wobei retrospektive Studien nicht belegen, dass dieser Schwindel zu lebensbedrohlichen Situationen unter Wasser führt.

- **Otolithenschwindel**

Der traumatische Otolithenschwindel kommt wahrscheinlich häufiger vor als allgemein angenommen (Brandt u. Daroff 1980; Ernst et al. 2005). Patienten beschreiben oft unmittelbar nach einem Schädel-Hirn-Trauma oder auch nach einer Latenz
- einen Schwankschwindel, der bei Kopfbewegungen verstärkt wird,
- Oszillopsien bei Kopfbewegungen sowie
- eine Gangunsicherheit, ein Gehen wie auf einem Wasserkissen,

also Otolithenfunktionsstörungen. Wahrscheinlich kommt es durch die traumatischen Beschleunigungen, wie im Tierexperiment gezeigt, zu einer Absprengung von Otokonien und infolgedessen zu

Seitendifferenzen der Otolithenmasse. Wegen der Seitendifferenz der Otolithengewichte können vorübergehend auch Raumorientierungsstörungen auftreten. Meist gleicht dann die zentrale Kompensation die Otolithenimbalance innerhalb von Tagen bis wenigen Wochen wieder aus, Schwankschwindel bei Kopfbewegungen und Gangataxie klingen ab. Kommt es zu persistierenden Beschwerden, muss differenzialdiagnostisch an einen sekundären somatoformen Schwindel gedacht werden.

4.2 Traumatische zentrale vestibuläre Schwindelformen

Die verschiedenen zentralen vestibulären Schwindelsyndrome werden durch Hirnstamm- oder Kleinhirnfunktionsstörungen im Rahmen einer Kontusion oder Blutung oder indirekt durch eine traumatische Vertebralisdissektion ausgelöst. Prinzipiell können, je nach Lokalisation der Läsion, Anteile des Hirnstamms und Zerebellums, Mittelhirn und Thalamus die Brücke bis zur Medulla oblongata und zum Kleinhirn, betroffen sein; relativ häufig betroffen ist das Mesenzephalon.

Die Beschreibung der einzelnen Syndrome findet sich in ▶ Kap. 3.1, »Zentrale Schwindelsyndrome«.

4.3 Traumatischer zervikogener Schwindel

Die Frage, ob es einen zervikogenen Schwindel gibt, wird nach wie vor kontrovers diskutiert (▶ Kap. 6.3). Die Nackenafferenzen sind nicht nur bei der Koordination von Auge, Kopf und Körper beteiligt sondern auch bei der Orientierung des Körpers im Raum und der Kontrolle der Haltung. Dies bedeutet, dass eine Reizung oder Läsion dieser Strukturen prinzipiell Schwindel auslösen könnte. Eine einseitige lokale Anästhesie oder Durchtrennung der oberen Zervikalwurzeln führt im Tierexperiment beim Primaten (Makaken) zu einer Fallneigung durch vorübergehend ipsilateral erhöhten und kontralateral gemindertern Muskeltonus der Extensoren sowie zu einem ipsilateralen Vorbeizeigen. Ein Lagenystagmus wird bei bestimmten Tieren mit unterschiedlicher Ausprägung (am stärksten beim Kaninchen, weniger bei der Katze) ausgelöst, nicht jedoch beim Rhesusaffen (de Jong et al. 1977). Dieser Lagenystagmus, der auf eine Tonusimbalance der oberen Zervikalwurzeln zurückgeführt wird, lässt sich beim Menschen ebenfalls nicht nachweisen. Bei Patienten mit C2-Wurzelblockaden (wegen zervikogener Kopfschmerzen) fand sich entsprechend der Tierversuche eine leichte Gangunsicherheit mit geringem ipsilateralen Gangabweichen und eine leichte ipsilaterale Zeigeataxie ohne Okulomotorikstörung (Dieterich et al. 1993). Entsprechende Symptome wie Gangunsicherheit würde man beim zervikogenen Schwindel erwarten, immer verbunden mit einem zervikovertebragenen Schmerz und einer Bewegungseinschränkung der Halswirbelsäule, nicht jedoch in Verbindung mit einem Drehschwindel, Spontan-, Lage- oder Provokationsnystagmus.

Leider gibt es bislang keine validen Tests, um einen zervikogenen Schwindel (Gangunsicherheit) festzustellen, da die durchgeführten Untersuchungsmethoden mit passiven Kopfdrehungen bei fixiertem Rumpf auch beim Gesunden mit gleicher Häufigkeit und Ausprägung einen Nystagmus auslösen (Holtmann et al. 1993), so dass diese auch heute noch vielerorts verwendeten Tests nicht aussagekräftig sind. Daher muss bei dieser Differenzialdiagnose immer eine sorgfältige otoneurologische Diagnostik erfolgen (Ernst et al. 2005), insbesondere wenn die Beschwerden nicht initial vorhanden sind, sondern erst im Verlauf auftreten. In diesem Fall ist an einen sekundären somatoformen Schwindel zu denken, der je nach Komorbidität in bis zu ca. 50% der Patienten mit primär organischem Schwindelsyndrom auftreten kann (Eckhardt-Henn et al. 2008).

4.4 Somatoformer Schwindel nach Trauma

Wenn Schwindel nach einem Schädel-Hirn- oder HWS-Distorsionstrauma lange Zeit persistiert, ohne dass krankhafte otoneurologische bzw. okulomotorische Befunde zu objektivieren sind, kann dies für einen somatoformen Schwindel sprechen (▶ Kap. 5).

Die häufigste psychosomatische Schwindelform und zweithäufigste Schwindelursache im neurologischen Krankengut ist der phobische Schwankschwindel (▶ Kap. 5.1), der oft sekundär nach organischen Schwindelformen auftritt (Eckhardt-Henn et al. 2008). In Georgien wurde nach einem starken Erdbeben eine deutliche Zunahme des phobischen Schwankschwindels beobachtet (Tevzadze u. Shakarishvili 2007). Bei chronischen langjährigen Beschwerden muss differenzialdiagnostisch auch an ein Rentenbegehren gedacht werden.

Literatur

Ahn SK, Jeon SY, Kim JP, Park JJ, Hur DG, Kim DW, Woo SH, Kwon OJ, Kim JY (2011) Clinical characteristics and treatment of benign paroxysmal positional vertigo after traumatic brain injury. J Trauma 70:442-446

Bourgeois B, Ferron Ch, Bordure P, Beauvillain de Montreuil C, Legent F (2005) Exploratory tympanotomy for suspected traumatic perilymphatic fistula. Ann Otolaryngol Chir Cervicofac 122:181-186

Brandt T, Daroff RB (1980) The multisensory physiological and pathological vertigo syndromes. Ann Neurol 7:195-203

Brandt T, Huppert D, Hecht J, Karch C, Strupp M (2006) Benign paroxysmal positioning vertigo: A long-term follow up (6–17 years) of 125 patients. Acta Otolaryngol 126:160-163

Brandt T, Huppert D, Hüfner K, Zingler VC, Dieterich M, Strupp M (2010) Long-term course and relapses of vestibular and balance disorders. Rest Neurol and Neurosci 28:69-82

Chiarella G, Leopardi G, De Fazio L, Chiarella R, Cassandro C, Cassandro E (2007) Iatrogenic benign paroxysmal positional vertigo: review and personal experience in dental and maxillo-facial surgery. Acta Otorhinolaryngol Ital 27:126-128

De Jong PTVM, de Jong JMBV, Cohen D, Jongkees LDW (1977) Ataxia and nystagmus induced by injection of local anaesthetics in the neck. Ann Neurol 1:240-246

Dieterich M, Pöllmann W, Pfaffenrath V (1993) Cervicogenic headache: electronystagmography, perception of verticality, and posturography in patients before and after C2-blockade. Cephalalgia 13:285-288

Eckhardt-Henn A, Best C, Bense S, Breuer P, Diener G, Tschan R et al. (2008) Psychiatric comorbidity in different organic vertigo syndromes. J Neurol 255:420-428

Ernst A, Basta D, Seidl RO, Todt I, Scherer H, Clarke A (2005) Management of posttraumatic vertigo. Otolaryngol Head Neck Surg 132:554-558

Fife TD, Iverson DJ, Lempert T et al. (2008) Practice parameter: therapies for benign paroxysmal positional vertigo (an evidence-based review): Report of the Quality Standards Subcommittee of the American Academy of Neurology. Neurology 70:2067-2074

Friedman JM (2004) Post-traumatic vertigo. Med Health 87:296-300

Gladwell M, Viozzi C (2008) Temporal bone fractures: a review for the oral and maxillofacial surgeon. J Oral Maxillofac Surg 66:513-522

Gordon CR, Levite R, Joffe V, Gadoth N (2004) Is posttraumatic benign paroxysmal positional vertigo different from the idiopathic form? Arch Neurol 61:1590-1593

Hatano A, Rikitake M, Komori M, Irie T, Moriyama H (2009) Traumatic perilymph fistula with the luxation of the stapes into the vestibule. Auris Nasus Larynx 36:474-478

Herdman S (1990) Treatment of benign paroxysmal positional vertigo. Phys Therapy 6:381-388

Hoffer ME, Balaban C, Gottshall K, Balough BJ, Maddox MR, Penta JR (2010) Blast exposure: vestibular consequences and associated characteristics. Otol Neurotol 31:232-236

Holtmann S, Reiman V, Schöps P (1993) Clinical significance of cervico-ocular reactions. Laryngo-Rhino-Otologie 72:306-310

Jäger L, Strupp M, Brandt T, Reiser M (1997) Bildgebung von Labyrinth und Nervus vestibularis. Nervenarzt 68:443-458

Kashluba S, Casey JE, Paniak C (2006) Evaluating the utility of ICD-10 diagnostic criteria for postconcussion syndrome following mild traumatic brain injury. J Int Neuropsychol Soc 12:111-118

Klingmann C, Knauth M, Praetorius M, Plinkert PK (2006) Alternobaric vertigo – really a hazard? Otol Neurotol 27:1120-1125

Maitland CG (2001) Perilymphatic fistula. Curr Neurol Neurosci Rep 1:486-491

Molvaer OI, Albrektsen G (1988) Alternobaric vertigo in professional divers. Undersea Biomed Res 15:271-282

Motin M, Keren O, Groswasser Z, Gordon CR (2005) Benign paroxysmal positional vertigo as the cause of dizziness in patients after severe traumatic brain injury: diagnosis and treatment. Brain Inj 19:693-697

Rafferty MA, McConn Walsh R, Walsh MA (2006) A comparison of temporal bone fracture classification systems. Clin Otolaryngol 31:287-291

Sarac S, Cengel S, Sennaroglu L (2006) Pneumolabyrinth following traumatic luxation of the stapes into the vestibule. Int J Pediatr Otorhinolaryngol 70:159-161

Scherer M, Burrows H, Pinto R, Somrack E (2007) Characterizing self-reported dizziness and otovestibular impairment among blast-injured traumatic amputees: a pilot study. Mil Med 172:731-737

Schütze M, Kundt G, Buchholz K, Piek J (2008) Which factors are predictive for long-term complaints after mild traumatic brain injuries? Versicherungsmedizin 60:78-83

Subtil J, Varandas J, Galrão F, Dos Santos A (2007) Alternobaric vertigo: prevalence in Portuguese Air Force pilots. Acta Otolaryngol 127:843-846

Staab JP (2006) Chronic dizziness: the interface between psychiatry and neuro-otology. Curr Opin Neurol 19:41-48

Strupp M, Arbusow V, Maag KP, Gall C, Brandt T (1998) Vestibular exercises improve central vestibulospinal compensation after vestibular neuritis. Neurology 51:838-844

Tevzadze N, Shakarishvili R (2007) Vertigo syndromes associated with earthquake in Georgia. Georgian Med News 148-149:36-39

Tsubota M, Shojaku H, Watanabe Y (2009) Prognosis of inner ear function in pneumolabyrinth: case report and literature review. Am J Otolaryngol 30:423-426

Uzun C (2005) Evaluation of predive parameters related to eustachian tube dysfunction for symptomatic middle ear barotrauma in divers. Otol Neurotol 26:59-64

Von Brevern M, Seelig T, Radtke A, Tiel-Wilck K, Neuhauser H (2006) Long-term efficacy of Epley´s manoeuvre: a double-blind randomized trial. J Neurol Neurosurg Psychiatr 77:980-982

Somatoforme Schwindelsyndrome

5.1 Somatoformer Schwindel – 110

5.2 Phobischer Schwankschwindel – 112

Literatur – 117

5.1 Somatoformer Schwindel

- **Einteilung**

Der somatoforme Schwindel (neuer für psychogen) macht einen großen Anteil der komplexen Schwindelsyndrome aus. Man unterscheidet
- primäre somatoforme Schwindelsyndrome und
- sekundäre somatoforme Schwindelsyndrome, die sich nach einem vestibulären Schwindel entwickeln (Eckhardt-Henn et al. 2009) (◘ Abb. 5.1).

Im Krankheitsverlauf zeigen Patienten mit komplexen somatoformen Schwindelerkrankungen auch nach mehreren Jahren in etwa 70% noch Schwindelsymptome und eine stärkere Beeinträchtigung ihrer beruflichen und Alltagsaktivitäten als Patienten mit organischen Schwindelerkrankungen (Furmann u. Jacob 1997; Yardley et al. 2000; Eckhardt-Henn et al. 2003). Die häufigsten zugrunde liegenden psychischen Störungsbilder sind
- Angst- und phobische Störungen,
- depressive Störungen,
- dissoziative Störungen (Konversionssymptom),
- somatoforme Störungen (ICD10:F45) und seltener
- Depersonalisations-/Derealisationssyndome.

Für diese ist eine hohe Komorbidität mit einigen organischen Schwindelsyndromen bekannt. So konnte anhand strukturierter Interviews und psychometrischer Tests eine psychiatrische Komorbidität von 65% bei Patienten mit vestibulärer Migräne und von 57% bei Patienten mit Morbus Menière nachgewiesen werden. Im Gegensatz dazu lag die Komorbidität bei Patienten mit BPPV mit 15% und bei Patienten mit Neuritis vestibularis mit 22% auf dem Niveau der normalen Kontrollgruppe mit 20% (Eckhardt-Henn et al. 2008).

- **Häufigkeit somatoformer Schwindelsyndrome**

Ähnliche Ergebnisse zur psychischen Morbidität und Komorbidität zeigte auch eine prospektive psychometrische Verlaufsuntersuchung über 1 Jahr an verschiedenen Patientengruppen mit vestibulären Schwindelsyndromen. Während die Patienten mit BPPV, Neuritis vestibularis und Morbus Menière normale oder sich normalisierende Werte aufwiesen, fielen nur die Patienten mit vestibulärer Migräne durch ein anhaltend deutlich erhöhtes Vorkommen psychiatrischer Störungen auf (Best et al. 2008a) (◘ Abb. 5.2). Sie fühlten sich auch durch den Schwindel stärker in ihrem täglichen Leben beeinträchtigt, empfanden die vestibulären Symptome stärker und hatten mehr Angst als alle anderen Schwindelpatienten (Best et al. 2009b; Tschan et al. 2011). Darüber hinaus hatten Patienten mit einer psychischen Erkrankung in ihrer Vorgeschichte ein deutlich höheres Risiko, nach einem vestibulären Schwindelsyndrom erneut an einer psychiatrischen

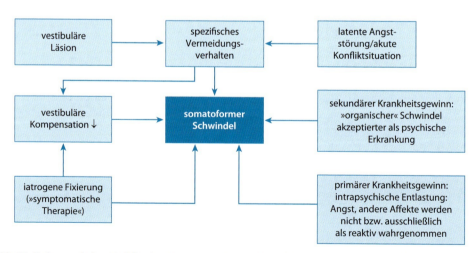

◘ Abb. 5.1 Pathogenetisches Modell: sekundärer somatoformer Schwindel, getriggert durch organischen Schwindel (modifiziert nach Dieterich u. Eckhardt-Henn 2006)

5.1 · Somatoformer Schwindel

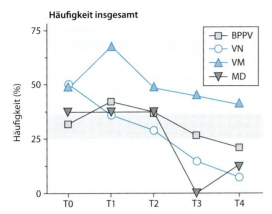

Abb. 5.2 Prospektive Longitudinaluntersuchung zur Häufigkeit (in %) der Entwicklung einer somatoformen/psychiatrischen Störung im Verlauf bei Patienten mit verschiedenen vestibulären Schwindelsyndromen. Patienten mit vestibulärer Migräne haben deutlich häufiger eine sekundäre somatoforme Störung entwickelt. BPPV: benigner peripherer paroxysmaler Lagerungsschwindel; VN: Neuritis vestibularis; VM: vestibuläre Migräne; MD: Morbus Menière. T0: Beginn der Erkrankung; T1: 6 Wochen; T2: 3 Monate; T3: 6 Monate; T4: 1 Jahr

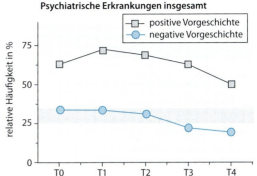

Abb. 5.3 Relative Häufigkeit, in Abhängigkeit von psychiatrischen Erkrankungen in der Vorgeschichte nach einem vestibulären Schwindelsyndrom an einer psychiatrischen Störung zu erkranken

Störung zu leiden (Abb. 5.3). Hingegen hatte das Ausmaß des vestibulären Schadens oder der vestibulären Dysfunktion keinen Einfluss auf den weiteren Verlauf der psychiatrischen Belastung (Best et al. 2006, 2009a).

Lediglich die Ausprägung des initial empfundenen Schwindels, nicht die der vestibulären Funktionsstörung hatte bei Patienten mit Neuritis vestibularis und nicht bei Patienten mit gutartigem Lagerungsschwindel, eine prädiktive Bedeutung für die Entwicklung eines somatoformen Schwindels im Verlauf (Heinrichs et al. 2007). Auch eine anhaltende Angst vor einer erneuten Schwindelepisode hatte bei Patienten mit Neuritis vestibularis einen prädiktiven Wert für das spätere Auftreten einer Panikstörung oder somatoformen Störung (Godemann et al. 2006).

Da vor allem Patienten mit vestibulärer Migräne ein besonders hohes Risiko haben, an einem somatoformen Schwindel zu erkranken, sollte dies frühzeitig in die therapeutischen Überlegungen einbezogen werden.

Anamnese

Der somatoforme Schwindel tritt zunächst scheinbar ohne psychopathologische Symptomatik auf und führt die Patienten i.d.R. zuerst zu einem HNO-Arzt, Neurologen oder Internisten. Die Patienten schildern häufiger (▶ DVD)
- Schwank- oder diffusen Schwindel,
- Benommenheitsgefühl,
- Leeregefühl im Kopf,
- Unsicherheit beim Gehen,
- Gefühl, zu kippen oder den Boden unter den Füßen zu verlieren,

aber auch Drehschwindel mit vegetativen Begleitsymptomen und Brechreiz wird gelegentlich beschrieben. Je nach zugrunde liegender psychischer Erkrankung (s.o.) sind weitere Symptome vorhanden, wie
- Antriebs- und Konzentrationsstörungen,
- Leistungsabfall,
- subjektiv empfundene Einschränkungen der Berufs- und Alltagsaktivitäten,
- vegetative Symptome, die die Schwindelsymptome begleiten (Herzrasen, Übelkeit, Schweißausbrüche, Luftnot, Erstickungsangst, Appetitmangel und Gewichtsverlust),
- Störungen von Affekt- und Stimmungslage,
- Schlafstörungen und
- Angstsymptome.

Typischerweise werden alle diese Symptome aber von den Patienten als reaktive, d.h. durch den Schwindel ausgelöste und bedingte Symptome erlebt und geschildert. Konflikte und Belastungssituationen, die als Auslöser der Schwindelerkrankung fungieren können, werden selten spontan berichtet und sind den Patienten meist zunächst nicht bewusst. Das erschwert die Diagnose.

- **Pathophysiologie und therapeutische Prinzipien**

Aktuell werden zwei pathogenetische Mechanismen des somatoformen Schwindels unterschieden:
- somatoforme Schwindelerkrankungen, die ohne vorangegangene organische Schwindelerkrankungen auftreten und ähnlichen pathogenetischen Mechanismen wie denjenigen der jeweiligen zugrunde liegenden psychopathologischen Störungen (Angst oder phobische, depressive, dissoziative oder somatoforme Störungen) folgen – als **primäre somatoforme** Schwindelerkrankungen;
- somatoforme Schwindelerkrankungen, die während oder nach einem organischen Schwindelsyndrom auftreten – als **sekundäre somatoforme** Schwindelerkrankungen.

Bei bestimmten prädisponierten Patienten kann aufgrund einer positiven Rückkoppelungsschleife zwischen einer körperlichen Sensation (z.B. Benommenheit) oder einem körperlichen Krankheitssymptom (z.B. Drehschwindel bei einer Neuritis vestibularis) eine kognitiv-katastrophisierende Interpretation erfolgen. So kann z.B. das körperliche Symptom als Gefahr, als Ausdruck einer schweren zugrunde liegenden oder drohenden körperlichen Erkrankung gedeutet werden. In der Folge kann es zu einer eskalierenden Angst- und Panikreaktion kommen. Diese somatosensorische Verstärkung ist ein etabliertes Störungsmodell bei somatoformen Störungen (Barsky u. Wyshak 1990; Lahmann et al. 2010).

Die Behandlung richtet sich nach dem klinischen Bild und der genaueren Zuordnung des somatoformen Syndroms (Angst und phobische Störung, Depression, dissoziative oder somatoforme Störung) durch den Psychiater/Psychosomatiker. Je nach Ausprägung und Chronifizierung sollte eine Psychotherapie und/oder Pharmakotherapie eingeleitet werden. Da bislang keine guten prospektiven Studien vorliegen, kann noch nicht beurteilt werden, welche Therapie bei welcher Form des somatoformen Schwindels besonders geeignet ist. In einer Pilotstudie ergaben sich erste Hinweise dafür, dass ein kognitiv-verhaltenstherapeutisches Schulungsprogramm das dysfunktionale Krankheitserleben und den Schwindel reduzieren (Tschan et al. 2012). Eine systematische Analyse der bisherigen Therapiestudien konnte die Wirksamkeit psychotherapeutisch-psychosomatischer Behandlungsansätze belegen (Schmid et al. 2011).

Die Indikation richtet sich nach dem klinischen Befund und der zugrunde liegenden Konflikt- oder Belastungssituation. Bei kurzer Dauer und leichter Ausprägung kann eine fokussierte ambulante Therapie bereits sehr erfolgreich sein. Je nach Konfliktsituation ist ein längerfristiges (z.B. tiefenpsychologisch fundiertes oder psychoanalytisches) Verfahren zu wählen; bei starker Ausprägung und hohem Leidensdruck sollte anfänglich eine Kombinationstherapie mit einem Psychopharmakon durchgeführt werden. Mittel der Wahl sind Präparate aus der Gruppe der Serotoninwiederaufnahmehemmer (z.B. Sertralin oder Citalopram), in den ersten Tagen in Kombination mit einem Anxiolytikum (z.B. Lorazepam).

Im Folgenden wird eine wichtige und häufige Form des somatoformen Schwindels ausführlicher besprochen, der phobische Schwankschwindel.

5.2 Phobischer Schwankschwindel

- **Anamnese**

Leitsymptome und Charakteristika des somatoformen phobischen Schwankschwindels sind (Brandt u. Dieterich 1986; Brandt 1996):
- Die Patienten klagen über Schwankschwindel und subjektive Stand-/Gangunsicherheit, ohne eine für den Beobachter sichtbare Stand-/Gangunsicherheit und bei regelrechten Befunden in den neurootologischen Tests.
- Der Schwindel wird beschrieben als eine Benommenheit mit fluktuierender Unsicherheit von Stand und Gang, attackenartige Fallangst ohne reale Stürze, z.T. auch als unwillkürliche, kurz dauernde Körperschwankung.
- Die Attacken treten oft in typischen Situationen auf, die auch als externe Auslöser anderer phobischer Syndrome bekannt sind (Brücken, Auto fahren, leere Räume, lange Flure, große

Menschenansammlungen, im Kaufhaus oder Restaurant).
- Während sportlicher Betätigung (Radfahren, Tennis spielen) und bei stärkerer Belastung des Gleichgewichtssystems wird der Schwindel weniger oder klingt ab, während er in Ruhe oder bei einfacheren Bedingungen (z.B. Absteigen und Stehen nach dem Radfahren) wieder auftritt.
- Im Verlauf entsteht eine Generalisierung der Beschwerden mit zunehmendem Vermeidungsverhalten gegenüber auslösenden Reizen. Während oder kurz nach diesen Attacken werden (häufig erst auf Befragen) Angst und vegetative Missempfindungen angegeben, wobei die meisten Patienten auch über Schwindelattacken ohne Angst berichten.
- Auf Nachfrage berichten die Patienten häufig, dass sich die Beschwerden unmittelbar nach leichtem Alkoholgenuss bessern.
- Zu Beginn der Erkrankung steht häufig eine initial organische vestibuläre Erkrankung, z.B. abgelaufene Neuritis vestibularis oder BPPV (Huppert et al. 1995) oder besondere psychosoziale Belastungssituationen (Kapfhammer et al. 1997).
- Patienten mit phobischem Schwankschwindel weisen häufig zwanghafte und perfektionistische Persönlichkeitszüge und eine reaktiv-depressive Symptomatik auf.

Hierbei ist es wichtig, diese sog. positiven Kriterien herauszuarbeiten und nicht nur andere Erkrankungen auszuschließen.

- **Klinik und Verlauf**

Charakteristisch ist die Kombination eines Schwankschwindels mit subjektiver Stand- und Gangunsicherheit bei Patienten mit einem normalen neurologischen Befund und unauffälligen Gleichgewichtstests (otoneurologische Untersuchung, Videookulographie inkl. kalorischer Spülung, Bildgebung) oder mit Störungen, die die Beschwerden nicht erklären können und zwanghafter Persönlichkeitsstruktur. Die monosymptomatische subjektive Störung des Gleichgewichts ist an das Stehen oder Gehen gebunden, zeigt attackenartige Verschlechterung, die beim selben Patienten mit oder ohne erkennbare Auslöser auftreten, mit oder ohne begleitende Angst. Bei manchen Patienten lässt das Fehlen von erkennbaren Auslösern oder Schwindel ohne Begleitangst sowohl diese selbst als auch gelegentlich den behandelnden Arzt an der Diagnose einer somatoformen Störung zweifeln.

Patienten mit phobischem Schwankschwindel haben meist eine zwanghafte Primärpersönlichkeit (im Sinne von »akzentuierten Persönlichkeitszügen«), mit Neigung zu verstärkter Introspektion und dem Bedürfnis, »alles unter Kontrolle zu haben«. Sie sind eher ehrgeizig mit hohem Eigenanspruch, dabei leicht irritierbar und ängstlich.

Die Betroffenen suchen praktisch nie zuerst den Psychiater auf, sondern den »Spezialarzt« ihres Symptoms, zumal sie sich organisch krank fühlen. Da der phobische Schwankschwindel jedoch noch nicht zum diagnostischen Repertoire einiger Neurologen und HNO-Ärzte gehört, ist die Dauer der Erkrankung bis zur Diagnosestellung lang (im Mittel 3 Jahre bei 154 Patienten mit phobischem Schwankschwindel [Huppert et al. 1995]). Diese erfolgt häufig erst nach vielen unterschiedlichen Arztbesuchen, überflüssigen apparativen Untersuchungen und der fälschlichen Einordnung als »zervikogener Schwindel« oder »vertebrobasiläre Insuffizienz« mit entsprechenden erfolglosen Therapieversuchen.

Der phobische Schwankschwindel ist die häufigste Schwindelursache beim jüngeren Erwachsenen (Strupp et al. 2003). Eine psychiatrische Verlaufsstudie bestätigte, dass dieser eine eigene Entität darstellt, die klar von der Panikerkrankung mit oder ohne Agoraphobie abgegrenzt werden kann (Kapfhammer et al. 1997). Eine weitere Langzeitverlaufsstudie (5–16 Jahre) an 106 Patienten wies eine Besserungsrate von 75% auf; bei 27% waren die Symptome vollständig abgeklungen (Huppert et al. 2005). Bei keinem dieser Patienten musste die Diagnose revidiert werden.

Der phobische Schwankschwindel kann sich beim Erwachsenen in jedem Alter manifestieren, am häufigsten in der 2. und 5. Dekade (in dieser Altersgruppe die häufigste Schwindelform), ohne Geschlechtspräferenz (Strupp et al. 2003). Unbehandelt neigt der phobische Schwankschwindel zur Verstärkung der Beschwerden, Generalisierung, zunehmendem Vermeidungsverhalten bis zu der

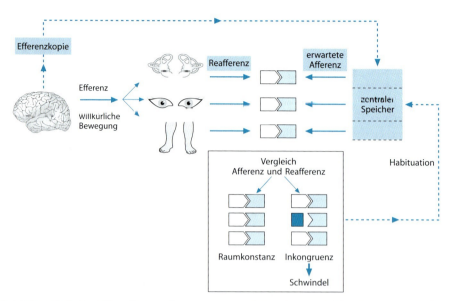

Abb. 5.4 Schematische Darstellung der Entstehung von Schwindel durch Störung des Raumkonstanzmechanismus während aktiver Bewegungen (modifiz. nach Brandt 1996). Willkürkopfbewegungen führen zu einer Reizung der vestibulären, visuellen und somatosensorischen Sinnesorgane, deren Meldungen mit einem durch frühere Bewegungserfahrungen eingeeichten, multisensorischen Erwartungsmuster verglichen werden. Das Erwartungsmuster wird durch die gleichzeitig mit dem Bewegungsimpuls parallel ausgesandte Efferenzkopie bereitgestellt. Stimmen aktuelle Sinnesreizung und Erwartungsmuster überein, so wird die Bewegung unter Erhaltung der Raumkonstanz wahrgenommen. Kommt es über eine teilweise Entkoppelung der Efferenzkopie zu einer Inkongruenz zwischen eingehendem und erwartetem Muster, so entsteht Schwindel. Es wird nicht mehr eine willkürliche Kopfbewegung in einer stationären Umwelt, sondern eine exogene Kopfbeschleunigung bei gleichzeitiger Umweltscheinbewegung erfahren

Unfähigkeit, ohne Hilfe die eigene Wohnung zu verlassen.

- **Pathophysiologie und therapeutische Prinzipien**

Die illusionäre Wahrnehmungsstörung des Schwankschwindels und der Standunsicherheit haben wir durch die Hypothese zu erklären versucht, dass es bei diesen Patienten zu einer Störung des Raumkonstanzmechanismus mit teilweiser Entkoppelung der Efferenzkopie für aktive Kopf- und Körperbewegungen kommt.

Unter normalen Umständen nehmen wir die beim freien aufrechten Stand selbst generierten feinen Körperschwankungen oder unwillkürlichen Kopfbewegungen nicht als Beschleunigungen wahr. Auch die Umwelt wirkt während der aktiven Bewegung ruhend, obwohl retinale Bildverschiebungen durch Relativbewegungen entstehen. Diese »Raumkonstanz« wird offenbar dadurch erhalten, dass mit dem Willkürimpuls zu Beginn einer Bewegung gleichzeitig eine adäquate Parallelinformation zur Identifikation ausgesandt wird (Abb. 5.4). Diese Efferenzkopie nach von Holst und Mittelstaedt (1950) stellt möglicherweise ein durch frühere Bewegungserfahrung sensorisches Erwartungsmuster bereit, welches dann die durch die Bewegung ausgelöste aktuelle Sinnesinformation so interpretiert, dass Eigenbewegungen gegenüber einer stationären Umwelt wahrgenommen werden. Fehlt diese Efferenzkopie, z.B. wenn wir mit dem Finger von außen den Bulbus bewegen, so kommt es zu Scheinbewegungen der Umwelt – Oszillopsien. Die Schilderung der Schwindelsensationen dieser Patienten, dass unwillkürliche Körperschwankungen entstehen und gelegentlich einzelne Kopfbewegungen als verunsichernde exogene Beschleunigung mit gleichzeitiger Umweltscheinbewegung wahrgenommen werden, kann durch transiente Störungen der Abstimmung zwischen Efferenz und Efferenzkopie, d.h. zwischen erwarteter und ausgeführter Bewegung, erklärt werden.

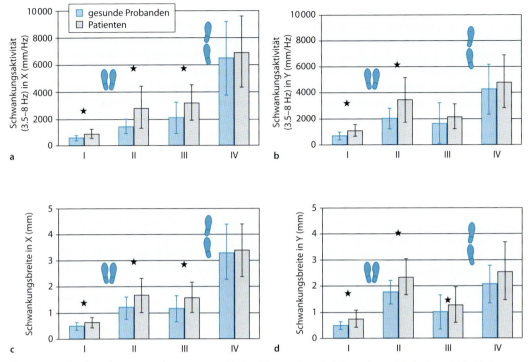

Abb. 5.5 a-d Schwankparameter der posturographischen Untersuchung bei Gesunden und Patienten mit phobischem Schwankschwindel unter verschiedenen Standbedingungen mit zunehmenden Schwierigkeitsgraden (**I** normaler Stand, Augen auf; **II** normaler Stand, Augen zu; **III** Tandemstand, Augen auf; **IV** Tandemstand, Augen zu): Je schwieriger die Standbedingung, umso normaler das Standverhalten bei den Patienten mit phobischem Schwankschwindel (modifiziert nach Querner et al. 2000)

Gesunde können solche leichten Schwindelsensationen ohne Begleitangst im Zustand starker Müdigkeit erfahren, wenn sich Unterschiede zwischen willkürlichen Kopfbewegungen und unwillkürlichen Schwankungen vermischen. Beim Patienten mit phobischem Schwankschwindel könnte diese partielle Entkoppelung durch die angstbelegte ständige Kontrolle und Überprüfung der Gleichgewichtsregulation zustande kommen. So wird eine Wahrnehmung sensomotorischer Regelvorgänge gebahnt, die sonst unbewusst über erlernte (reflexartig abgerufene) Programme verschiedener Aktivierungsmuster der Haltungsmuskulatur ablaufen.

Bei genauer posturographischer Analyse zeigen die Patienten im normalen Stand eine erhöhte Schwankaktivität durch Ko-Kontraktion der Fußbeuger- und -strecker, offenbar als Ausdruck einer unnötigen ängstlichen Standstrategie, die Gesunde nur bei realer Fallgefahr anwenden. Bei schwierigen Balanceaufgaben, wie Fuß-vor-Fuß-Stand (Tandemstand) mit geschlossenen Augen, unterscheiden sich die posturographischen Daten der Patienten jedoch nicht von denen Gesunder, d.h., je schwieriger die Anforderungen an die Balance werden, desto »gesünder« sind die Balanceleistungen der Patienten mit phobischem Schwankschwindel (Querner et al. 2000) (Abb. 5.5). Die automatisierte Analyse der Schwankungsmuster in der Posturographie (▶ Kap. 1.3.6) unter verschiedenen Bedingungen (z.B. Augen offen oder geschlossen, Stehen auf festem Untergrund oder auf Schaumstoff) mit einem neuronalen Netzwerk ermöglicht in vielen Fällen eine Zuordnung zwischen phobischem Schwankschwindel und wichtigen Differenzialdiagnosen (z.B. bilaterale Vestibulopathie, orthostatischer Tremor oder zerebelläres Syndrom) (Krafczyk et al. 2006; Brandt et al. 2012).

Essenziell für den Behandlungserfolg ist ein ausführliches Gespräch mit dem Patienten über den

Mechanismus der Erkrankung und die Notwendigkeit der Eigendesensibilisierung, d.h., der Patient sollte sich bewusst Schwindel auslösenden Situationen stellen.

- **Pragmatische Therapie**

Die Behandlung der Patienten beruht auf drei bzw. vier Maßnahmen:
- eingehende Diagnostik,
- »psychoedukative Aufklärung«,
- Desensibilisierung durch Eigenexposition, regelmäßiger Sport und
- bei Persistenz der Beschwerden Verhaltenstherapie mit oder ohne begleitende Pharmakotherapie.

Nach unserer Erfahrung ist der wichtigste therapeutische Schritt, den Patienten durch sorgfältige Untersuchung und Erklärung des psychogenen Mechanismus (»verstärkte Selbstbeobachtung« vor dem Hintergrund der entsprechenden Primärpersönlichkeit) von der Angst zu entlasten, an einer organischen Krankheit zu leiden.

Dann sollte eine Desensibilisierung durch Eigenexposition erfolgen, d.h., die Patienten sollten die für sie Schwindel auslösenden Situationen nicht meiden, sondern suchen. Gleichzeitig hat sich regelmäßiger leichter Sport als hilfreich erwiesen, um den Betroffenen wieder Vertrauen in das eigene Gleichgewicht zu geben.

Führen Aufklärung und Eigendesensibilisierung nach Wochen bis Monaten zu keiner ausreichenden Besserung, so sollte eine Verhaltenstherapie mit oder ohne Pharmakotherapie mit einem selektiven Serotoninwiederaufnahmehemmer (z.B. Sertralin oder Citalopram) oder einem antriebssteigernden tri-/tetrazyklischen Antidepressivum über 3–6 Monate eingeleitet werden.

In kontrollierten Studien mit kleinen Patientengruppen konnte für die kognitive und Verhaltenstherapie in Kombination mit vestibulärer Rehabilitation eine signifikante Besserung der Beschwerden unmittelbar nach Therapie nachgewiesen werden (Andersson et al. 2006; Holmberg et al. 2006). Allerdings ergab die Nachuntersuchung nach 1 Jahr bei einem Teil der behandelten Patienten, dass der positive Effekt nicht erhalten blieb (Holmberg et al. 2007). Wahrscheinlich ist eine Kombination der kognitiven und Verhaltenstherapie mit Pharmako- und Physiotherapie mit vestibulärem Training besser geeignet. Wie eine katamnestische Untersuchung (0,5–5,5 Jahre nach Erstdiagnose) bei 78 Patienten zeigte, waren nach diesem therapeutischen Vorgehen im Verlauf 72% der Patienten beschwerdefrei oder deutlich gebessert (Brandt et al. 1994). Erfreulicherweise fand sich bei dieser katamnestischen Untersuchung kein Anhalt für eine Fehldiagnose. Gleiche Ergebnisse fanden sich auch in einer Langzeitverlaufsstudie über 5–16 Jahre (Huppert et al. 2005).

Die Bereitschaft der meist unter hohem Leidensdruck stehenden Patienten, den psychogenen Mechanismus zu verstehen und durch Desensibilisierung zu überwinden, ist eine positive Erfahrung sowohl für den behandelnden Arzt als auch für den Patienten.

- **Differenzialdiagnosen und klinische Probleme**

Die Differenzialdiagnosen des phobischen Schwankschwindels umfassen psychiatrische Syndrome sowie vestibuläre und nicht vestibuläre organische Syndrome.

Zu den wichtigsten psychiatrischen Syndromen gehören neben den Formen des somatoformen Schwindels bei Angst, Depression, dissoziativen und somatoformen Störungen im engeren Sinn (ICD10:F45):
- Panikerkrankung mit oder ohne Agoraphobie,
- Space Phobia (Marks 1981),
- Visual Vertigo (Bronstein 1995): in weiten Bereichen Überschneidungen mit phobischem Schwankschwindel,
- Mal-de-Débarquement-Syndrom (Murphy 1993).

Zu den wichtigsten organischen Syndromen gehören:
- primärer orthostatischer Tremor mit pathognomonischem Frequenzgipfel von 14–16 Hz im EMG und in der Posturographie (Yarrow et al. 2001),
- bilaterale Vestibulopathie,
- Vestibularisparoxysmie,
- Perilymphfistel,
- vestibuläre Migräne,

- episodische Ataxien,
- neurodegenerative Erkrankungen (spinozerebelläre Ataxien, Multisystematrophien),
- zentrale vestibuläre Syndrome,
- orthostatische Dysregulation.

Im Gegensatz zu dieser langen Liste möglicher Differenzialdiagnosen ist die Kombination der Merkmale in Bezug auf Beschwerden, normalen Befund und Primärpersönlichkeit so charakteristisch, dass bei der Erstuntersuchung auch ohne apparative Zusatzuntersuchungen selten diagnostische Zweifel bleiben.

Literatur

Andersson G, Asmundson GJ, Denev J, Nilsson J, Larsen HC (2006) A controlled trial of cognitive behavior therapy combined with vestibular rehabilitation in the treatment of dizziness. Behav Res Ther 44:1265-1273

Barsky AJ, Wyshak GL (1990) Hypochondriasis and somatosensory amplification. Br J Psychiatry 157:404-409

Best C, Eckhardt-Henn A, Diener G, Bense S, Breuer P, Dieterich M (2006) Interaction of somatoform and vestibular disorders. J Neurol Neurosurg Psychiatry 77:658-664

Best C, Eckhardt-Henn A, Tschan R, Bense S, Dieterich M (2009a) Psychiatric morbidity and comorbidity in different vestibular vertigo syndrome: Results of a prospective longitudinal study over one year. J Neurol 256:58-65

Best C, Eckhardt-Henn A, Tschan R, Dieterich M (2009b) Who is a risk for psychiatric distressed after vestibular disorder? – Results from a prospective one-year follow-up. Neuroscience 164:1579-87

Brandt T (1996) Phobic postural vertigo. Neurology 46:1515-1519

Brandt T, Dieterich M (1986) Phobischer Attacken-Schwankschwindel, ein neues Syndrom. Münch Med Wochenschr 128:247-250

Brandt T, Huppert D, Dieterich M (1994) Phobic postural vertigo: a first follow-up. J Neurol 241:191-195

Brandt T, Strupp M, Novozhilov S, Krafczyk S (2012) Artificial neural network posturography detects the transition of vestibular neuritis to phobic postural vertigo. J Neurol 259:182-184

Bronstein AM (1995) The visual vertigo syndrome. Acta Otolaryngol (Stockh) 520:45-48

Dieterich M, Eckhardt-Henn A (2006) Neurologische und somatoforme Schwindelsyndrome. In: Henningsen P, Gündel H, Ceballos-Baumann A (Hrsg) Neuro-Psychosomatik. Grundlagen und Klinik neurologischer Psychosomatik. Schattauer, Stuttgart; S 253-265

Eckhardt-Henn A, Breuer P, Thomalske C, Hoffmann SO, Hopf HC (2003) Anxiety disorders and other psychiatric subgroups in patients complaining of dizziness. J Anxiety Disord 431:1-20

Eckhardt-Henn A, Best C, Bense S, Breuer P, Diener G, Tschan R, Dieterich M (2008) Psychiatric comorbidity in different organic vertigo syndromes. J Neurol 255:420-8

Eckhardt-Henn A, Tschan R, Best C, Dieterich M (2009) Somatoforme Schwindelsyndrome. Nervenarzt 80:909-917

Furman JM, Jacob RG (1997) Psychiatric dizziness. Neurology 48:1161-1166

Godemann F, Schabowska A, Naetebusch B, Heinz A, Ströhle A (2006) The impact of cognitions on the development of panic and somatoform disorders: a prospective study in patients with vestibular neuritis. Psychol Med 36:99-108

Heinrichs N, Edler C, Eskens S, Mielczarek MM, Moschner C (2007) Predicting continued dizziness after an acute peripheral vestibular disorder. Psychosom Med 69:700-707

Holmberg J, Karlberg M, Harlacher U, Rivano-Fischer M, Magnusson M (2006) Treatment of phobic postural vertigo. A controlled study of cognitive-behavioral therapy and self-controlled desensitization. J Neurol 253:500-506

Holmberg J, Karlberg M, Harlacher U, Magnusson M (2007) One-year follow-up of cognitive behavioural therapy for phobic postural vertigo. J Neurol 254:1189-1192

Huppert D, Kunihiro T, Brandt T (1995) Phobic postural vertigo (154 patients): its association with vestibular disorders. J Audiol 4:97-103

Huppert D, Strupp M, Rettinger N, Hecht J, Brandt T (2005) Phobic postural vertigo – a long-term follow-up (5 to 15 years) of 106 patients. J Neurol 252:564-569

Kapfhammer HP, Mayer C, Hock U, Huppert D, Dieterich M, Brandt T (1997) Course of illness in phobic postural vertigo. Acta Neurol Scand 95:23-28

Krafczyk S, Tietze S, Swoboda W, Valkovic P, Brandt T (2006) Artificial neural network: a new diagnostic posturographic tool for disorders of stance. Clin Neurophysiol 117:1692-1698

Lahmann C, Henningsen P, Dinkel A (2010) Somatoforme und funktionelle Störungen. Nervenarzt 81:1383-1396

Marks JM (1981) Space »phobia«: a pseudo-agoraphobic syndrome. J Neurol Neurosurg Psychiatry 48:729-735

Murphy TP (1993) Mal de debarquement syndrome: a forgotten entity? Otolaryngol Head Neck Surg 109:10-13

Querner V, Krafczyk S, Dieterich M, Brandt T (2000) Patients with somatoform phobic postural vertigo: the more difficult the balance task, the better the balance performance. Neurosci Lett 285:21-24

Schmid G, Henningsen P, Dieterich M, Sattel H, Lahmann C (2011) Psychotherapy in vertigo – a systematic review. J Neurol Neurosurg Psychiatry 82(6):601-606

Strupp M, Glaser M, Karch C, Rettinger N, Dieterich M, Brandt T (2003) The most common form of dizziness in middle age: phobic postural vertigo. Nervenarzt 74:911-914

Tschan R, Wiltink J, Best C, Bense S, Dieterich M, Beutel ME et al. (2008) Validation of the german version of the vertigo symptom scale (VSS) in patients with organic of somatoform dizziness and healthy controls. J Neurol 255:1168-1175

Tschan R, Best C, Beutel M et al. (2011) Patients' psychological well-being and resilient coping protect from secondary somatoform vertigo and dizziness (SVD) one year after vestibular disease. J Neurol 258:104-112

Tschan R, Eckhardt-Henn A, Scheurich V, Best C, Dieterich M, Beutel M (2012) Standfest? Erste Ergebnisse der Entwicklung eines kognitiv-verhaltenstherapeutischen Gruppenschulungsprogramms zur Behandlung des somatoformen Schwindels. Psychother Psychosom Med Psychol 62:111-119

Von Holst E, Mittelstaedt H (1950) Das Reafferenzierungsprinzip (Wechselwirkungen zwischen Zentralnervensystem und Peripherie). Naturwissenschaften 37:461-476

Yardley L, Redfern MS (2001) Psychological factors influencing recovery from balance disorders. J Anxiety Disord 15:107-119

Yarrow K, Brown P, Gresty MA, Bronstein AM (2001) Force platform recordings in the diagnosis of primary orthostatic tremor. Gait & Posture 13:27-34

Verschiedene Schwindelsyndrome

6.1 Schwindel im Kindesalter und hereditäre Schwindelsyndrome – 120

6.2 Pharmakogener Schwindel – 125

6.3 Zervikogener Schwindel – 126

6.4 Bewegungskrankheit – 126

6.5 Höhenschwindel und Akrophobie – 130

Literatur – 133

6.1 Schwindel im Kindesalter und hereditäre Schwindelsyndrome

In der Kindheit ist Schwindel ein selteneres Leitsymptom als bei Erwachsenen. Die Prävalenz (mindestens eine Schwindelattacke im vergangenen Jahr) für Schwindel im Schulalter liegt bei etwa 15% (Russell u. Abu-Arafeh 1999). Die meisten Schwindelformen und vestibulären Syndrome des Erwachsenen können sich ebenso in der Kindheit manifestieren, weshalb wir uns in diesem Kapitel auf wesentliche Punkte der richtungsgebenden Anamnese beschränken. Die Beschreibung der Beschwerden ist bei Kindern jedoch – je nach Alter – weniger präzise und richtungsgebend als bei Erwachsenen. Auch hängen die Untersuchungsbefunde der Gleichgewichtsfunktion und Okulomotorik bei Kindern stärker von der konzentrierten Mitarbeit ab.

Episodische Schwindelsyndrome in der Kindheit sind in etwa 50% Migräne-assoziiert (Jahn et al. 2009, 2011): als benigner paroxysmaler Schwindel der Kindheit (Basser 1994), vestibuläre Migräne oder Migräne vom Basilaristyp (▶ Kap. 3.1). Seltener sind Perilymphfisteln, epileptische Anfälle oder episodische Ataxien. Auch in der Kindheit gibt es ein- (Lee et al. 2011) oder doppelseitige (Kanaan et al. 2011) Syndrome einer knöchernen Dehiszenz des superioren Bogengangs, die sich – anders als bei Erwachsenen – vorwiegend mit auditiven Symptomen (Autophonie, Tinnitus und Hörstörung) manifestieren und nach ersten Erfahrungen zunächst konservativ behandelt werden sollten (Lee et al. 2011). Dauerdrehschwindel kann Folge einer Labyrinthitis, Neuritis vestibularis oder eines Schädel-Hirn-Traumas sein. Auch der BBPV ist bei Kindern meist traumatisch bedingt. Schwankschwindel und Gangunsicherheit, die sich im Dunkeln und auf unebenem Untergrund verstärken, sowie Oszillopsien bei Kopfbewegungen sind typisch für die bilaterale Vestibulopathie, die bei Kindern meist durch Labyrinthfehlbildungen (◘ Tab. 6.1), virale Entzündungen, bakterielle Meningitis oder ototoxische Antibiotika verursacht sein kann. Prädisponierende Faktoren für Schwindel im Kindesalter sind rezidivierende Otitiden, Schädel-Hirn-Traumen sowie eine positive Migräneanamnese in der Familie (Niemensivu et al. 2007).

Subakut einsetzende zentrale vestibuläre Zeichen sollen wegen der relativen Häufigkeit von Hirnstamm- und Kleinhirntumoren im Kindesalter eine MRT-Untersuchung veranlassen (Jahn et al. 2009). Der Anteil psychogener oder somatoformer Schwindelursachen bei Kindern wird mit 5–10% angegeben (Erbek et al. 2006; Riina et al. 2005).

- **Therapie kindlicher Schwindelformen**

Die Behandlung der unterschiedlichen Schwindelformen sollte in enger Zusammenarbeit mit dem Pädiater erfolgen (◘ Tab. 6.2). Zur Therapie der meisten Schwindelformen bei Kindern liegen keine spezifischen Studien vor, so dass sich die Empfehlungen an der Behandlung Erwachsener mit Anpassung der Dosis orientieren.

- **Differenzialdiagnosen kindlicher Schwindelformen**

Die folgenden drei Hauptbeschwerden (mit oder ohne begleitende klinische Befunde) sind hilfreich bei der Differenzialdiagnose kindlicher Schwindelformen.

Schwindelattacken
- Episodischer Schwindel ohne pathologischen Befund im Intervall: gutartiger paroxysmaler Schwindel der Kindheit/vestibuläre Migräne, vestibuläre Epilepsie, orthostatische Dysregulation, psychogener Schwindel.
- Episodischer Schwindel mit Innenohrschwerhörigkeit: Perilymphfistel, Superior Canal Dehiscence Syndrome, Morbus Menière, Vestibularisparoxysmie (▶ DVD).
- Episodischer Schwindel mit Okulomotorikstörungen im Intervall: Migräne vom Basilaristyp/vestibuläre Migräne, Episodische Ataxie Typ 2.
- Episodischer Schwindel mit anschließenden Oszillopsien bei Kopfbewegungen und Unsicherheit im Dunkeln: Entwicklung einer bilateralen Vestibulopathie (auch bei familiärer Vestibulopathie).
- Paroxysmale kurze (<1 min) Drehschwindelattacken bei Kopflageänderungen gegenüber der Schwerkraft: BPPV (häufig posttraumatisch).

Dauerschwindel
- Dauerschwindel (über Tage bis wenige Wochen).
- Dauerschwindel ohne Hörstörung: akute Neuritis vestibularis.

Tab. 6.1 Schwindel und Gleichgewichtsstörungen bei vestibulären Dysfunktionen im Kindesalter

Labyrinth/Nerv	Zentral-vestibulär
Hereditär/kongenital	
– Labyrinthmalformationen (▶ Übersicht 6.1) – Perilymphfisteln – Embryopathische Malformationen (Röteln, Zytomegalievirus) – Toxisch – Unterschiedliche hereditäre audiovestibuläre Syndrome (▶ Übersicht 6.1) – Familiäre vestibuläre Areflexie – Syphilitische Labyrinthitis (endolymphatischer Hydrops)	– Episodische Ataxien, insbesondere EA2 – Spinozerebelläre Ataxien mit oder ohne zerebelläre Okulomotorikstörungen/Downbeat-Nystagmus
Familiäre Migränebelastung	
– Benigner paroxysmaler Schwindel der Kindheit – Migräne vom Basilaristyp/vestibuläre Migräne (häufigste Ursache für Schwindel im Kindesalter)	
Erworben	
– Labyrinthitis/Neuritis mit Vestibulopathie (viral, bakteriell, tuberkulös) – Perilymphfistel – Trauma (Felsenbeinquerfraktur, BPPV) – Morbus Menière – Neuritis vestibularis – Herpes zoster oticus – Cholesteatom – Ototoxische Pharmaka – Cogan-Syndrom, andere Innenohr-Autoimmunerkrankungen	– Infratentorielle Tumoren (Medulloblastom, Astrozytom, Epidermoidzysten, Meningeom) – Vestibuläre Epilepsie – Schädel-Hirn-Trauma (Hirnstamm- oder vestibulozerebelläre Kontusion) – Enzephalitis – Toxisch (z.B. Upbeat-/Downbeat-Nystagmus bei Antiepileptika)

- Dauerschwindel mit Hörstörung: Labyrinthitis, Innenohr-Autoimmunerkrankung.
- Posttraumatischer Dauerschwindel: Felsenbeinquerfraktur, Labyrinthkontusion.

Stand- und Gangunsicherheit mit oder ohne Oszillopsien
- Entwicklungsverzögerung für Stand und Gang mit oder ohne Hörstörung: kongenitale bilaterale Vestibulopathie.
- Stand- und Gangunsicherheit mit Oszillopsien beim Gehen und bei Kopfbewegungen: kongenitale oder früh erworbene bilaterale Vestibulopathie, Perilymphfistel, posttraumatischer Otolithenschwindel.
- Langsam zunehmende Stand- und Gangunsicherheit sowie Oszillopsien bei Kopfbewegungen: unterschiedliche hereditäre und kongenitale Erkrankungen mit fortschreitendem audiovestibulärem Defizit.
- Fortschreitende Ataxie, Gleichgewichts- und Okulomotorikstörungen: infratentorielle Tumoren mit Läsionen vestibulozerebellärer und pontomedullärer Hirnstammstrukturen, spinozerebelläre Ataxien mit oder ohne Downbeat-Nystagmus.

Auf drei besondere Formen vestibulärer Syndrome in der Kindheit soll näher eingegangen werden.

Tab. 6.2 Therapie von Schwindel bei Kindern

Schwindelsyndrom	Therapie
Migräne-assoziierter Schwindel	
Benigner paroxysmaler Schwindel des Kindesalters (BPV)	– Medikamentöse Migräneprophylaxe nur bei häufigen und stark beeinträchtigenden Attacken (günstiger Spontanverlauf) – Vermeiden von Auslösern – Entspannungstechniken – Ausdauersport

Migräne vom Basilaristyp (vestibuläre Migräne)	– Migräneprophylaxe bei häufigen (2/Monat) und/oder schweren Attacken (>72 h):
	  – Magnesium 2 mg/kg/d
	  – Propranolol 1–2 mg/kg/d
	  – Metoprololsuccinat 1 mg/kg/d
	  – Topiramat 1–2 mg/kg/d
	  – Amitriptylin 1 mg/kg/d
	  – Valproat 10–45 mg/kg/d

BPPV	
Posteriorer (>90%) und horizontaler Bogengang	Befreiungsmanöver
Bewegungskrankheit	
Bewegungskrankheit	– Prophylaxe durch visuelle Kontrolle der Bewegung in Fahrzeugen, Vermeiden schwerer Mahlzeiten, ausreichend Frischluft – Prophylaxe durch Medikamente: Dimenhydrinat 1–1,5 mg/kg, ggf. nach 6 h wiederholen
Akuter einseitiger Labyrinthausfall	

– Viral
– Bakteriell (bei Meningitis)
– Serös bei Otitis media
– Autoimmun (z.B. Cogan)
	– Akut-symptomatische Therapie (s. Basis)
	– Frühe Mobilisierung (zentrale Kompensation)
	– Spezifische Therapie nach Ursache
	– **Viral:**
	  – bei akuter Neuritis vestibularis: Kortison (s.u.)
	  – bei Zoster oticus: Aciclovir 3×5 mg/kg/d; sonst symptomatisch
	– **Bakteriell:** antibiotisch nach Erreger
	– **Serös:** Therapie der Otits media nach Erreger
	– **Autoimmun:** Prednisolon 1 mg/kg/d, ausschleichen nach Verlauf

Traumatische Innenohrschädigung (Felsenbeinfraktur)	Zunächst Ruhe/Bewegungsrestriktion, dann Balancetraining
Akute Neuritis vestibularis	Prednisolon 1 mg/kg/d, alle 3 Tage um 20% reduzieren
Morbus Menière	Betahistin
Vestibularisparoxysmie	
Vestibularisparoxysmie	– Carbamazepin 2–6 mg/kg/d; alternativ – Oxcarbazepin 4–8 mg/kg/d
Perilymphfistel	
Äußere Fistel zum Mittelohr (posttraumatisch, postinfektiös, Cholesteatom)	– Therapie der Grundkrankheit – Meist konservativ abwartendes Verhalten – Selten Operation notwendig

◘ **Tab. 6.2** (Fortsetzung)

Schwindelsyndrom	Therapie
Superior Canal Dehiscence Syndrome (posttraumatisch, anlagebedingt)	Therapie zunächst konservativ, bei Persistenz sog. Kanal Plugging
Bilaterale Vestibulopathie	
Angeboren	Für alle Formen:
Postinfektiös (Meningitis)	— Gleichgewichtstraining mit Gangschulung und Förderung der visuellen und somatosensorischen Haltungs- und Bewegungskontrolle
Toxisch (Aminoglykoside)	— Spezifische Therapie nach Ätiologie
Malnutritiv (Vitamin B12, Folsäure)	
Autoimmun	
Degenerativ (spinozerebelläre Ataxie)	
Neoplastisch (bds. Vestibularisschwannom)	
Idiopathisch	
Zentrale vestibuläre Syndrome	
Neoplastisch (Tumor Zerebellum/Hirnstamm)	Therapie nach Ätiologie
Degenerativ/hereditär (spinozerebelläre Ataxien, episodische Ataxie)	Episodische Ataxie Typ 2: — Acetazolamid 5–10 mg/kg/d — 4-Aminopyridin 3×2 mg/d (Einzelfallabwägung, keine ausreichende Erfahrung bei Kindern) Downbeat-/Upbeat-Nystagmus: — 4-Aminopyridin (s.o.) — Gabapentin — Baclofen
Entzündlich (Hirnstammenzephalitis)	Nach Ätiologie
Vaskulär (Gefäßmalformation)	Operation/Gamma-Knife
Traumatisch (Hirnstammkontusion)	Balancetraining
Epileptisch (vestibuläre Aura)	Antikonvulsiva
Psychosomatischer Schwindel	
Psychosomatischer Schwindel	— Aufklärung — Desensibilisierung bei Vermeidungsverhalten — Verhaltenstherapie — Spezifische Therapie nach psychopathologischem und psychodynamischem Befund
(Modifiziert nach Jahn et al. 2009)	

6.1.1 Benigner paroxysmaler Schwindel der Kindheit

Der benigne paroxysmale Schwindel der Kindheit – eine vestibuläre Migräneaura ohne Kopfschmerz – ist nicht selten, sondern wahrscheinlich die häufigste Form des episodischen Schwindels in der Kindheit, mit einer Prävalenz von 2,6% (Abu-Arafeh u. Russel 1995). Er ist durch plötzliche, kurze Attacken von Schwindel und Nystagmus gekennzeichnet, mit einem Beginn im Alter von 1– 4 Jahren und meist spontaner Remission innerhalb von wenigen Jahren. Die Verläufe sind jedoch nicht homogen. In einer Langzeitverlaufsstudie berichteten 5 von 10 Kindern im Alter über 11 Jahre über ein Anhalten der Schwindelattacken (Krams et al. 2011). Es gibt häufig Übergänge zur Migräne, mit und ohne Aura (Lanzi et al. 1994; Zhang et al. 2012). Auch die Migräne vom Basilaristyp hat einen Häufigkeitsgipfel in der Adoleszenz (Bickerstaff 1962). Etwa 50% der Kinder mit Schwindel leiden auch unter Kopfschmerzen (Balatsouras et al. 2007). Die Episodische Ataxie Typ 2 kann einen benignen paroxysmalen Schwindel der Kindheit vortäuschen (Bertholon et al. 2010).

Medikamentöse Therapie der Wahl beim benignen paroxysmalen Schwindel der Kindheit ist bei häufigen Attacken die Migräneprophylaxe in Analogie zur Therapie der vestibulären Migräne beim Erwachsenen, wo sie zu einer signifikanten Besserung führt (Baier et al. 2009); bei Kindern ist nach unserer Erfahrung Magnesium (2 mg/kg/d) offensichtlich sehr gut wirksam.

6.1.2 Episodische Ataxien

Bislang sind sieben Formen episodischer Ataxien (EA) beschrieben worden (Jen 2008). Es handelt sich um meist autosomal-dominant vererbte Erkrankungen. Leitsymptom sind rezidivierende Attacken mit Ataxie in Kombination mit zerebellären und/oder vestibulären Störungen auch im Intervall. Die EA2 ist die mit Abstand häufigste Form, die EA 1 ist sehr selten, und für die anderen Formen sind nur wenige Familien beschrieben worden.

Die EA 1 ist durch rezidivierende Attacken mit Ataxie und interiktale Neuro-Myokymie gekennzeichnet und beruht auf Kaliumkanalmutationen. Bei der EA 1 lassen sich die Neuro-Myokymie und z.T. auch die Attacken mit Natriumkanalblockern wie Phenytoin oder Carbamazepin erfolgreich therapieren. Zusätzlich kann Acetazolamid in täglichen Dosen von 62,5 bis 1.000 mg zur Vermeidung der Attacken gegeben werden (Übersicht in Jen et al. 2007). Der Effekt von Acetazolamid beruht wahrscheinlich auf einer Veränderung des pH, i.S. einer Azidose, die z.B. zu einer verminderten Kaliumleitfähigkeit führt.

Die EA2 stellt den klinisch relevantesten Subtyp dar und ist eine wichtige Differenzialdiagnose zur vestibulären Migräne (▶ Kap. 3.2). Die EA2 manifestiert sich i.d.R. in der späten Kindheit oder im frühen Erwachsenenalter. Die Attacken dauern meist Stunden bis zu einem Tag. Typische Auslöser sind Sport, Stress oder Alkohol. Ursache der EA2 sind Mutationen im sog. PQ-Kalziumkanalgen auf Chromosom 19p13; diese finden sich aber nur in 60–70% aller Patienten mit einer klinisch sicheren Diagnose (Jen et al. 2004). Die Prävention von Attacken basiert einerseits auf dem Vermeiden von körperlicher Anstrengung, emotionalem Stress und von Alkohol.

Zur Prophylaxe werden Acetazolamid und 4-Aminopyridin eingesetzt. Acetazolamid ist in 70% der Fälle wirksam (Dosierung 250–1.000 mg/d), es liegen dazu aber bislang keine kontrollierten Studien vor (Griggs et al. 1978; Strupp et al. 2007). Die Wirksamkeit lässt in vielen Fällen nach 1–2 Jahren nach oder die Behandlung muss wegen unerwünschter Wirkungen, insbesondere Nierensteinen, abgebrochen werden. In einer offenen Anwendungsbeobachtung konnte erstmals ein positiver Effekt des Kaliumkanalblockers 4-Aminopyridin bei der EA2 gefunden werden (Strupp et al. 2004). Eine placebo-kontrollierte, doppelblinde Crossover-Studie zeigte, dass 4-Aminopyridin in einer Dosierung von 3×5 mg/d die Zahl der Attacken signifikant reduziert und die Lebensqualität verbessert (Strupp et al. 2011). In Tiermodellen wurde der Wirkmechanismus untersucht: 4-Aminopyridin führt zur Normalisierung der bei den Mutanten festgestellten irregulären Entladung der Purkinjezellen (Alvina u. Khodakhah 2010). Die Behandlung mit 4-Aminopyridin wird in dieser niedrigen Dosierung gut vertragen. Wichtig sind vor Behandlungsbeginn und nach Gabe einer Testdosis EKG-

Kontrollen; dabei darf die QTc-Zeit nicht verlängert sein. Alternativ kann die Retardform des 4-AP, Fampyra® (1–2×10 mg/d), eingesetzt werden. Die Behandlung mit Aminopyridinen stellt jeweils einen individuellen Heilversuch dar.

6.1.3 Bewegungskrankheit

Bis zu einem Alter von 2 Jahren sind Kinder selten von der Bewegungskrankheit betroffen, zeigen dann jedoch etwa bis zur Pubertät eine deutlich größere Anfälligkeit gegenüber einer Bewegungskrankheit in Fahrzeugen (► Kap. 6.4).

6.2 Pharmakogener Schwindel

Häufig – und meist unterschätzt – wird Schwindel durch Medikamente verursacht (◻ Tab. 6.3). Gerade hier ist die sorgfältige Anamnese Schlüssel zur Diagnose, wobei besonders auf den zeitlichen Zusammenhang zwischen Beginn der jeweiligen medikamentösen Behandlung und Symptombeginn zu achten ist (ggf. Auslassversuch). Die von Blakley und Julati (2008) vorgeschlagene »umgekehrte Assoziationstechnik«, den Zusammenhang zwischen Schwindel und verantwortlichem Medikament aufzudecken, scheint methodisch und praktisch wenig hilfreich. Da Beschwerden und klinisches Bild sehr uneinheitlich sind und darüber hinaus der Wirkmechanismus vieler Pharmaka in Bezug auf die Auslösung von Schwindel unklar ist, gibt es derzeit keine befriedigende Klassifizierung des pharmakogenen Schwindels:
- Auf der einen Seite stehen Pharmaka mit bekannten ototoxischen Wirkungen wie z.B. Aminoglykoside, die zu einer direkten Schädigung der Typ-I-Haarzellen führen (► Kap. 2.5),
- auf der anderen Seite gibt es Pharmaka wie z.B. Antikonvulsiva (Carbamazepin, Diphenylhydantoin), die zu ausgeprägten zentralen (dosisabhängigen) Okulomotorikstörungen führen, obwohl sie – nach ihrem Wirkprinzip – auf alle Neurone des ZNS einwirken (Übersicht in Rascol et al. 1995; Cianfrone et al. 2011).

Bei letzteren findet man in der klinisch-neurologischen Untersuchung häufig eine allseits sakkadierte Blickfolge und einen allseitigen Blickhaltedefekt (► Kap. 1.3).

Relevant sind auch Antihypertensiva und Diuretika, da diese zu einer orthostatischen Dysregulation, die von vielen Patienten als kurz dauernder Schwankschwindel nach dem Aufrichten empfunden wird, und zu Stürzen führen können (Übersicht in Tinetti 2002). Hier lässt sich die Diagnose meist mittels Schellong-Test stützen. In ► Übersicht 6.1 ist eine Auswahl von Substanzgruppen, die Schwindel als unerwünschte Wirkung zeigen, zusammengefasst.

Vor allem bei älteren Patienten kann Schwindel als Nebenwirkung z.B. kardiovaskulär oder zentralnervös wirksamer Medikamente auftreten (Shoair et al. 2011).

Übersicht 6.1. Auswahl von Pharmakagruppen mit Schwindel als möglicher Nebenwirkung

Nervensystem und Bewegungsapparat:
- Antiepileptika
- Analgetika
- Tranquillizer
- Muskelrelaxanzien
- Hypnotika
- Antiemetika
- Antidepressiva
- Anticholinergika
- Dopaminagonisten
- Antiphlogistika
- Lokalanästhetika

Hormone:
- Kortikosteroide
- Antidiabetika
- Geschlechtshormone
- Antikonzeptiva

Entzündungen:
- Antibiotika
- Tuberkulostatika
- Anthelminthika
- Antimykotika

▼

Herz, Gefäße, Blut:
- Beta-Rezeptorenblocker
- Antiarrhythmika
- Vasodilatoren/Vasokonstriktoren
- Antikoagulanzien

Niere und Blase:
- Diuretika
- Spasmolytika

Atmungsorgane:
- Expektoranzien
- Antitussiva
- Bronchospasmolytika
- Mukolytika

Verschiedenes:
- Antiallergika
- Prostaglandine
- Röntgenkontrastmittel

6.3 Zervikogener Schwindel

Auch Somatosensoren aus Muskeln, Gelenken und Haut können Eigenbewegungsempfindungen und Nystagmus auslösen. Sensibilitätsstörungen durch Polyneuropathie oder Hinterstrangerkrankungen werden für die Raumorientierung und Haltungsregulation tagsüber befriedigend visuell substituiert, führen aber typischerweise zu Schwankschwindel in Dunkelheit oder unter schlechten Sehbedingungen. Es gibt also auch einen somatosensorischen Schwindel.

Das klinische Bild eines nur durch Störung der Halsafferenzen ausgelösten zervikogenen Schwindels ist weiterhin umstritten (▶ Kap. 4.3, »Traumatischer zervikogener Schwindel«), obwohl der wichtige Beitrag dieser Rezeptoren für Raumorientierung, Haltungsregulation und Kopf-Rumpf-Koordination bekannt ist.

Die Schwierigkeit der klinischen Beurteilung ergibt sich aus
- mangelhaften pathophysiologischen Kenntnissen über Funktion und multimodale Interaktion der Sinnesmeldungen von Halsafferenzen sowie

- der bestehenden Begriffskonfusion bezüglich des sog. zervikalen Schwindels (Brandt 1996; Brandt u. Bronstein 2001).

Die neuronalen Verbindungen der Halsrezeptoren mit dem zentralen vestibulären System – der zervikookuläre Reflex und die Halsreflexe auf die Körperhaltung – sind experimentell untersucht, jedoch klinisch bislang von geringer Relevanz. Beim Menschen ruft eine einseitige Anästhesie des tiefen posterolateralen Nackenbereichs (z.B. C2-Blockaden bei zervikogenem Kopfschmerz) eine vorübergehende Ataxie mit ipsiversiver Gangabweichung und Vorbeizeigen ohne Spontannystagmus hervor (Dieterich et al. 1993). Es ist schwierig, diese Befunde auf den Patienten mit Nacken-Hinterkopf-Schmerz, Schwankschwindel und Gangunsicherheit zu übertragen, weil die Diagnose derzeit nicht gesichert werden kann. Der vorgeschlagene Halsdrehtest mit Untersuchung des statischen zervikookulären Reflexes oder der Romberg-Stand unter Kopfreklination sind unspezifisch und unzureichend standardisiert (de Jong u. Bles 1986). So konnte ein Nystagmus während Rumpfdrehung genauso häufig bei Gesunden wie bei Patienten mit Zervikalsyndrom ausgelöst werden (Holtmann et al. 1993). Entsprechend vorsichtig müssen optimistische und nach der vorliegenden Literatur unkontrollierbare Berichte über die Häufigkeit des zervikogenen Schwindels und die phantastischen Erfolge durch chiropraktische Manualtherapie bewertet werden.

Die meist kontrovers geführte Debatte über Realität und Fiktion eines zervikogenen Schwindels ist ein »Glaubenskrieg« ohne die entsprechende praktische Bedeutung. Da das Zervikalsyndrom der Patienten ohnehin medikamentös und physikalisch behandelt wird, ist die hypothetische neurophysiologische Erklärung – nach Ausschluss anderer Schwindelursachen – eher von theoretischer Bedeutung.

6.4 Bewegungskrankheit

- **Klinik und Pathogenese**

Die Bewegungskrankheit entsteht akut während passiven Transports in Fahrzeugen mit spontaner Remission längstens innerhalb eines Tages nach

6.4 · Bewegungskrankheit

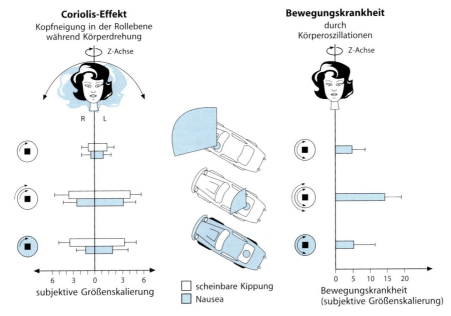

Abb. 6.1 Bewegungskrankheit durch Kopfbeschleunigungen in einem kombinierten Drehstuhl-/Drehtrommelsystem. Größenskalierung der Kippsensationen und Übelkeit durch seitliche Kopfneigungen während Körperrotation im Sitzen. Hierbei werden Coriolis-Effekte durch gekreuzt gekoppelte Beschleunigungen ausgelöst (links). Größenskalierungen der Bewegungskrankheit, ausgelöst durch 15 Minuten dauernde sinusförmige Winkeloszillationen des Körpers auf einem Drehstuhl mit einer Frequenz von 0,02 Hz und einer max. Winkelgeschwindigkeit von 100°/s (rechts). Die drei visuellen Bedingungen waren: Augen auf im Hellen (**oben**), Stuhl- und Trommelbewegungen mechanisch gekoppelt (**Mitte**), Augen auf in Dunkelheit (**unten**). Die experimentell ausgelöste Übelkeit war am größten, wenn die vestibulären und visuellen Bewegungsinformationen nicht übereinstimmten (kombinierte Stuhl-/Trommelrotation). Dies entspricht der Erfahrung in Fahrzeugen. Die Bewegungskrankheit ist am geringsten, wenn die Körperbeschleunigungen simultan visuell kontrolliert werden (Fahrersitz); die Bewegungskrankheit ist am stärksten, wenn die vestibulären Beschleunigungen der visuellen Information scheinbarer Unbewegtheit widersprechen (Rücksitz mit überwiegend stationären Kontrasten im Gesichtsfeld oder beim Lesen) (aus Brandt 1976; mit freundl. Genehmigung)

Fortfall der auslösenden Reizsituation (Abb. 6.1). Das Vollbild der akuten, schweren Kinetose entwickelt sich über initiale Symptome wie
- Benommenheit,
- körperliches Unbehagen,
- Müdigkeit,
- periodisches Gähnen,
- Blässe sowie
- leichter Schwindel mit scheinbaren Umwelt- und Eigenbewegungen.

Unter Zunahme der Gesichtsblässe folgen kalter Schweiß, vermehrter Speichelfluss, Geruchsüberempfindlichkeit, Hinterkopfschmerzen, Oberbauchdruckgefühl und schließlich Nausea, Würgereiz und Erbrechen mit motorischen Koordinationsstörungen, Antriebs- und Konzentrationsminderung, Apathie und Vernichtungsangst (Money 1970).

Bewegungskrankheiten entstehen nicht durch vestibuläre »Überreizung« bei starken Körperbeschleunigungen, sondern durch ungewohnte (d.h. unadaptierte) Bewegungsreize und vor allem durch intersensorische Wahrnehmungsinkongruenzen zwischen visuellem, vestibulärem und somatosensorischem System. Wichtigstes Konzept zum Verständnis der Pathogenese von Bewegungskrankheit ist die sog. Mismatch-Theorie (Reason 1978; Dichgans u. Brandt 1978), die besagt, dass der entscheidende Auslöser die Inkongruenz der Bewegungsmeldungen aus verschiedenen Sinneskanälen bzw. die Inkongruenz von erwarteter und tatsächlicher Sinnesreizung ist.

Neue Experimente sprechen dafür, dass die Raumorientierung des Geschwindigkeitsspeichers des vestibulookulären Reflexes für die Auslösung der Bewegungskrankheit durch Kopfbewegungen eine Rolle spielt (Dai et al. 2007). Bekannte Unterformen der Kinetose sind:
- Autoreisekrankheit (optisch-vestibulärer Reizkonflikt),
- Seekrankheit (ungewohnte komplexe Linear- und Winkelbeschleunigungen langsamer Frequenz <1 Hz),
- Simulatorkrankheit (optokinetische Bewegungskrankheit) und
- Raumfahrtkrankheit (Inkongruenz der Sinnesmeldungen von Otolithen, Bogengängen und visuellem System bei aktiven Kopfbewegungen in Mikrogravitation).

Epidemiologische Studien zeigen eine statistisch signifikante Assoziation von Migräne und Anfälligkeit für Bewegungskrankheit (Neuhauser u. Lempert 2004; Evans et al. 2007; Cuomo-Granston u. Drummond 2010) vor allem bei vestibulärer Migräne (Boldingh et al. 2011).

- **Verlauf und Therapie**

Trotz erheblicher interindividueller Resistenzunterschiede kann bei jedem Gesunden durch extreme Beschleunigungsreize (z.B. gekreuzt-gekoppelte Beschleunigungen: Coriolis-Effekte) Bewegungskrankheit ausgelöst werden. Die Angaben über die Häufigkeit von Kinetosen in verschiedenen Fahrzeugen schwanken zwischen 1–90%. Die Erkrankungsrate während der ersten Tage einer Atlantiküberquerung auf dem Schiff beträgt bei mäßigem Seegang 25–30%, während in kleinen Rettungsbooten oder Schwimmwesten 80% schwer seekrank werden, wodurch über einen zusätzlichen Wasser- und Elektrolytverlust die Überlebensaussichten gemindert werden. Frauen sind anfälliger als Männer, Kinder und jüngere Erwachsene anfälliger als Greise. Säuglinge und Kleinkinder bis zu einem Jahr sind in hohem Maß resistent, offenbar, weil sie das visuelle System erst mit dem Erlernen des freien Stehens und Gehens zur dynamischen Raumorientierung benutzen und damit vorher nicht einem optisch-vestibulären Wahrnehmungskonflikt in Fahrzeugen unterliegen (Brandt et al. 1976). Ausfall der Labyrinthfunktion bedingt Resistenz; Blindheit schützt nicht vor Bewegungskrankheit.

Die Bewegungskrankheit ist ein akutes Krankheitsbild. Übelkeit und Erbrechen entwickeln sich innerhalb von Minuten bis Stunden, die Symptome zeigen eine spontane Remission in Stunden bis zu einem Tag nach Reizende. Dauert die Reizsituation an (Schiff, Raumfahrt), so kommt es innerhalb von 3 Tagen zu einer Erholung durch zentral vermittelte Anpassung (Habituation).

Als **Mal-de-Débarquement-Syndrom** wird eine nach längeren Schiffsreisen an Land anhaltende Stand- und Gangunsicherheit mit Schwankschwindel genannt (Brown u. Baloh 1987; Murphy 1993; Cha 2009). Moeller und Lempert (2007) spekulierten, ob es sich um Pseudohallunzinationen des »vestibulären Gedächtnisses« handelt. Kurzfristig kommen solche Beschwerden in Form sensomotorischer Nacheffekte nach anhaltender Bewegungsreizung auch bei Gesunden vor (z.B. »seamen's legs«). Das über Monate oder Jahre anhaltende Mal-de-Débarquement-Syndrom erinnert jedoch an die Entwicklung eines somatoformen Schwindels ähnlich dem phobischen Schwankschwindel.

Die wirkungsvollste physikalische Prävention der Bewegungskrankheit besteht in einer Gewöhnung (Habituation) durch intermittierende Reizexposition, wobei diese Anpassung nur vorübergehend und beschleunigungsspezifisch ist, d.h., Resistenz gegenüber der Seekrankheit schützt nicht vor Flugkrankheit.

Ist eine Resistenz durch »Vestibularistraining« (▶ DVD) nicht gegeben, so sollten während der Reizung durch Kopffixierung zusätzliche Beschleunigungen vermieden werden, die sich mit den Fahrzeugbewegungen komplex koppeln. Im Liegen ist die Anfälligkeit geringer als im Sitzen (Golding et al. 1995).

In geschlossenen Fahrzeugen oder beim Lesen auf dem Rücksitz eines Autos entsteht Bewegungskrankheit vor allem durch Körperbeschleunigungen, wenn das Sehen einer stationären Umwelt im Widerspruch zu den Labyrinthreizen steht. Durch adäquate visuelle Kontrolle der Fahrzeugbewegung kann die Bewegungskrankheit gegenüber der Bedingung »Augen zu« signifikant vermindert werden, während die Anfälligkeit bei vorwiegend stationären Fahrzeugkontrasten im Gesichtsfeld signi-

Tab. 6.3 Physikalische Prävention von Bewegungskrankheiten

Maßnahmen	Ziele
Vorher	
Vestibularistraining durch wiederholte Reizexposition und aktive Kopfbewegungen, evtl. Simulatortraining	– Bewegungsspezifische zentrale Habituation – Ausnutzen des optisch-vestibulären Habituationstransfers
Akut	
Kopffixierung	Vermeidung zusätzlicher Beschleunigungen, die sich mit Fahrzeugbeschleunigungen komplex koppeln, z.B. Coriolis-Effekt
Kopfposition (zum Gravitationsvektor): – Schiff: liegend – Auto: liegend in Fahrtrichtung – Helikopter: sitzend	Ausnutzen der kopfachsenspezifischen Resistenzunterschiede gegenüber Beschleunigungen; Beschleunigungen entlang der Z-Achse sind am günstigsten
Evtl. Gegenregulation der durch Fahrzeugbeschleunigung ausgelösten Körperbewegungen (in die Kurve legen)	
Visuelle Kontrolle der Fahrzeugbewegung; falls nicht möglich: Augen zu	Vermeiden eines optisch-vestibulären Wahrnehmungskonflikts

fikant ansteigt (Dichgans u. Brandt 1973; Probst et al. 1982). Durch Antivertiginosa wie Dimenhydrinat (Vomex A®) oder Scopolamin (Scopoderm TTS®) können die Spontanaktivität von Vestibulariskernneuronen sowie die neuronale Frequenzmodulation unter Körperbeschleunigungen gehemmt werden, was die Anfälligkeit gegenüber Bewegungskrankheiten vermindert.

- **Pragmatische Therapie**

Möglichkeiten der physikalischen und medikamentösen Prävention (Bles et al. 2000; Shupak u. Gordon 2006; Spinks et al. 2007; Huppert et al. 2011; Murdin et al. 2011) sind in den ◘ Tab. 6.3 und ◘ Tab. 6.4 angegeben. Scopolamin ist als transdermales therapeutisches System (TTS) das bevorzugte Medikament zur Prophylaxe und muss als Pflaster wegen der verzögerten Wirkstofffreisetzung 4–8 Stunden vor Reiseantritt auf die Haut, z.B. hinter die Ohrmuschel, geklebt werden. Scopolamin ist wirksamer als Cinnarizin (Gil et al. 2012) oder Dimenhydrinat. Eine Verdoppelung der gewöhnlichen Einzeldosen (100 mg Dimenhydrinat, 0,6 mg Scopolamin) führt zu einer deutlichen Zunahme der zentral-sedierenden Nebenwirkungen ohne wesentliche Verbesserung der Resistenz gegenüber Bewegungskrankheiten (Wood et al. 1966). In schweren Fällen kann die Wirkung der Einzelsubstanzen durch Kombination eines Antihistaminikums mit einem Sympathikomimetikum (25 mg Atosil und 25 mg Ephedrin) erhöht werden (Wood u. Graybiel 1970). Auch Phenytoin wurde gegen Be-

Tab. 6.4 Medikamentöse Prävention von Bewegungskrankheiten

Pharmaka	Nebenwirkungen
Antihistaminikum: 100 mg Dimenhydrinat (Vomex A®, Novomina®, Dramamine®)	Sedierung, vermindertes Reaktionsvermögen und verminderte Konzentrationsleistung, Mundtrockenheit, Verschwommensehen, Benommenheit
Belladonnaalkaloid: 0,5 mg Scopolamin als transdermales therapeutisches System (TTS), 4–6 h vor Reiseantritt, Wirkdauer bis zu 72 h	

wegungskrankheit getestet (Knox et al. 1994), ist jedoch unter Abwägung der Nebenwirkungen nicht zu empfehlen (Murdin et al. 2011).

6.5 Höhenschwindel und Akrophobie

- **Klinik und Pathogenese**

Der Höhenschwindel ist eine visuell ausgelöste Stand- und Bewegungsunsicherheit mit interindividuell unterschiedlich starker Angst und vegetativen Begleitsymptomen beim Blick von Türmen, Leitern, Gebäuden, einer Klippe oder einem Gebirgsgrat. Im angloamerikanischen Sprachraum wird der Höhenschwindel (»fear of heights« oder »acrophobia«) entsprechend der Kriterien des Diagnostic and Statistical Manual of Mental Disorders (DSM IV 1994) als eine Variante der spezifischen Phobien klassifiziert. In großen prospektiven Studien wird die Lebenszeitprävalenz für die Akrophobie mit einer Häufigkeit zwischen 3,1–5,3% angegeben (Curtis et al. 1998; Depla et al. 2008). Es gibt jedoch sicher ein Kontinuum von der Akrophobie zu einer weniger ausgeprägten reizabhängigen visuellen Höhenintoleranz, die die diagnostischen Kriterien einer spezifischen Phobie nicht erfüllt (Salassa u. Zapala 2009; Coelho u. Wallis 2010; Brandt et al. 2012).

Die Prävalenz dieser individuellen Anfälligkeit wurde erstmals in einer bevölkerungsrepräsentativen Befragung von über 3.000 Personen bestimmt (Brandt et al. 2012). Die wesentlichen Ergebnisse waren:
- Die Prävalenz einer visuellen Höhenintoleranz beträgt in der Allgemeinbevölkerung 28% (weiblich: 32%; männlich: 25%).
- Höhenintoleranz entsteht am häufigsten in der 2. Dekade (30%); die Erstmanifestation kann jedoch über die gesamte Lebensspanne auftreten.
- Die Besteigung eines Turms ist der häufigste initial auslösende Reiz, gefolgt von Leitern, Bergwanderungen oder dem Blick von hohen Gebäuden. Im Verlauf kommt es in mehr als 50% zu einer Zunahme des Spektrums der auslösenden Reize.
- Mehr als 50% der Betroffenen entwickeln ein Vermeidungsverhalten, sich bestimmten Reizen auszusetzen d.h., es kommt zu einer Einschränkung körperlicher Aktivitäten.
- Nur 11% der Betroffenen suchen wegen ihrer Beschwerden einen Arzt auf.
- Die Prävalenz einer Migräne beträgt bei Personen mit Höhenintoleranz 21%, während diese in der Allgemeinbevölkerung mit 12–14% bestimmt wurde.

Obwohl der Höhenschwindel bislang überwiegend als Phobie angesehen wurde, gibt es eine physiologische Erklärung für Standunsicherheit und Schwindel durch die optischen Reizbedingungen beim Blick von freistehenden Gebäuden (◘ Abb. 6.2) (Bles et al. 1980; Brandt et al. 1980). Die physiologische visuelle Höhenintoleranz ist eher ein »Distanzschwindel«, hervorgerufen durch »visuelle Destabilisierung« der aufrechten Haltung, wenn der Abstand zwischen Auge und den nächsten Kontrasten im Gesichtsfeld eine kritische Distanz erreicht. Kopf- und Körperschwankungen können dann visuell nicht mehr korrigiert werden, da die Bewegungen wegen der unterschwellig kleinen retinalen Bildwanderung sensorisch nicht registriert werden. Die vestibulären und somatosensorischen Meldungen über eine Verschiebung des Körperschwerpunkts über der Standfläche stehen dann im Widerspruch zu der visuellen Information erhaltener Körperstabilität. Unter solchen Reizbedingungen sind die Körperschwankungen messbar vergrößert und vor allem die visuellen Haltungsreflexe auf Störimpulse so beeinträchtigend, dass eine reale Fall- oder Absturzgefahr besteht. Aus diesem Mechanismus lassen sich kritische Reizparameter der Auslösung und praktische Hinweise zur Prophylaxe ableiten (▶ Übersicht 6.2).

> **Übersicht 6.2.**
> **Physiologischer Höhenschwindel**
>
> **Mechanismus:**
> Entfernungsschwindel mit visueller Destabilisierung der Körperbalance, wenn die Distanz zwischen Auge und den nächsten stationären Sehdingen 3 m überschreitet (induziert der physiolgische Höhenschwindel eine konditio-
>

6.5 · Höhenschwindel und Akrophobie

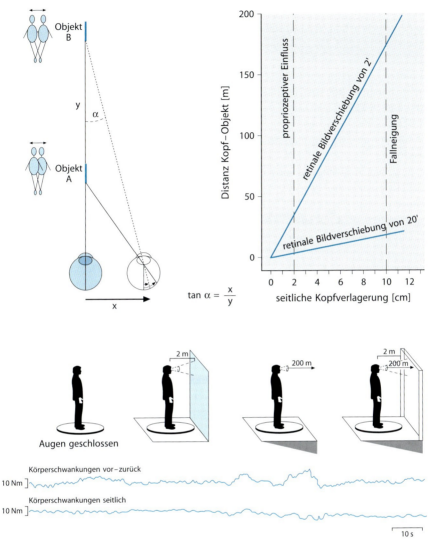

Abb. 6.2 Die geometrische Analyse zeigt, dass Kopfschwankungen gegenüber der Umwelt schlechter visuell detektiert werden, wenn der Abstand zwischen Augen und stationären Umweltkontrasten ansteigt. Wenn Objekte fixiert werden, gilt dieselbe geometrische Beziehung sowohl für die efferente als auch für die reafferente Wahrnehmung der durch Kopfschwankungen ausgelösten Augenbewegungen. Tatsächlich kommt es unter solchen visuellen Bedingungen zu einer Verstärkung der posturographisch messbaren Körperschwankungen (unten). Die vor-/rückwärts und seitlichen Körperschwankungen sind minimal für die Bedingung »Augen auf« vor einer strukturierten Wand im Abstand von 2 m, maximal beim Blick in die Ferne ohne nahe Kontraste. Sobald beim Blick in die Ferne in der Gesichtsfeldperipherie nahe stationäre Kontraste angeboten werden, wird dies wieder zur visuellen Standkontrolle benutzt (aus Brandt et al. 1980; mit freundl. Genehmigung)

nierte phobische Reaktion, dann entsteht eine Akrophobie)

Eigenschaften:
- Körperhaltung: Am stärksten im freien Stand, am schwächsten im Liegen, nimmt bei extremen Kopfneigungen zu
- Höhe: Beginn ab etwa 3 m, maximal ab etwa 20 m
- Steigung: Beginn ab 40–50°, maximal ab 70–80° Neigungswinkel des Geländes
- Blickrichtung: Standunsicherheit tritt auch beim Blick nach oben auf, entscheidend ist die Auge-Objekt-Distanz

Prävention:
- Körperhaltung: Verbesserung der Haltungsstabilisation durch Anlehnen, Festhalten oder Hinsetzen, vor allem bei zusätzlichen Störreizen wie Wind; Vermeiden von extremen Kopfneigungen, um die Otolithen im optimalen Arbeitsbereich zu halten
- Sehen: Ansehen naher stationärer Kontraste; bei Blick in die Tiefe sollten gleichzeitig im peripheren Gesichtsfeld nahe stationäre Sehdinge zur visuellen Standregulation bleiben; Vermeiden großflächiger Bewegungsreize, die zu visuell induzierten Scheinbewegungen führen können; bei Absturzgefahr nicht ohne Sicherung durch ein Fernglas sehen

Verlauf und Therapie

Für viele Tierspezies und den Menschen bestehen eine weitgehend genetisch bestimmte Angst und ein Vermeidungsverhalten bei visueller Annäherung an eine Stufe oder einen Abgrund (Visual-Cliff-Phänomen; Walk et al. 1957). Visuelle Höhenintoleranz ist demnach physiologisch und muss von der pathologischen Akrophobie unterschieden werden. Beim Blick in die Tiefe baut sich der Höhenschwindel erst mit einer Verzögerung von Sekunden auf; nach Fortfall der auslösenden Reizsituation klingt er rasch wieder ab. Patienten mit Labyrinthfunktions- oder Gleichgewichtsstörungen und Alkoholiker sind anfälliger. Durch wiederholte Reizexposition kann eine gewisse Gewöhnung erreicht werden.

Praktische Hinweise zur Reduzierung des physiologischen Höhenschwindels finden sich in ▶ Übersicht 6.2). Eine Akrophobie entsteht dann, wenn physiologischer Höhenschwindel eine konditionierte phobische Reaktion auslöst, die durch eine Dissoziation zwischen subjektiver und objektiver Fallgefahr charakterisiert ist. Obwohl auch der akrophobische Patient diese Diskrepanz erkennt, kann er typischerweise die panische Angst mit vegetativen Symptomen und das unangemessene Vermeidungsverhalten nur schwer überwinden.

Die Psychotherapie der Akrophobie und auch der Agoraphobie wird von verhaltenstherapeutischen Ansätzen beherrscht, die entweder als systematische oder In-vivo-Desensibilisierungsverfahren klassifiziert werden können (▶ Übersicht 6.3) oder mithilfe einer Virtual Reality-Exposition (Pull 2005).

Die Methode der systematischen Desensibilisierung (Wolpe 1958) basiert auf der Konstruktion einer graduierten Hierarchie angstauslösender visueller Szenen, die den Patienten »im Anschluss an eine Trainingsphase zur Muskelentspannung« während körperlicher Entspannung der Reihe nach dargeboten werden. Wirkungsvoller sind jedoch In-vivo-Desensibilisierungsverfahren, bei denen die Angst nicht durch Reizvorstellung, sondern durch lebensnahen Reizkontakt vermindert werden soll. Die schrittweise Annäherung (»successive approximation«) an die Angst auslösende Situation wird durch Instruktionen und Bekräftigungen unterstützt. Die sog. Kontaktdesensibilisierung (Ritter 1969) stellt die Vorteile der Teilnahme und der körperlichen Kontaktnähe des Therapeuten als Verhaltensmodell (»participant modelling«) während der graduierten Annäherung an die Höhenschwindelsituation besonders heraus. Eine alternative Methode ist die möglichst lang dauernde In-vivo-Konfrontierung des Patienten mit der stärksten Reizsituation, dem sog. Flooding. Es gibt erste Hinweise darauf, das Glukokortikoide eine Psychotherapie der »Angstauslöschung« bei Akrophobie verbessern können (de Quervain et al. 2011). Langzeitkatamnesen von Angstneurosen mit Phobien zeigen, dass auch ohne Psychotherapie nach einem 5- bis 6-jährigen Intervall die meisten kindlichen Phobien und auch 40–60% der Erwachsenenphobien spontan gebessert oder abgeklungen sind (Agras et al. 1972; Noyes et al. 1980).

> **Übersicht 6.3.**
> **Verhaltenstherapie bei Akrophobie**
>
> **Systematische Desensibilisierung:**
> - Graduierte Darbietung oder Vorstellung visueller Szenen entsprechend der Angsthierarchie während vorher erlernter Muskelrelaxation
>
> **In-vivo-Desensibilisierung:**
> - Successive Approximation: graduierte Annäherung an die Angst auslösende Reizsituation mithilfe von Instruktionen und Bekräftigungen unter lebensnahen Bedingungen
> - Contact Desensitization: Therapeut setzt sich unter körperlicher Kontaktnähe mit dem Patienten der gleichen Reizsituation aus und dient als Verhaltensmodell
> - Flooding: möglichst lang dauernde Reizüberflutung durch unmittelbare Konfrontation des Patienten mit der stärksten Reizsituation in vivo

Literatur

Literatur zu Kap. 6.1

Abu-Arafeh I, Russel G (1995) Paroxysmal vertigo as a migraine equlivalent in children: a population-based study. Cephalagia 15:22-25

Alvina K, Khodakhah K (2010) The therapeutic mode of action of 4-aminopyridine in cerebellar ataxia. J Neurosci 30:7258-7268

Baier B, Winkenwerder E, Dieterich M (2009) Vestibular migraine effects of prophylactic therapy with various drugs: A retrospective study. J Neurol 256:426-442

Balatsouras DG, Kaberos A, Assimakopoulos D, Katotomichelakis M, Economou NC, Korres SG (2007) Etiology of vertigo in children. Int J PediatrOtorhinolaryngol 71:487-494

Basser LS (1964) Benign paroxysmal vertigo of childhood. A variety of vestibular neuronitis. Brain 87:141-152

Bertholon P, Chabrier S, Riant F, Tournier-Lasserve E, Peyron R (2010) Episodic ataxia type 2: unusual aspects in clinical and genetic presentation. Special emphasis in childhood. J Neurol Neurosurg Psychiatry 80:1289-1292

Bickerstaff ER (1962) The basilar artery and the migraine – epilepsy syndrome. Proc R Soc Med 55:167-169

Brandt T, Strupp M (1997) Episodic ataxia type 1 and 2 (familial periodic ataxia/vertigo). Audiol Neurootol 2:373-383

Brunt ER, van Weerden TW (1990) Familial paroxysmal kinesiogenic ataxia and continuous myokymia. Brain 113:1361-1382

Erbek SH, Erbek SS, Yilmaz I, Topal O, Ozgirgin N, Ozluoglu LN et al. (2006) Vertigo in childhood: a clinical experience. Int J Pediatr Otorhinolaryngol 70:1547-1554

Griggs RC, Moxley RT, Lafrance RA, McQuillen J (1978) Hereditary paroxysmal ataxia: response to acetazolamide. Neurology 28:1259-1264

Griggs RC, Nutt JG (1995) Episodic ataxias as channelopathies. Ann Neurol 37:285-287

Jahn K, Zwergal A, Strupp M, Brandt T (2009) Schwindel im Kindesalter. Nervenheilkunde 28:47-52

Jahn K, Langhagen T, Schroeder AS, Heinen F (2011) Vertigo and dizziness in childhood – update on diagnosis and treatment. Neuropediatrics 42:129-134

Jen J, Kim GW, Baloh RW (2004) Clinical spectrum of episodic ataxia type 2. Neurology 62:17-22

Jen JC (2008) Hereditary episodic ataxias. Ann NY Acad Sci 1142:250-253

Jen JC, Graves TD, Hess EJ, Hanna MG, Griggs RC, Baloh RW (2007) Primary episodic ataxias: diagnosis, pathogenesis and treatment. Brain 130:2484-2493

Kanaan AA, Raad RA, Hourani RG, Zaytoun GM (2011) Bilateral superior semicircular canal dehiscence in a child with sensorineural hearing loss and without vestibular symptoms. Int J Pediatr Otorhinolaryngol 75:877-879

Krams B, Echenne B, Leydet J, Rivier F, Roubertie A (2011) Benign paroxysmal vertigo of childhood: Long-term outcome. Cephalalgia 31:439-443

Lee GS, Zhou G, Poe D, Kenna M, Amin M, Ohlms L, Gopen Q (2011) Clinical experience in diagnosis and management of superior semicircular canal dehiscence in children. Laryngoscope 121:2256-2261

Lanzi G, Balottin U, Fazzi E, Tagliasacchi M, Manfrin M, Mira E (1994) Benign paroxysmal vertigo of childhood: a long-term follow-up. Cephalalgia 14:458-460

Möller MB (2003) Balance disorders in children. In: Luxon ML, Furman JM, Martini A, Stephens D, Dunitz M (eds) Textbook of Audiological Medicine. Martin Dunitz, London; pp 861-868

Niemensivu R, Kentala E, Wiener-Vacher S, Pyykkö I (2007) Evaluation of vertiginous children. Eur Arch Otorhinolaryngol 264:1129-1135

Riina N, Ilmari P, Kentala E (2005) Vertigo and imbalance in children: a retrospective study in a Helsinki University otorhinolaryngology clinic. Arch Otolaryngol Head Neck Surg 131:996-1000

Russel G, Abu-Arafeh I (1999) Paroxysmal vertigo in children-an epidemiological study. Int J Pediatr Otorhinolaryngol 49:105-107

Strupp M, Kalla R, Claassen J, Adrion C, Mansmann U, Klopstock T, Freilinger T, Neugebauer H, Spiegel R, Dichgans M,

Lehmann-Horn F, Jurkat-Rott K, Brandt T, Jen JC, Jahn K (2011) A randomized trial of 4-aminopyridine in EA2 and related familial episodic ataxias. Neurology 77:269-275

Strupp M, Kalla R, Dichgans M, Freilinger T, Glasauer S, Brandt T (2004) Treatment of episodic ataxia type 2 with the potassium channel blocker 4-aminopyridine. Neurology 62:1623-1625

Strupp M, Zwergal A, Brandt T (2007) Episodic ataxia type 2. Neurotherapeutics 4:267-273

Zhang D, Fan Z, Han Y, Wang M, Xu L, LUO J, Ai Y, Wang H (2012) Benign paroxysmal vertigo of childhood: Diagnostic value of vestibular test and high stimulus rate auditory brainstem response test. Int J Pediatr Otorhinolaryngol 76:107-110

Literatur zu Kap. 6.2

Blakley BW, Gulati H (2008) Identifying drugs that cause dizziness. Otolaryngology 37:11-15

Cianfrone G, Pentangelo D, Cianfrone E, Mazzei F, Turchetta R, Orlando MP, Altissimi G (2011) Pharmacological drugs inducing ototoxicity, vestibular symptoms and tinnitus: a reasoned and update guide. Eur Rev Med Pharmacol Sci 15:601-636

Rascol O, Hain TC, Brefel C, Benazet M, Clanet M, Montastruc JL (1995) Antivertigo medications and drug-induced vertigo. A pharmacological review. Drugs 50:777-791

Shoair OA, Nyandege AN, Slattum PW (2011) Medication-related dizziness in the older adult. Otolaryngol Clin North Am 44:455-471

Tinetti ME (2002) Preventing falls in elderly persons. New Engl J Med 348:42-49

Literatur zu Kap. 6.3

Brandt T (1996) Cervical vertigo – reality or fiction? Audiol Neurootol 1:187-196

Brandt T, Bronstein AM (2001) Cervical vertigo. J Neurol Neurosurg Psychiatry 71:8-12

Dieterich M, Pöllmann W, Pfaffenrath V (1993) Cervicogenic headache: Electronystagmography, perception of verticality and posturography in patients before and after C2-blockade. Cephalalgia 13:285-288

De Jong IMBV, Bles W (1986) Cervical dizziness and ataxia. In: Bles W, Brandt T (eds) Disorders of Posture and Gait. Elsevier, Amsterdam New York Oxford; pp 185-206

Holtmann S, Reiman V, Schöps P (1993) Clinical significance of cervico-ocular reactions. Laryngo-Rhino-Otol 72:306-310

Literatur zu Kap. 6.4

Bles W, Bos JE, Kruit H (2000) Motion sickness. Curr Opin Neurol 13:19-25

Boldingh MI, Ljostad U, Mygland A, Monstad P (2011) Vestibular sensitivity in vestibular migraine: VEMP's and motion sickness susceptibility. Cephalalgia 31:1211-1219

Brandt T (1976) Optisch-vestibuläre Bewegungskrankheit, Höhenschwindel und klinische Schwindelformen. Fortschr Med 94:1177-1188

Brandt T, Wenzel D, Dichgans J (1976) Die Entwicklung der visuellen Stabilisation des aufrechten Standes beim Kind: Ein Reifezeichen in der Kinderneurologie. Arch Psychiat Nervenkr 223:1-13

Brown JJ, Baloh RW (1987) Persistent mal de debarquement-syndrome: a motion-induced subjective disorder of balance. Am J Otolaryngol 8:219-222

Cha YH (2009) Mal de debarquement. Semin Neurol 29:520-527

Cuomo-Granston A, Drummond PD (2010) Migraine and motion sickness: what is the link? Prog Neurobiol 91:300-312

Dai M, Raphan T, Cohen B (2007) Labyrinthine lesions and motion sickness susceptibility. Exp Brain Res 1748:477-487

Dichgans J, Brandt T (1973) Optokinetic motion-sickness and pseudo-Coriolis effects induced by moving visual stimuli. Acta Otolaryngol 76:339-348

Dichgans J, Brandt T (1978) Visual-vestibular interaction: effects of self-motion perception and postural control. In: Held R, Leibowitz HW, Teuber HL (eds) Handbook of Sensory Physiology, Vol VIII Perception. Springer, Berlin Heidelberg New York; pp 755-804

Evans RW, Marcus S, Furman JM (2007) Motion sickness and migraine. Headache 47:607-610

Gil A, Nachum Z, Tal D, Shupak A (2012) A comparison of cinnarizine and transdermal scopolamine for the prevention of seasickness in a naval crew: a double-blind, randomized, crossover study. Clin Neuropharmacol 35:37-39

Golding IF, Markey HM, Stott IR (1995) The effects of motion direction, body axis, and posture on motion sickness induced by low frequency linear oscillation. Aviat Space Environm Med 66:1046-1051

Huppert D, Strupp M, Mückter H, Brandt T (2011) Which medication do I need to manage dizzy patients? Acta Otolaryngol 131:228-241

Knox GW, Woodard D, Chelen W, Ferguson R, Johnson L (1994) Phenytoin for motion sickness: clinical evaluation. Laryngoscope 1994:935-939

Moeller L, Lempert T (2007) Mal de debarquement: pseudohallucinations from vestibular memory? J Neurol 254: 813-815

Money KE (1970) Motion sickness. Physiol Rev 50:1-39

Murdin L, Golding J, Bronstein A (2011) Managing motion sickness. BMJ 343:d7430

Murphy TP (1993) Mal de debarquement syndrome: a forgotten entity? Otolaryngol Head Neck Surg 109:10-13

Neuhauser H, Lempert T (2004) Vertigo and dizziness related to migraine: a diagnostic challenge. Cephalalgia 24:83-91

Probst T, Krafczyk S, Büchele W, Brandt T (1982) Visuelle Prävention der Bewegungskrankheit im Auto. Arch Psychiat Nervenkr 231:409-421

Reason JT (1978) Motion sickness adaptation: a neural mismatch model. J Roy Soc Med 71:819-829

Shupak A, Gordon CR (2006) Motion sickness: advances in pathogenesis, prediction, prevention, and treatment. Aviat Space Environ Med 77:1213-1223

Spinks AB, Wasiak J (2011) Scopolamine (hyoscine) for preventing and treating motion sickness. Cochrane Database Syst Rev:CD002851

Wood CD, Graybiel A (1970) Evaluation of antimotion sickness drugs: A new effective remedy revealed. Aerospace Med 41:932-933

Wood CD, Graybiel A, Kennedy RS (1966) Comparison of effectiveness of some antimotion sickness drugs using recommended and larger than recommended doses as tested in the slow rotation room. Aerospace Med 37:259-262

Literatur zu Kap. 6.5

Agras WS, Chapin HN, Oliveau DC (1972) The natural history of phobia. Arch Gen Psychiat 26:315-317

American Psychiatric Association (1994) Diagnostic and Statistical Manual of Mental Disorders (DSM IV), 4th ed, Washington

Bles W, Kapteyn TS, Brandt T, Arnold F (1980) The mechanism of physiological height vertigo: II. Posturography. Acta Otolaryngol (Stockh) 89:534-540

Brandt T, Arnold F, Bles W, Kapteyn TS (1980) The mechanism of physiological height vertigo: I.Theoretial approach and psychophysics. Acta Otolaryngol (Stockh) 89:513-523

Brandt T, Strupp M, Huppert D (2012) Height intolerance – an underrated threat. J Neuro 259:759-760

Coelho CM, Wallis G (2010) Deconstructing acrophobia: physiological and psychological precursors to developing a fear of heights. Depress Anxiety 27:864-870

Curtis GC, Magee WJ, Eaton WW, Wittchen HU (1998) Specific fears and phobias. Epidemiology and classification. Br J Psychiatry 173:212-217

De Quervain DJ, Bentz D, Michael T, Bolt OC, Wiederhold BK, Margraf J, Wilhelm FH (2011) Glucocorticoids enhance extinction-based psychotherapy. Proc Natl Acad Sci 108:6621-6625

Depla MFIA, ten Have ML, van Balkom AJLM, de Graf R (2008) Specific fears and phobias in the general population: Results from the Netherlands Mental Health Survey and Incidence Study (NEMESIS). Soc Psychiatry Psychiatr Epidemiol 43:200-208

Noyes R, Clancy J, Hoenk PR, Slymen DJ (1980) The prognosis of anxiety neurosis of anxiety neurosis. Arch Gen Psychiat 37:173-178

Pull CB (2005) Current status of virtual reality exposure therapy in anxiety disorders: editorial review. Curr Opin Psychiatry 18:7-14

Ritter B (1969) Treatment of acrophobia with contact desensibilisation. Behav Res Ther 7:41-45

Salassa JR, Zapala DA (2009) Love and fear of heights. the pathophysiology and psychology of height imbalance. Wilderness Environ Med 20:378-382

Walk RD, Gibson EJ, Tighe TJ (1957) Behaviour of light- and dark-raised rats on a visual cliff. Science 126:80-81

Wolpe J (1958) Psychotherapy by reciprocal inhibition. Stanford University Press, Stanford

Stichwortverzeichnis

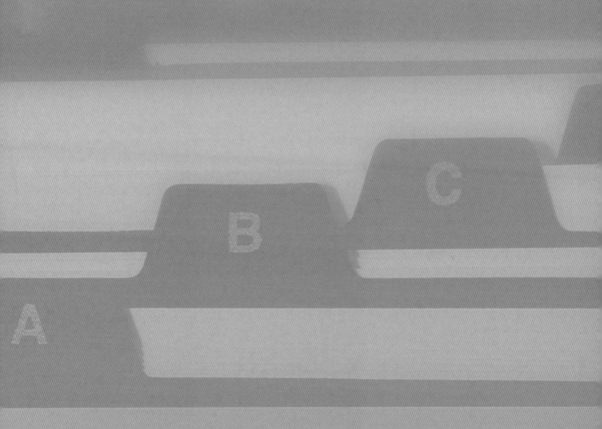

Stichwortverzeichnis

A

Ab-/Aufdecktest (Cover Test) 20
Akrophobie 120, 122
– Desensibilisierung 122, 123
Akustisch evozierte Potenziale 38
akuter einseitiger partieller Vestibularisausfall 49
Alternobarischer Schwindel 104
Antibiotika, ototoxische
– Transtympanale Instillation 58
Antiemetika 42
Antivertiginosa 42
Audiometrie 38

B

Balance Tests 20, 21
Befreiungsmanöver 41
Benigner paroxysmaler Schwindel der Kindheit 114
Benigner peripherer paroxysmaler Lagerungsschwindel (BPPV) 38, 102
– Anamnese 38
– Befreiungsmanöver 41
   – Brandt-Daroff-Manöver 41
   – Epley-Manöver 43
   – Selbstbehandlung 44
   – Semont-Manöver 41
– des anterioren Bogengangs (aBPPV) 46
– des horizontalen Bogengangs (hBPPV) 45
– Differenzialdiagnostik 45
– Klinik 38
– Pathophysiologie 39
– Therapie 41
Benommenheitsschwindel 16
Betahistin 57
Betahistindihydrochlorid 58
Bewegungskrankheit 115, 116
– Klinik 116
– Prävention 119
– Therapie 118
Bilaterale Vestibulopathie 63
– Anamnese 63
– assoziierte Erkrankungen 66
– Differenzialdiagnostik 66
– Gang- und Gleichgewichtstraining 65
– Klinik 63
– Pathophysiologie 64
– Prävention 65
– Therapie 65
– Ursachen 66
Blickfolge 15
Blickhaltefunktion 11, 12

C

Cross-Coupling 16

D

Dehiscence of the Superior Semicircular Canal 68
Dissoziierter Nystagmus 13, 14
Dix-Hallpike-Manöver 20, 30
Downbeat-Nystagmus-Syndrom (DBN) 87
– Therapie 89
Drehschwindel 17
Drop Attacks 55
– Behandlung 58

E

Elektronystagmographie (ENG) 23, 35
Episodische Ataxien 114
Episodischer Schwindel 16

F

Felsenbein
– CT 30 68
– MRT 30, 56
Finger-Folge-Test 22, 32
Fistel-Tests
– Politzer-Ballon 16, 17
Fixationspendelnystagmus (▶ DVD) 7
Frenzel-Brille 16

G

Ganganalyse 40
Gentamicin 57
Glukokortikoide
– transtympanale Gabe 57

H

Hereditäre Schwindelsyndrome 110
Höhenschwindel, physiologischer 120
– Klinik 120
– Therapie 122

I

Innere Perilymphfistel des anterioren Bogengangs 68

Internukleäre Ophthalmoplegie (INO) 14, 15

K

Kalorische Testung 34
Kanalolithiasishypothese 39
Kleinhirnbrückenwinkel, MRT 30
Kongenitaler Nystagmus (▶ DVD) 12
Konvergenzreaktion 24
Konvergenzreaktionsnystagmus 14
Kopfimpulstest 18, 19, 29
– mit der Videookulographie 35
Kopfschüttelnystagmus 16
Korrektursakkaden 15

L

Lagerungsmanöver 9, 40, 41
– ▶ Befreiungsmanöver 41

M

Magnetic Scleral Coil 23
Mal-de-Débarquement-Syndrom 118
Messung der Kopfneigung 20
Migräne vom Basilaristyp 93
– Anamnese 93
– Differenzialdiagnostik 96
– Klinik 93
– Pathophysiologie 95
– Therapie 96
Morbus Menière 54
– Anamnese 54
– Differenzialdiagnostik 59
– Klinik 54
– Pathophysiologie 56
– Prophylaxe 58
– Therapie 58

N

Neuritis vestibularis 49
– Anamnese 49
– Differenzialdiagnostik 53
– Klinik 49
– Pathophysiologie 50
– Therapie 51, 53
– zentrale vestibuläre Kompensation 52, 53
Nystagmus
– medikamentöse Therapie 43

Stichwortverzeichnis

O

Ophthalmoskop 17
Optokinetik
– Untersuchung 17
Otolithenschwindel 104

P

Perilymphfistel 67, 103
– Anamnese 67
– äußere 71
– Differenzialdiagnostik 72
– innere 68
– Klinik 67
– Pathophysiologie 69
– Therapie 71
Periphere vestibuläre Schwindelsyndrome 14, 37
– bilaterale Vestibulopathie 63
– BPPV 38
– Morbus Menière 54
– Neuritis vestibularis 49
– Perilymphfistel 67
– Vestibularisparoxysmie 60
Pharmakogener Schwindel 115
– Pharmaka 115
Phobischer Schwankschwindel 112
– Anamnese 112
– Differenzialdiagnostik 116
– Klinik 113
– Pathophysiologie 114
– Therapie 116
Politzer Ballon Fistel-Tests
Posturographie 40

R

Rebound-Nystagmus 14

S

Sakkaden 15, 24
Scanning-Laser-Ophthalmoskop 38
Schwankschwindel 17
Schwindel
– Allgemeine Therapieprinzipien 42
– Anamnese 15
– Auslösbarkeit 15
– Begleitsymptome 16
– Besserung 15
– chirurgische Behandlung 45
– Hirnstamm-/Kleinhirnsymptome 18
– Kopfschmerz 18
– Oszillopsien 17
– pathologischer 12
– Pharmakotherapie 42
– physikalisch-medizinische Behandlung 44
– physiologischer 12
– psychologische, psychiatrische Behandlung 44
– Stand-/Ganganalyse 18
– Unterscheidungskriterien 15
– Verstärkung 15
– vestibuläre und audiologische Symptome 16
Schwindelsyndrome
– medikamentöse Therapie 43
Schwindelsyndrome im Kindesalter 110
– benigner paroxysmaler Schwindel 114
– Bewegungskrankheit 115
– Differenzialdiagnostik 110
– episodische Ataxien 114
– Therapie 110
Somatoforme Schwindelsyndrome 109
– Anamnese 111
– nach Trauma 105
– Pathophysiologie 112
– phobischer Schwankschwindel 112
– primäre 110
– sekundäre 110
Spasm of the Near Reflex 14
Square Wave Jerks 17
Subjektive visuelle Vertikale (SVV) 37
Supranukleäre Blickparese 14

T

Traumatische Schwindelsyndrome
– periphere vestibuläre 102
  – alternobarischer Schwindel 104
  – BPPV 102
  – Labyrinthausfall 103
  – Otolithenschwindel 104
  – Perilymphfistel 103
– somatoformer Schwindel 105
– zentrale vestibuläre 105
– zervikogener Schwindel 105
Tullio-Phänomen 8, 68
Tumarkinsche Otolithenkrisen
– Therapie 58

U

Untersuchung
– apparative 32
– Augenposition/-bewegungen mit der Stablampe 22
– Balance 30
– Blickpositionen 22
– horizontaler VOR 29
– langsame Blickfolge 25
– mit dem Ophthalmoskop 27
– mit der Optokinetik-Trommel 27
– mittels Frenzel-Brille 26
– mittels Politzer-Ballon 26
– neuroophthalmologische 18, 33
– neuroorthoptische 35
– neurootologische 18
– psychophysische 35
– Sakkaden 24
– visuelle Fixationssuppression des VOR 29
Upbeat-Nystagmus-Syndrom (UBN) 88
– Therapie 89

V

Vergenz-Test 24
Vestibulär evozierte myogene Potenziale (VEMPs) 36
– okuläre VEMPs (cVEMPs) 39
– zervikale VEMPs (cVEMPs) 39
Vestibuläre Migräne 93, 95
– Anamnese 93
– Diagnosekriterien 94
– Differenzialdiagnostik 96
– Klinik 93
– Pathophysiologie 95
– Therapie 96
Vestibuläre Schwindelsyndrome 14
Vestibularisparoxysmie 60
– Anamnese 60
– Diagnosekriterien 61
– Differenzialdiagnostik 63
– Klinik 60
– Pathophysiologie 61
– Therapie 62
Vestibulookulärer Reflex (VOR) 12, 80
– Arbeitsebenen 12
Videookulographie 23, 34

Z

Zentrale Schwindelsyndrome 79
Zentrale vestibuläre Lageschwindelformen 48
Zentrale vestibuläre Schwindelsyndrome 14
– Differenzialdiagnostik 80
– durch vaskuläre Läsionen 82
– in der Pitch-Ebene 85
– in der Roll-Ebene 89

Zentrale vestibuläre Schwindel-
  syndrome
– in der Yaw-Ebene   83
– Klassifikation   83
– Klinik   83
– Migräne vom Basilaristyp   93
– Ursachen   81
– vestibuläre Migräne   93
Zentraler Lageschwindel/Nystagmus   47
– Differenzialdiagnostik   48
Zervikogener Schwindel   116
– traumatisch   105

DVD: Verzeichnis der Videos

Anamnesen – 142

Untersuchungen/Symptome – 142

Krankheitsbilder/Syndrome – 142

Apparative Diagnostik – 142

Therapie – 143

Anamnesen

- Bilaterale Vestibulopathie
- BPPV des horizontalen Bogengangs der rechten Seite
- Episodische Ataxie
- Morbus Menière
- Therapie des Morbus Menière
- Neuritis vestibularis
- Perilymphfistel
- Phobischer Schwankschwindel
- Turmarkinsche Otolithenkrisen
- Therapie der Turmarkinschen Otolithenkrisen
- Vestibuläre Migräne
- Vestibularisparoxysmie
- Wallenberg-Syndrom

Untersuchungen/Symptome

- **Augenstellung**
- Abdecktest bei Exotropie des linken Auges
- Motilitätsprüfung in 6 Blickpositionen (Normalbefund)

- **Okulomotorik**
- Adduktionssakkadenverlangsamung bei internukleärer Ophthalmoplegie (INO) beidseits
- Adduktionssakkadenverlangsamung bei internukleärer Ophthalmoplegie links
- Sakkadierte Blickfolge
- Blickrichtungsnystagmus nach rechts und links
- Fixationssuppression des vestibulookulären Reflexes (allseits gestört)
- Konvergenzretraktionsnystagmus
- Lateropulsion der Vertikalsakkaden
- Sakkadenhypometrie
- Square Wave Jerks

- **Neurootologische Tests**
- Benigner peripherer paroxysmaler Lagerungsschwindel des posterioren Bogengangs (diagnostisches Lagerungsmanöver)
- Kopfdrehtest nach Halmagyi-Curthoys (bei Linksdrehung pathologisch)
- Fisteltest

Krankheitsbilder/Syndrome

- Benigner peripherer paroxysmaler Lagerungsschwindel, ausgehend von einer Kanalolithiasis des rechten posterioren Bogengangs
- Benigner peripherer paroxysmaler Lagerungsschwindel, ausgehend von einer Kanalolithiasis des rechten horizontalen Bogengangs
- Zerebelläre Okulomotorikstörung in Kombination mit einer bilateralen Vestibulopathie
- Kongenitaler/infantiler Nystagmus
- Downbeat-Nystagmus-Syndrom
- Perilymphfistel des rechten Ohrs (Provokation mit Politzer-Ballon am Scanning-Laser-Ophthalmoskop)
- Internukleäre Ophthalmoplegie (INO) links
- Morbus Menière (während der Attacke)
- Morbus Menière (3 Stunden nach der Attacke)
- Neuritis vestibularis rechts
- Skew Deviation/vertikale Divergenz
- Upbeat-Nystagmus-Syndrom
- Vestibularisparoxysmie (nach Hyperventilation am Scanning-Laser-Ophthalmoskop)
- Wallenberg-Syndrom rechts (Okulomotorikstörungen)
- Zentraler Lagenystagmus

Apparative Diagnostik

- Eimertest
- EyeSeeCam
- Drehstuhl/Drehtrommel-Einheit
- Elektronystagmographie
- Posturographie
- Laser Scanning Ophthalmoskop
- Augenbewegungsregistrierung mit Coil
- Untersuchungseinheit Subjektive Visuelle Vertikale mit Halbkugel

Therapie

- Benigner peripherer paroxysmaler Lagerungsschwindel des posterioren Bogengangs (Befreiungsmanöver nach Semont)
- Benigner peripherer paroxysmaler Lagerungsschwindel des rechten horizontalen Bogengangs (Befreiung mit Barbecue-Manöver)
- Gleichgewichtstraining – Trainingsvideo 1 (Tag 1-4)
- Gleichgewichtstraining – Trainingsvideo 2 (ab Tag 5)